# 新编临床护理基础与操作

主编 张 敏 等

河南大学出版社
HENAN UNIVERSITY PRESS
·郑州·

图书在版编目（CIP）数据

新编临床护理基础与操作 / 张敏等主编 . -- 郑州 : 河南大学出版社 , 2021.5
ISBN 978-7-5649-4701-9

Ⅰ . ①新… Ⅱ . ①张… Ⅲ . ①护理学 Ⅳ . ① R47

中国版本图书馆 CIP 数据核字 (2021) 第 091333 号

责任编辑：聂会佳
责任校对：陈　巧
封面设计：陈盛杰

| | |
|---|---|
| 出版发行： | 河南大学出版社 |
| | 地址：郑州市郑东新区商务外环中华大厦 2401 号 |
| | 邮编：450046 |
| | 电话：0371-86059750（高等教育与职业教育出版分社） |
| | 　　　0371-86059701（营销部） |
| | 网址：hupress.henu.edu.cn |
| 印　　刷： | 广东虎彩云印刷有限公司 |
| 版　　次： | 2021 年 5 月第 1 版 |
| 印　　次： | 2021 年 5 月第 1 次印刷 |
| 开　　本： | 880mm×1230mm　1/16 |
| 印　　张： | 11.5 |
| 字　　数： | 373 千字 |
| 定　　价： | 70.00 元 |

（本书如有质量问题，请与河南大学出版社营销部联系调换）

# 编 委 会

**主　编**　张　敏　黄玉娥　陈　仙　高　敏
　　　　　叶子君　周淑梅　姚素玉　韩静静

**副主编**　周　炫　刘宇玲　王　玮　胡　娟　白晓平　斯琴格日乐
　　　　　努尔曼古丽·依地尔思　岳　婷　方　格　叶　红

**编　委**　（按姓氏笔画排序）
　　　　　王　玮　新乡市中心医院
　　　　　方　格　襄阳市中医医院（襄阳市中医药研究所）
　　　　　叶　红　长春中医药大学附属医院
　　　　　叶子君　广州医科大学附属中医医院
　　　　　白晓平　山西省中西医结合医院
　　　　　冯燕莉　郑州人民医院
　　　　　刘宇玲　深圳市保健委员会办公室
　　　　　齐晓慧　郑州市第二人民医院
　　　　　张　敏　南通市第一人民医院（南通大学第二附属医院）
　　　　　陈　仙　香港大学深圳医院
　　　　　努尔曼古丽·依地尔思　新疆医科大学第一附属医院
　　　　　岳　婷　河南中医药大学第一附属医院
　　　　　周　炫　湖北省妇幼保健院
　　　　　周淑梅　广州市番禺区中心医院
　　　　　胡　娟　新疆医科大学第一附属医院
　　　　　姚素玉　安徽医科大学第一附属医院
　　　　　高　敏　北京大学深圳医院
　　　　　黄玉娥　东莞市人民医院
　　　　　斯琴格日乐　内蒙古科技大学包头医学院第一附属医院
　　　　　韩静静　解放军总医院第八医学中心
　　　　　霍笑焕　佛山市第二人民医院

# 前 言

护理工作是卫生健康事业的重要组成部分，直接服务于人民群众生命安全和身心健康，始终贯穿人的生老病死全过程，在预防疾病、协助诊疗、促进康复、减轻痛苦等方面发挥重要作用，对稳增长、调结构、惠民生，决胜全面建成小康社会具有重要意义。随着科学技术的飞速发展和医学科学的不断进步，护理学科发生了根本性的变化。特别是医药卫生体制改革方案中提出，护理工作要坚持"以患者为中心"，以患者安全为重点，护理服务让患者满意、让社会满意。为了实现这一目标，护理人员要掌握扎实的医学护理基础知识、熟练的专业技能、规范的技术操作，做到默契的医护配合。鉴于此，我们特组织一批临床经验丰富的护理人员，在繁忙的工作之余，认真总结临床工作经验，结合相关书籍，编写了此书。

本书主要包括护理基础部分和临床部分，涵盖了护理理论、护理程序、基础护理操作、手术室基础护理、心血管内科疾病的护理、血液内科疾病护理、肛肠科疾病护理、肾内科疾病的护理、妇科疾病护理、中医护理、慢性病的健康管理。本书的编写以临床护理工作特点为根据，重视对护理流程中具体细节的体现，强调操作的可执行性，避免使用模糊性的词语，着眼于为临床护理人员提供明确的、具体可行的临床护理操作技术。在继承传统护理操作的基础上，结合目前护理的新知识、新技术、新方法，反映了临床护理的新进展，可供广大临床护士及相关工作人员使用。

由于本编委会人数较多，文笔不尽一致，加上护理学知识错综复杂，尽管反复校对，但书中难免有疏漏之处，望广大读者提出宝贵的建议，以便我们及时改正。

编　者
2021 年 5 月

# 目 录

**第一章 护理理论** ·································································································· 1
    第一节 护理学的形成与发展 ············································································· 1
    第二节 护理学的内容与范畴 ············································································· 5
    第三节 护士的基本素质 ···················································································· 7
    第四节 护士的行为规范 ···················································································· 9

**第二章 护理程序** ·································································································· 12
    第一节 护理程序概论 ······················································································· 12
    第二节 护理程序的步骤 ···················································································· 13
    第三节 护理病历的书写 ···················································································· 19

**第三章 基础护理操作** ·························································································· 22
    第一节 鼻饲法 ································································································· 22
    第二节 氧疗法 ································································································· 24
    第三节 冷热疗法 ····························································································· 25
    第四节 雾化吸入 ····························································································· 28
    第五节 机械吸痰法 ·························································································· 29
    第六节 床上擦浴 ····························································································· 30
    第七节 导尿术 ································································································· 34
    第八节 灌肠术 ································································································· 37

**第四章 手术室基础护理** ······················································································ 45
    第一节 手术室护理概论 ···················································································· 45
    第二节 手术室布局和净化 ················································································ 45
    第三节 手术室规章制度 ···················································································· 48
    第四节 手术室护理人员的职责 ·········································································· 50
    第五节 手术中患者的监测 ················································································ 53

**第五章 心血管内科疾病的护理** ············································································ 65
    第一节 心律失常 ····························································································· 65
    第二节 原发性高血压 ······················································································· 69
    第三节 冠状动脉粥样硬化性心脏病 ··································································· 73

## 第六章 血液内科疾病护理 ………………………………………………………… 80
### 第一节 血液系统疾病常见症状体征的护理 ………………………………… 80
### 第二节 血液系统疾病心理护理和饮食指导 ………………………………… 83
### 第三节 血液系统疾病化疗护理和成分输血护理 …………………………… 84
### 第四节 缺铁性贫血 …………………………………………………………… 86
### 第五节 巨幼细胞贫血 ………………………………………………………… 90

## 第七章 肛肠科疾病护理 …………………………………………………………… 94
### 第一节 结肠癌 ………………………………………………………………… 94
### 第二节 直肠癌 ………………………………………………………………… 99
### 第三节 痔 ……………………………………………………………………… 103
### 第四节 肛裂 …………………………………………………………………… 106
### 第五节 肛瘘 …………………………………………………………………… 108

## 第八章 肾内科疾病的护理 ………………………………………………………… 111
### 第一节 肾盂肾炎 ……………………………………………………………… 111
### 第二节 急性肾小球肾炎 ……………………………………………………… 114
### 第三节 慢性肾小球肾炎 ……………………………………………………… 116
### 第四节 肾病综合征 …………………………………………………………… 122

## 第九章 妇科疾病护理 ……………………………………………………………… 130
### 第一节 阴道炎 ………………………………………………………………… 130
### 第二节 外阴部炎症 …………………………………………………………… 133
### 第三节 月经不调 ……………………………………………………………… 136
### 第四节 子宫颈癌 ……………………………………………………………… 142

## 第十章 中医护理 …………………………………………………………………… 146
### 第一节 生活起居护理 ………………………………………………………… 146
### 第二节 情志护理 ……………………………………………………………… 149
### 第三节 饮食护理 ……………………………………………………………… 150
### 第四节 用药护理 ……………………………………………………………… 154
### 第五节 内治八法的护理 ……………………………………………………… 160

## 第十一章 慢性病的健康管理 ……………………………………………………… 166
### 第一节 高血压的健康管理 …………………………………………………… 166
### 第二节 高脂血症的健康管理 ………………………………………………… 172

## 参考文献 …………………………………………………………………………… 180

# 第一章 护理理论

## 第一节 护理学的形成与发展

### 一、护理学的形成和发展

护理学是一门集科学、艺术于一身,以自然科学、行为科学和社会科学为基础的学科。它是一种独立性、自主性和自律性很强的职业。护士最基本的责任是促进人类达到最高的健康水平。

护理学的发展与人类社会的发展和人类的文明进步息息相关。护理学的发展历史可以追溯到原始社会,在生、老、病、死这些人类的永恒主题面前,任何人都离不开对身体及心灵的照顾与慰藉,这便是最早的护理活动。

#### (一)人类早期的护理

在原始社会,人类为谋求自身生存,在自然环境中积累了丰富的生活和生产经验,同时也学会了"自我保护"式的医疗照顾。比如火的使用,使人类结束了茹毛饮血的生活,减少了胃肠道疾病,让人们开始认识到饮食与胃肠道疾病的关系。进入氏族社会后,在以家族为中心的部落中,逐渐形成了"家庭式"的医护照顾模式,女性凭天赋之本能,借世代相传之经验,自然地担负起照顾老幼及伤病者的工作,由此为护理专业中女性居多的基本形态奠定基础。

在原始社会,由于人类缺乏对自然界的认识和理解,包括对健康与疾病等许多问题的认识长期与迷信活动联系在一起,他们把疾病看作是一种由鬼神所操纵的灾难,把祛除疾病,恢复健康寄希望于巫师的祈祷、画符等驱除鬼怪手段。随着人类文明的进步和对自然界的进一步深入了解,开始出现集医、药、护于一身的"医者",在一些文明古国的历史中,就有关于催眠术、止血、预防疾病、公共卫生等医护活动的记载。

#### (二)公元初期的护理

公元初期,随着基督教兴起,在基督教义"博爱""牺牲"等思想影响下,教徒们建立了医病、济贫等慈善机构。由修女承担护理工作,她们虽然没有接受过正规的护理训练,但能以宗教的博爱、济世为宗旨认真而热忱地为患者服务,因此颇受社会民众的好评。此期可以看作是护理职业形成的最初阶段,它充满了浓厚的宗教色彩。

#### (三)中世纪时期的护理

中世纪的欧洲,宗教发展,战争频繁,疾病流行,对医院和护理人员的需求大量增加。护理逐渐由"家庭式"迈进"社会化和组织化服务"行列。护理工作仍多由修女承担,但因缺乏专业训练,护理设备严重落后。护理工作不只是生活照料,早期文明就有护士从事助产的记载,到了中世纪,助产护士已被社会认识和接受。

### (四) 文艺复兴时期的护理

始于14世纪的欧洲文艺复兴运动，使文学、艺术和包括医学在内的科学迅速发展，人们对疾病的认识也逐渐摆脱迷信，医学开始朝着科学化的方向发展。由于宗教改革，教派纷争等一系列社会变革和重男轻女思想的影响，教会医院大量减少，出现一些了公立和私立医院。许多具有仁慈博爱精神的神职人员不再担任护理工作，新招聘的护理人员多为谋生而来，她们既无经验又未经专业训练，导致护理质量大大下降，使护理历程陷入长达200年的黑暗时代。

## 二、南丁格尔对现代护理学的贡献

19世纪，随着社会、科学和医学的发展与进步，护理工作者的地位有所提高，欧洲各地相继开设了一些护士训练班。1836年，德国牧师傅立德在凯塞威尔斯成立女执事训练班，招收年满18岁，身体健康、品德优良的妇女，并对她们进行护理培训，这可看作是世界上第一个较为正规的护士训练班。但现代护理学的发展主要是从南丁格尔时代开始的。

### (一) 南丁格尔生平

弗洛伦斯·南丁格尔，1820年生于其父母旅行之地——意大利佛罗伦萨。她出身于英国中产阶级家庭，受过高等教育，精通英、法、德、意四国语言，并擅长数理统计，具有较高的文化水平和个人修养。南丁格尔在从事慈善活动中，对护理工作产生了浓厚的兴趣，并深切体会到护理工作需要有知识、有文化和训练有素的人来担任。1850年她说服父母，力排众议，慕名前往当时最好的护士培训基地——德国的恺撒斯城参加护理训练班的学习，并对英、法、德、意等国的护理工作进行了考察，1853年在慈善委员会的帮助下，南丁格尔在英国成立了看护所，从此开始了她的护理工作生涯。

1854年3月，克里米亚战争爆发，英国与法国共同派兵参加战争，以对抗俄国沙皇对土耳其的入侵。当时由于战地救护及医疗条件十分简陋，致使在战场上负伤的英国士兵死亡率高达50%，这引起了英国民众的强烈不满。南丁格尔得知此事后，立即致函英国陆军大臣，自愿要求率护士奔赴前线。1854年10月，南丁格尔被任命为"驻土耳其英国总医院妇女护士团团长"，率领38名护士抵达战地医院，并不顾医院工作人员的非难和抵制，开始为英国军队的伤病员服务。南丁格尔率领众护士，改善医院及病房环境，调剂伤员膳食营养，建立图书阅览室和游艺室，畅通士兵与亲人信息沟通渠道，兼顾伤病员身心两方面需求。她常在深夜手持油灯巡视病房，亲自安抚身受重伤及生命垂危的士兵，其积极热忱的服务精神赢得医护人员的信任和尊敬，士兵们亲切地称她为"提灯女神""克里米亚天使"。在南丁格尔和全体护理人员的努力下，英军前线伤员的死亡率在半年内降至2.2%，其卓越的工作成效得到前线及本国民众的高度赞誉，同时也改变了人们对护理工作的偏见。

1856年克里米亚战争结束，南丁格尔回到英国，受到全国人民的热烈欢迎，为表彰其功绩和支持其工作，英国民众募款建立了南丁格尔基金。南丁格尔以"燃烧自己，照亮别人"为精神信条，献身护理事业，终身未嫁。1910年8月13日辞世，享年90岁。

### (二) 南丁格尔对护理事业发展的主要贡献

1. 为现代护理教育奠定了基础

克里米亚战场的实践，使南丁格尔愈加深信护理是一种科学事业，必须是接受过正规而严格训练的人才能胜任护士。于是，1860年南丁格尔在英国伦敦圣托马斯医院内创办了世界上第一所护士学校——南丁格尔护士训练学校，使护理由学徒式的教导成为正式的学校教育，为现代护理教育奠定了基础。从此世界各地一一效仿，纷纷成立南丁格尔式的护士学校，尝试建立新型的护理教育体制，推行护理改革，使护理工作有了崭新的面貌。

2. 为护理的科学化发展提供了理论与实践的基础

在南丁格尔思想影响下，护理工作逐渐摆脱了教会的控制而向独立的医疗职业方向发展。南丁格尔一生中写了大量的笔记、书信、报告和论著，其代表作有《医院札记》和《护理札记》。在这些作品中，南丁格尔阐述了自己的护理思想，强调护理是一门具有组织性、务实性和科学性的艺术，指出了管理在护理工作中的重要性，制订了一整套护理制度，创立了新型的护理教育办学模式、课程设置模式及组织管理模式，提出了改进医院建筑和管理方面的意见，完善和发展了自己独特的护理环境学说，并首创了近代公共卫生和地区家庭护理形式。

19世纪中叶，南丁格尔以她睿智的思想、渊博的知识和高尚的人格投身护理工作，开创了科学的护理事业，国际上称这一时期为"南丁格尔时代"，这是护理工作的转折点，同时也是护理工作专业化的开始。为了纪念她，国际护士会成立了南丁格尔国际基金会，以资助各国优秀护士进修学习，并把每年5月12日——南丁格尔的诞辰日定为国际护士节；国际红十字会设立了南丁格尔奖章，作为各国优秀护士的最高荣誉，每两年颁发一次。

与南丁格尔创建的护理学相比，现代护理学在护理目的、服务对象、知识结构、护士角色及功能等方面都发生了很大的变化，但是南丁格尔的护理思想与护理实践对现在仍具有深刻的影响和重要的指导意义。

### （三）现代护理学的发展

1. 现代护理学的发展阶段

自从南丁格尔创建护理专业以来，护理学科不断发展变化，从护理学的理论与实践研究来看，护理学的发展变化可概括地分为三个阶段。

（1）以疾病为中心的护理阶段：现代护理学发展初期。医学学科逐渐摆脱了宗教和神学的影响，开始步入科学的轨道。在解释健康与疾病的关系上，人们认为疾病是由于细菌和外伤引起的机体结构改变和功能异常，因此一切医疗行为均围绕着疾病进行，以消除病灶为基本目标，形成了"以疾病为中心"的医学指导思想，协助医生诊断和治疗疾病也由此成为这一时期指导护理工作的基本观点。

此期护理工作的主要特点是：护理已成为一个专门的职业，护士从业前须经过专门的训练；护理工作的主要内容是执行医嘱和完成各项护理技术操作；形成了较规范的疾病护理常规和护理技术操作常规。

以疾病为中心的护理阶段是现代护理学发展初期的必然产物，为护理学的进一步发展奠定了基础，但是其致命弱点是忽视人的整体性，而仅以协助医生消除患者身体局部病灶为护理目标，其结果是将护士单纯地定位为医生的助手，从而束缚了护理专业的发展。

（2）以患者为中心的护理阶段：随着人类社会的进步和发展，人们对人类健康与心理、精神、社会环境之间的关系有了更进一步的认识，1948年世界卫生组织（WHO）提出了新的健康观，指出"健康，不仅是没有疾病和身体缺陷，还要有完整的生理、心理状态和良好的社会适应能力"。1977年美国医学家恩格尔又提出了"生物-心理-社会医学模式"。这些理论观点都强调了人是一个整体的思想，它促使护理工作开始了从"以疾病为中心"到"以患者为中心"的根本性变革。

此期护理工作的主要特点是护理由职业化向专业化方向转变；护士不再是单纯被动地执行医嘱和完成护理技术操作，而是应用科学的方法——护理程序，对患者实施生理、心理、社会等全方位的连续而系统的整体护理；护理学逐步形成了自己的理论知识体系。

以患者为中心的护理增加了护理内容，改革了护理方法，但护理的范畴仍局限于患者的康复，护理工作的场所仍局限于医院之内。

（3）以人的健康为中心的护理阶段：随着人们物质生活水平的提高和科学技术的发展，过去威胁人类健康的传染病已经得到很好的控制，而心脑血管病、恶性肿瘤、意外伤害等与人的行为和生活方式相关的疾病成为威胁人类健康的主要问题。满足人类日益增长的健康需求，引导民众追求健康的生活方式成为医务工作者的重要任务。1977年世界卫生组织提出了"2000年人人享有卫生保健"的战略目标，这一目标为拓展护理专业的功能，促进护理事业的发展起到了极大的推动作用，也使"以人的健康为中心的护理"成为护理历史发展的必然结果。

此期护理工作的主要特点是护理学成为现代科学体系中一门综合自然科学和社会科学知识的、独立的、为人类健康服务的应用科学；护理的任务已超出原有的对患者的护理，扩展到从健康到疾病的全过程护理和从个体到群体的护理；护理的工作场所也从医院扩展到社会和家庭；护士成为向社会提供初级卫生保健的最主要力量。

2. 现代护理学的发展现状

在世界范围内，现代护理学正迅猛发展，但由于受经济、文化、教育、宗教及妇女地位等多种因素的影响，世界各地护理专业的发展处于不平衡状态。基本发展状况如下。

（1）临床护理向专科化发展：科学技术的发展导致医疗护理产品和技术的不断更新及医院的数量和规模的不断扩展，医学分科也越来越细，一些具有较高学历的护理人员，通过对专科理论知识的系统学习，并在实践中积累经验，具备了独立解决专科护理工作难题的能力，成为具有较高专科水平的专科护理专家。某些发达国家还出现了能够自己开业进行护理工作的开业者。

（2）多层次的护理教育：随着护理学科的发展，社会对护理教育的层次和质量也提出了新的要求，目前已经基本形成了中专、专科、本科、学士学位、硕士学位、博士学位等多层次教育格局以及多渠道培养护理人才的护理教育体系。

（3）建立专业学术团体：国际护士会是国际护士的群众团体，于1899年在英国伦敦成立，现会址在日内瓦。国际护士会的任务主要是协助各国护士发展全国性的护理组织，提高护理教育水平，培养合格的护士，充当各国护士的代言人，改善护士的福利状况及社会地位。目前国际护士会有会员国111个，会员140多万人。

（4）建立执业注册制度：各国相继建立了护士执业注册制度，以保证进入护理队伍的人员达到合格的标准，提高护理质量，并通过执业注册制度保证护士的终身教育。

## 三、我国护理事业的发展

我国护理有着悠久的历史，但在几千年漫长的历程中，一直呈现医、药、护不分的状态。祖国医学强调"三分治七分养"，其中的"养"即指护理。但护理作为一门专业，却是随着西方医学进入中国之后才开始的。

### （一）我国近代护理的发展

1835年美国传教士巴克尔（Parker. P）在广州开设了第一所西医医院，两年后这所医院以短训班的形式开始培训护理人员。1888年美国护士 E. Johnson 在福州一所医院里开办了我国第一所护士学校。1900年以后，中国各大城市建立了许多教会医院，一些城市设立了护士学校，逐渐形成了我国的护理专业队伍。1909年，中国护理学术团体"中华护士会"（1936年更名为中华护士学会，1964年更名为中华护理学会）在江西牯岭成立，1922年加入国际护士会；1920年护士会创刊《护士季报》；1921年北京协和医院开办高等护理教育，学制4～5年，五年制毕业学生被授予理学学士学位；1934年教育部成立医学教育委员会，下设护理教育专门委员会，将护理教育定位为高级护士职业教育，招收高中毕业生，自此护理教育纳入国家正式教育体系。抗战期间，许多医护人员奔赴延安，在解放区设立医院，为革命战争的胜利贡献了力量。

### （二）我国现代护理的发展

1. 护理教育

1950年第一届全国卫生工作会议将护士教育列为中级专业教育系列，高等护理教育停止招生。1966—1976年十年动乱期间，护士学校被迫停办，造成全国护理人员短缺，护理质量明显下降。

1979年，卫健委先后下达《关于加强护理工作的意见》和《关于加强护理教育工作的意见》，加大了发展护理事业的力度；全国各地先后恢复和新建护士学校，各医院建立健全了护理指挥系统；高等护理教育也逐步得到发展。1983年天津医学院首先开设了护理本科课程，1985年全国11所高等医学院校设立了护理本科教育；1992年北京率先开展护理学硕士研究生教育，并相继在全国产生了数个硕士学位授权点。目前我国已经形成中专、专科、本科、硕士、博士多个层次并存的护理教育体系。

自20世纪80年代以来，许多地区开展了各种形式的护理成人教育，拓宽了护理人才的培养渠道，为在护理队伍中开展终生教育奠定了基础。目前我国护理学继续教育正朝着制度化、规范化、标准化方向发展。

2. 护理学术与研究

1977年以来，中华护理学会和各地分会先后恢复活动，全国性和地方性有组织、有计划的学术交流研讨和业务培训相继展开；1954年创刊的《护理杂志》复刊（1981年更名为《中华护理杂志》）。《护士进修杂志》《实用护理杂志》等近20种护理期刊陆续创刊；护理教材、护理专著和护理科普读物越来越多，质量也越来越好；护理科研在护理工作中的作用日益突出。1993年中华护理学会设立了护理科技进步奖，每两年评奖一次。

1980年以来，国际学术交流日益增多，中华护理学会及各地护理学会经常举办国际学术研讨会，并与多个国家开展互访活动。通过国际交流与合作，开阔了眼界，活跃了学术气氛，增进和发展了我国护理界与世界各国护理界的了解和友谊，促进了我国护理学科的发展。

3. 护理管理

为了加强对护理工作的领导，卫健委医政司设立了护理处，负责统筹全国护理工作，制订有关政策法规。各省、市、自治区卫生厅（局）在医政处下设专职护理管理干部，负责协调管辖范围内的护理工作。各级医院健全了护理管理体制。1979年卫健委颁发了《卫生技术人员职称及晋升条例（试行）》，明确规定了护理专业人员的初级、中级和高级职称。1993年3月卫健委颁发了我国新中国成立以来第一个关于护士执业和注册的部长令和《中华人民共和国护士管理办法》。1995年6月首次举行全国范围的护士执业考试，考试合格并获执业证书者方可申请注册，护理管理工作开始走向法制化轨道。

4. 护理专业水平

随着护理观念的转变和护理教育水平的提高，护理工作逐渐摆脱被动状态，开始应用护理程序为患者提供积极、主动的护理服务，以人为中心的整体护理正在成为护理工作的主流模式。护理工作的内容和范围也在不断扩大，专科护理、中西医结合护理、社区护理及老年护理等得到迅速发展。

## 第二节 护理学的内容与范畴

### 一、护理的专业特征

护理和医疗都是医院工作的重要组成部分，护理学的专业特征如下。

1. 为人类和社会提供至关重要的有关健康的服务

护理的目的是提高人们的健康水平，而不完全着眼于报酬。

2. 具有独特的知识体系并通过科学研究不断扩展护理理论

护理理论已经形成并发展，护理研究也广泛开展，护理知识体系不断完善。

3. 实践者具有高等教育水平

高等护理教育已广泛开展，使护士在就业之前即具有专业所需知识，并达到一定专业标准。

4. 实践者具有自主性，并制订政策法规监督其专业活动

护理工作已有专门的政策、法规对护理实践活动进行监控，对护理工作进行管理。

5. 有伦理准则和道德规范指导实践者在专业中做决策

国际护士会（ICN）提出的护理伦理准则指出："护士的职责是促进健康、预防疾病、恢复健康和缓解疼痛。护理需求是广泛的，护理中蕴含着尊重人的生命、尊严和权利，而且不论国籍、种族、血统、肤色、年龄、性别、政治或社会地位均获得同等的尊重。护士是为个人、家庭和社区提供健康服务，而且与其他有关专业人员共同合作完成其服务。"

6. 有专业组织或团体支持和保证实施高标准的实践活动

护理专业组织和护士团体不断扩展，在促进专业发展中起到极大的作用。

7. 实践者把本专业作为终生的事业

大部分护理工作者把促进护理学发展作为自己终身的目标，通过各种教育机会，提高学历，增加和更新专业知识。

## 二、护理学的任务和研究范围

### （一）护理学的任务

随着护理学的发展，护理学的任务和目标发生了深刻变化。1978 年 WHO 指出："护士作为护理的专业工作者，其唯一的任务就是帮助患者恢复健康，帮助健康的人促进健康。"WHO 护理专家会议提出了健康疾病 5 个阶段中应提供的健康护理。

1. 健康维持阶段

帮助个体尽可能达到并维持最佳健康状态。

2. 疾病易感阶段

保护个体，预防疾病的发生。

3. 早期检查阶段

尽早识别处于疾病早期的个体，尽快诊断和治疗，避免和减轻痛苦。

4. 临床疾病阶段

帮助处于疾病中的个体解除痛苦和战胜疾病。对于濒死者则给予必要的安慰和支持。

5. 疾病恢复阶段

帮助个体从疾病中康复，减少残疾的发生或帮助残疾者使其部分器官的功能得以充分发挥作用，把残疾损害降到最低限度，达到应有的健康水平。

### （二）护理学的研究范围

1. 护理学基础知识和技能

护理学基础知识和技能是各专科护理的基础，进一步研究相关理论在护理学中的应用，探讨护理概念和护理理论的发展以及护理程序和护理活动中的应用是护理工作者的任务。基础医学知识、基础护理措施的原理和方法以及基本的特殊护理技术操作技能是护理实践的基础。基础护理操作技术的研究和发展对护理实践具有重要意义。

2. 临床专科护理

临床专科护理以各医疗专科理论、知识、技能为基础进行身心整体护理，主要包括各专科护理常规、护理措施，如手术及特殊检查的术前、术中及术后护理，各类疾病的护理与抢救，心、肾、肺、脑的监护及脏器移植等的护理。随着科学技术和医学的发展，各专科护理也日趋精细。

3. 社区护理

社区护理的对象是一定范围的居民和社会群体。以临床护理的理论知识和技能为基础，以整体观为指导，结合社区的特点，通过健康促进、健康维护、健康教育、管理协调和连续性照顾，直接对社区内个体、家庭和群体进行护理，以改变人们对健康的态度，帮助人们实践健康的生活方式，最大限度地发挥机体的潜能，促进全民健康水平的提高。

4. 护理教育

护理教育以护理学和教育学理论为基础，贯彻教育方针和卫生工作方针，培养护理人才，适应医疗卫生服务和医学科学技术发展的需要。护理教育一般分为基本护理教育、毕业后护理教育和继续护理教育三大类。基本护理教育包括中专教育、大专教育和本科教育；毕业后护理教育包括岗位培训、研究生教育；继续护理教育是对从事实际工作的护理人员，提供以学习新理论、新知识、新技术、新方法为目的终身教育。

5. 护理伦理

护理工作中，护士时刻面对患者的生命和利益，不可避免地会遇到需要做出决定的情境，如是否放弃抢救或治疗，是否尊重患者选择治疗方案的权利，治疗或护理方案是否损害了患者的经济利益等。护士如何做出决策，所做出的决定是正确的还是错误的，即护理的伦理问题是护理学值得深入探讨的问题。

6. 护理健康教育

护理健康教育是护理学不可缺少的一个重要部分，是护理工作者在工作中对护理对象进行健康教育和指导的工作。其内容根据护理对象的不同而异，其方法多种多样，可采取交谈、咨询、上课、宣传栏、电视、幻灯、电影、计算机、黑板报等形式，以达到促进患者康复和预防疾病的目的。

7. 护理管理

护理管理是运用管理学的理论和方法，对护理工作人员、技术、设备、信息、经济等诸要素进行科学的计划、组织、指挥、协调和控制等的系统管理，以确保护理工作场所能够提供正确、及时、安全、有效、完善的护理服务。近年来，护理学与现代管理学不断交叉、融合，是护理学重要的研究领域之一。不论是全国性护理团体的领导、护理学院的院长、医院的护理部主任，还是临床护士，都需具备一定的现代管理的知识和能力，从而有效地管理护理工作者。医疗管理体制、专业政策和法规的制订、各种组织结构的设置、人力资源的管理、资金的管理、工作质量的控制和保证等都是护理管理的研究范围。

8. 护理科研

运用观察、科学实验、调查分析等方法揭示护理学的内在规律，促进护理理论、知识、技能的更新。

# 第三节　护士的基本素质

护理工作面对的是千差万别的人，特别是护士，主要是为患者提供帮助，故护理工作对护士的职业素质要求极高。护士不但要掌握为患者治疗及护理的基本知识和技能，还要与他们进行满意的沟通，通过自身的良好表现，即美好的心灵、强烈的责任感、诚实的工作态度、端庄的仪表、优雅的举止及礼貌、得体的语言，赢得患者的支持和信赖，树立起白衣天使的美好形象，为人们的健康提供良好的服务。

素质是一个外延很广的概念。狭义的素质，是指人的解剖、生理特点以及器官和神经系统方面的特点。广义的素质，是指人在正常的生理、心理基础上，加以后天的教育学习、实践锻炼所形成的品德、学识、思维方式、劳动态度、性格特征等方面的修养水平。

护士肩负着救死扶伤的光荣使命，护士素质不仅与医疗护理质量有密切关系，也是护理学科发展的决定性要素。因此，不断提高自身素质是每个合格护士必须要做的事情。护士应当具备的基本素质主要包括以下几方面。

## 一、政治思想素质

政治思想素质包括政治态度、思想品德、人格情操三方面。

### （一）政治态度

我国正处于社会主义初级阶段，凡是爱祖国、有民族感的热血青年，都应以热忱的态度，积极的方式拥护党以经济建设为中心的基本原则，坚持改革开放的基本路线。在职业劳动中努力提高自身的素质，为推动生产力发展做贡献，做有共产主义理想、有道德、有文化、守纪律的建设者和接班人。

### （二）思想品德

思想品德是指人品、德行、正确的人生观、价值观。护士以追求人类的健康为重任，全心全意为人民服务，是高尚思想品德的集中体现。然而护士要实现自己的理想，无愧于白衣天使的美誉，必须以积极的人生态度抵制拜金主义，崇尚真、善、美，摒弃假、丑、恶，热爱护理专业，做一个不唯利是图、脱离低级趣味、有益于人民的人。

### （三）人格情操

护理工作维系着人们的健康生存与千家万户的幸福。因此，护理人员的理想和人格情操应是：①有自尊、自重、自强不息的精神。②勇于为学科的进步而勤奋学习，刻苦钻研业务。③对保障人类健康有高度的社会责任感。④自知、自爱、正视自己在能力、品质、行为方面的弱点，以便自我完善。

## 二、文化业务素质

业务素质受文化水平的制约。因此，良好的业务素质，必须有一个合理的知识结构来支持。

### （一）基础文化知识

具备高中文化程度，掌握相应的数理化知识，同时，要掌握护理学基础知识、基本理论和基本操作技能。

### （二）人文、社会科学知识

护理工作的对象是患者。护士必须学会尊重患者，从而才会真诚地关心患者、体贴患者。因而，护士要懂得爱，懂得美。所以要学习心理学、伦理学、美学、哲学等人文社会科学，培养观察力、欣赏力、鉴别能力、思维和语言表达能力。

### （三）医学、护理学理论

护理专业所设置的解剖、生理等医学基础知识，基础护理、专科护理等护理专业理论课程，是从事护理专业的基础。切实理解、掌握这些知识，是护士运用医学知识解决临床护理问题的依据。

## 三、心理素质

健康心理是健康行为的内在驱动力。护士具有良好的心境，表现在应以积极有效的心理活动，平稳的、正常的心理状态去适应满足护理工作的需求。

（1）有谋求事业成功的最大乐趣，乐于为解除患者疾苦做出奉献，有尊重生命、尊重患者的美德，以及强烈的求知欲、钻研业务技术，不断提高自己的工作能力和业务技术水平。

（2）有正确的从业动机，护理工作是高尚而平凡的职业劳动，要不受世俗偏见所干扰，不断调适自己的心理状态，端正从业动机，使热爱护理工作的事业心更具有稳定性、专一性和持续性。

（3）有坚强的意志，护理服务对象的特殊性和职业生活的特殊性，都需要有百折不挠的意志，高度的自觉性，坚韧的耐受力，并坚持正确的行为准则，正直无邪，以高尚的人格忠实地维护患者的利益。

（4）有美好的情感、知识、技术，情感的综合应用是护理专业的特色，其核心是"爱"。对生命的爱心和对事业的热爱而铸就的美好、细腻的情感是进行心理治疗的"良药"，同时，也是实施护理使命的心理基础。

（5）要优化自己的性格，性格反映了一个人的心理风格和行为习惯。待人要宽容豁达，工作一丝不苟，认真负责，有灵敏的思维，稳定的情绪。稳重冷静的处事态度，是护士的性格特色。优化自己的性格，不仅能给患者信任，且能产生良好的护理效果。

## 四、技能素质

娴熟的技术，是做好护理工作，满足患者需要的重要条件。各项护理操作技术都是护士应该掌握的基本功。

（1）要有应急能力，在患者病情剧变的情况下，护士应有细致入微的观察判断能力，熟练的技能技巧，沉着果断的救护技能。练就过硬的护理技术，是护理人员应具备的基本技能，是使患者化险为夷的重要保证。

（2）要有获取、交流信息的能力，护士时时在与工作信息、知识信息打交道，学会观察、阅读、检索、记录搜集、提取存贮信息的方法，并能以口述的方式交流信息，以便不断提高知识水平和工作能力。

（3）要有协调、管理能力，护理工作涉及面广、繁杂多样，学会周密计划，疏通协调的工作方法，是保证工作质量，提高工作效率的保障。

## 第四节　护士的行为规范

### 一、行为规范的概念

行为规范，是社会群体或个人在参与社会活动中所遵循的规则、准则的总称，是社会认可和人们普遍接受的具有一般约束力的行为标准。包括行为规则、道德规范、行政规章、法律规定、团体章程等。职业行为规范是建立在组织文化的基础之上，因此对全体成员具有引导、规范和约束的作用。引导和规范全体成员可以做什么、不可以做什么和怎样做。

### 二、护士行为规范的内容

礼仪是人们在社会交往过程中形成并得到共同认可的各种行为规范，它是人们以一定的程序、方式来表现的律己、敬人的完整行为。

护士礼仪是一种职业礼仪，是护士在职业活动中所遵循的行为标准，是护士素质、修养、行为、气质的综合反映。它包括护士仪容、仪表、仪态，使用语言的艺术，人际沟通与沟通技巧及护士行为规范。良好的礼仪可以体现出护士的文化修养，审美情趣及知识涵养，是个人自尊自爱的表现。护士在工作中注意自己的礼仪也反映出敬岗、爱岗、对岗位工作的高度责任心和事业心。护理是一门科学，也是一门艺术。护理专家王秀英说过："护理工作可以发扬女性所在的力和美"。这里所说的"力"是女性的性别魅力和优势；"美"的含意包含着护士的礼仪。

1. 仪容

仪容是指人的外观与外貌。护士的仪容整体要求是干净、整洁、卫生。面部清洁，有光泽，让人感觉精神焕发，有朝气。可适度淡妆，但决不能浓妆艳抹。头发要勤于梳洗、不可蓬头垢面。头发的长度前不过眉，后不过肩，长发可梳一发髻。指甲常修剪，不留长甲，不涂指甲油。保持口腔清洁无异味。男护要不留胡须，要有意识地进行岗前检查，鼻毛是否过长。

2. 仪表

仪表是综合人的外表，它包括人的形体、容貌、姿态、举止、服饰、风度等方面，是人举止风度的外在体现。护士整洁的仪表能给患者带来良好的首因效应，留下亲切、端庄、纯洁、文明的印象，并让患者产生信任感。护士的服装、鞋、帽要干净平整，无污迹、血迹。燕帽要端正不歪斜，佩戴高低适中，距前端发际 5 cm 左右。圆帽前达眉睫，后遮发际，将头发全部遮住不能蓬头散发。口罩须遮盖口鼻。

3. 仪态

仪态指人在行为中表现出来的姿态及风度。

（1）站姿：站姿的总体要求是端正、挺拔、舒展、俊美。站姿的基本要领是头正、颈直、肩平、臂垂、躯挺、腿并。头要正，下颌微收，面带微笑、目视前方；双肩外展，要平；挺胸收腹、立腰提臀；双臂放松，双手自然下垂于身体的两侧，或双手相握于腹部；双腿并拢，脚跟靠紧，脚尖分开呈"八"字形，或双脚成"丁"字形站立，重心落于两腿间。忌歪脖、斜腰、屈腿、手插在衣袋或交叉抱在胸前。

（2）坐姿：坐姿的总体要求是安详、优雅、大方、得体。坐姿的基本要领是：上身端正，背部挺直，腿姿健美。入座时走到座位前，转身后把右脚向后撤半步，双手从腰间往下理顺白大褂下摆，缓缓落座，臀部占椅面的 1/2~2/3。两臂自然弯曲放在膝上；双腿并拢略后收（正坐式），或双膝并拢后双脚向左或向右斜放，力求使斜放后的腿部与地面呈 45°（侧坐式）。起立时右脚先后收半步然后站起，动作要轻柔。忌抖脚、双腿开叉过大或二郎腿高高翘起。

（3）走姿：走姿的总体要求是体态优美、柔步无声。走姿的基本要领是抬头挺胸、重心放准、身体协调、手臂自然摆动，双脚落地在一条直线，步幅适当、速度均匀。忌弯腰驼背、歪肩晃膀、扭动臀部、脚蹬地面、拖地而走。

（4）蹲姿：蹲姿的总体要求是自然、雅观、大方。蹲姿的基本要领是走到物品旁边，先后移右脚半步，侧身蹲下，双腿合力支撑身体，挺胸收腹，保持头、胸、膝关节在一个角度上。忌只弯腰部，臀部撅起的不雅观动作及正对或背对他人蹲下。

（5）端治疗盘：护士端治疗盘时，应用双手拇指和示指拿住盘的两侧，其余三指分开托于盘的底部，原则上要求双手不能触及盘的内缘。双臂内收，前臂与上臂屈曲成90°，前臂平，治疗盘内侧距胸前5～10 cm。进入房间时，不可用脚踢门，应用背部打开门。

（6）推治疗车：在端正行姿的基础上，位于车后，双手扶住车缘把手两侧，身体略向前倾，重心集中于前臂。推车时要注意动作轻柔，勿横冲直撞。进出病房时先停车，用手轻轻开门，再把车推至患者床前。

（7）持病历牌：用左手掌握病历牌边缘中部，将病历牌斜放在前臂内侧并屈肘，前臂靠近腰部，右手可握住病历牌右下角。

（8）指引：指为患者或他人指引方向时的手势。上身略向前倾，以其肘部为旋转轴，手臂自下而上从身前自然滑过，五指并拢，掌心斜向上方，配合目光，朝一定方向伸出手臂。根据方向的远近，手臂可向前方伸长或收回。

4. 礼貌

礼貌指在人际交往过程中表示相互尊敬和友好的言行方式和规范的总称。

（1）护士的语言行为规范：语言是护患沟通的桥梁，也是治疗疾病的另一种"良药"。语言的规范与否与疾病的康复和转归呈正负相关效应。护士用规范的语言护理患者，能减轻患者的痛苦，促进康复。相反，如果语言表达不准确，语气生冷易使患者产生对抗心理，甚至引起护患纠纷。①语言的规范性：护士的语言要以文明礼貌为前提，"您好、请、谢谢、对不起"常挂嘴边；以严谨规范为原则，语音清晰，语义准确，通俗易懂，语调柔和，语气亲切温和；以恰当的称谓称呼患者，有分寸，有区别，忌用床号代替患者的称呼。②语言的情感性：护士的语言体现出对患者的尊重、理解和关爱，表达出同理心和真诚相助的情感。③语言的保密性：护士与患者、家属、同事间交流沟通时要注意尊重患者的隐私权，使用保护性的语言，不泄露患者的隐私与秘密。④语言的场合性：护士的语言要注意与患者所处的境况与气氛相符合。当患者身处悲伤的情境时，护士不能以欢快的语气与患者交流，以免刺激患者的情绪。⑤特定环节护患沟通语言表达策略：某项护患沟通的科研项目研究设计了12种特定环节语言表达的策略和要求，以供护士参考和选择，见表1-1。

表1-1  12种特定环节护患沟通语言表达策略

| 目的 | 特定环节 | 语言表述策略 | 语言要求 |
| --- | --- | --- | --- |
| 体现亲切温暖 | 入院接待时 | 安慰性语言 | 态度真诚、热情达意 |
|  | 日常交往时 | 礼貌性语言 | 表情自然、有礼有节 |
|  | 交流沟通时 | 问候性语言 | 关爱贴切、掌握分寸 |
|  | 情绪激动时 | 劝导性语言 | 同感理解、合情合理 |
| 传递真诚体贴 | 患者出院时 | 祝福性语言 | 选准时机、祝福艺术、掌握艺术 |
|  | 病情反复时 | 鼓励性语言 | 传递爱心、分寸适宜 |
|  | 治疗检查后 | 致谢性语言 | 掌握技艺、灵活应变 |
|  | 护理查房时 | 保护性语言 | 注意方式、严谨稳妥 |
| 体现坦诚可信 | 病情好转时 | 激励性语言 | 针对个性、善于肯定 |
|  | 治疗检查时 | 解释性语言 | 语言明确、言简意赅 |
|  | 操作失误时 | 致歉性语言 | 及时、坦率、诚意 |
|  | 健康教育时 | 指导性语言 | 通俗易懂、利其操作 |

（2）护士的非语言行为规范：非语言行为指的是以声态、表情、动作及体态等为载体来进行沟通

交流，传情达意。①面部表情：护士在日常工作中应面带微笑，表情亲切自然，给人以舒适、温馨的感觉。但微笑服务也需分清场合，当护士抢救危重患者时需庄重严肃，表现出高度的专注与责任心。②目光接触：眼睛是心灵的窗口，眼神最能传达人的内心世界。在护理工作中，眼神也是护患交流沟通的一种方式。如注视表示同情与关心，凝视表示认真细致，正视表示理解与信任等。护士运用目光接触时应注视患者面部双眼和嘴之间的部位。长时间盯着患者或东张西望都是不礼貌的行为，会引起患者的不安、尴尬及被冒犯的感觉。③身体姿势：人的每一种姿态动作都是人的心理、生理状态信息的外化。在护患沟通过程中，护士可运用身体的动作和姿态来传达信息，如点头可表示理解、认可、知晓等含义。④倾听：倾听是有效沟通的一部分。倾听需要诚意与专注。身体可微微前倾表示对谈话感兴趣，保持目光接触，带着鼓励的眼神，尊重对方，避免随意打断对方及妄加评论。交流时可在谈话中加入一些简短的语言，如"对…是这样""你说得对"等或点头微笑表示理解和给予反馈，鼓励对方继续说下去，引起共鸣。⑤专业性的抚触：专业性抚摸是非语言沟通的特殊形式，是一种无声的安慰。恰当地运用能增进护患关系，如在巡视病房时，护士对患者拍拍肩、拉拉手等触摸行为是向患者表示关心，可使患者感受到一种支持、鼓励和关怀，并使他们产生安全感。运用专业性触摸可帮助烦躁的患者平静，使孤单的患者感到温暖，使哭闹的患儿安静下来。但是触摸一定要因人而异，把握尺度，不合适的应用会引起患者的误解。⑥沉默：沉默是在沟通中给对方一个情感独处与反省的机会。当患者沉默时，避免对沉默表现出不耐烦，或急于找话题、提建议，应给患者一定的时间，耐心的等待，并配合肢体语言，如点头、注视等表情以示支持。⑦人际距离：人际距离是指人与人之间的空间距离。不同的空间距离传递出不同的信息，会让患者有不同的感受与反应。人际距离分四种：亲密距离（0.5 m以内）、个人距离（0.5～1.2 m）、社交距离（1.2～3.6 m）、公众距离（3.6 m以上）。护患沟通时需根据患者的年龄、文化背景、性格、病区需要等调节距离的远近。一般采取个人距离交流较多，如对儿童与孤独老人，可适当缩短距离让人感到亲切、友好；当采集患者信息涉及隐私时，可采用0.5 m的个人距离，降低音量，避免他人听见；不同国家对沟通距离的要求也不相同，如美国人需要人际距离保持在0.6 m左右，而阿拉伯人则喜欢小于这个距离。

5. 礼节

礼节是指人们在较为正式或较大规模场合所设定的，并符合一定规范表示敬意的一种仪式。

（1）迎送礼仪：当患者进入病房时，护士应主动热情，面带微笑地迎接上去，简明自我介绍。当患者离开病区，应给予真诚的祝福或祝贺，如"祝您早日康复""祝贺您康复出院"并将患者送出病房。

（2）接待礼仪：当上级、外来参观的客人来访，护士应起身站立相迎，"请"字当先，称呼得体，待人真诚，热情大方。

（3）电话礼仪：电话铃响三声之内需接听电话。接电话时要先问候，再自报家门，如"您好，这里是外科病房，请讲"。传达信息时要问仔细，复述关键词；结束通话时挂话不抢前，轻轻放下，不得过重。打电话时需选择适当时机，高度概括谈话内容，简明扼要，把握交流的时间。

（4）电梯礼仪：乘坐电梯要注意安全。当电梯关门时，不要扒门，或是强行挤入。与不相识者同乘电梯，进入时要讲先来后到；与熟人同乘电梯，尤其是与尊长、女士、客人同乘电梯时，则应视电梯类别而定：进入有人管理的电梯，应主动后进后出。进入无人管理的电梯时，则应当先进去，后出来。

（5）接物礼仪：用双手递出或接受物品以表示对他人的尊重。传递尖锐物品时，注意尖端朝向自己，不要指向他人。

护士的素养与职业礼仪反映出护士的道德品质、文化修养和精神面貌。每个人的文明程度不仅关系到自己的形象，同时也影响到整个医院的精神面貌乃至整个社会的精神文明。提高护士的职业素养和规范护士的职业行为，创造一个友善、亲切、健康向上的人文环境，能使患者在心理上得以平衡和稳定，同时对患者的身心健康将起到非医药所能及的效果，最终既提升了医院的软实力与竞争力，又能推动社会的发展与进步。

# 第二章 护理程序

## 第一节 护理程序概论

### 一、护理程序的概念与发展史

程序是指一系列朝向某个特定目标的步骤或行动。护理程序即护士在为护理的对象提供护理照顾时所应用的工作程序,是一种系统地解决问题的方法。1955年,美国护理学家Lydia Hall首先提出了护理程序一词,她认为护理工作应按照一定的程序进行。之后Johnson、Orlando等专家对护理程序进行进一步阐述,并提出护理程序的3步骤模式。至1967年,护理程序发展为4个步骤,即评估、计划、实施、评价。1973年北美护理诊断协会成立,许多专家认为护理诊断应作为护理程序的一个独立步骤,由此,护理程序发展为目前的5个步骤,即评估、诊断、计划、实施、评价。

### 二、护理程序的基本过程及相互关系

护理程序由评估、诊断、计划、实施和评价5个步骤组成,是一个动态的、循环往复的过程,这5个步骤又是相互联系、相互促进和相互影响的(图2-1)。

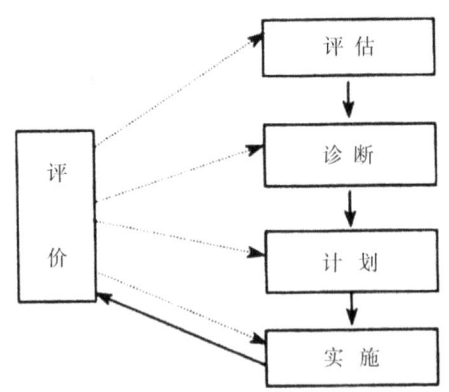

图2-1 护理程序各步骤关系图

1. 评估

评估是护理程序的第一步,是采取各种方法和途径收集与护理对象的健康相关的资料,包括护理对象过去和现在的生理、心理、社会等方面的资料,并对资料进行分析和整理。

2. 护理诊断

对通过评估获得的资料进行分类,经过综合分析,确认护理对象存在的问题,即确定护理诊断。

3. 计划

根据护理诊断拟订相应的预期护理目标,制订护理措施,并将其以规范的形式书写出来。

4. 实施

实施是将护理计划落实于具体的护理活动的过程。

5. 评价

根据护理活动后产生的护理效果,对照预期目标进行判断,确定目标达到的程度。

## 第二节　护理程序的步骤

### 一、评估

评估是指有组织地、系统地收集资料并对资料的价值进行判断的过程。评估是护理程序的第一步,也是护理程序的最基本步骤和非常关键的步骤,是做好护理诊断和护理计划的先决条件。收集到的资料是否全面、准确将直接影响护理程序的其他步骤。因此,评估是护理程序的基础。

**(一)收集资料**

1. 资料的分类

护理评估所涉及的资料依照资料来源的主客体关系,可分为主观资料和客观资料两类。主观资料是指源于护理对象的主观感觉、经历和思考而得来的资料。如患者主诉:"我头晕、头痛""我感觉不舒服""我一定得了不治之症"等。客观资料是指通过观察、体格检查或各种辅助检查而获得的资料,如"患者体温39℃,寒战""患者双下肢可凹性水肿"等。

2. 资料的来源

(1)护理对象本人。

(2)患者的家庭成员或与护理对象关系密切的人:如配偶、子女、朋友、邻居等。

(3)其他健康保健人员:医生、护士、营养师等人员。

(4)既往的病历、检查记录:通过对既往健康资料的回顾,及时了解护理对象病情动态变化的信息。

(5)文献资料:通过检索有关医学、护理学的各种文献,为基础资料提供可参考的信息。

3. 资料的内容

收集的资料不仅涉及护理对象的身体情况,还应包括心理、社会、文化、经济等方面。

(1)一般资料:包括姓名、性别、年龄、民族、职业、婚姻状况、受教育水平、家庭住址、联系人等。

(2)现在健康状况:包括此次发病情况、目前主要不适的主诉及目前的饮食、营养、排泄、睡眠、自理、活动等日常生活形态。

(3)既往健康状况:包括既往患病史、创伤史、手术史、过敏史、既往日常生活形态、烟酒嗜好,护理对象为女性时还应包括月经史和婚育史等。

(4)家族史:家庭成员是否有与护理对象类似的疾病或家族遗传病史。

(5)护理体检的检查结果。

(6)实验室及其他检查结果。

(7)护理对象的心理状况:包括对疾病的认识和态度、康复的信心、病后精神、行为及情绪的变化、护理对象的人格类型、对应激事件的应对能力等。

(8)社会文化情况:包括职业及工作情况、目前享受的医疗保健待遇、经济状况、家庭成员对疾病的态度和对疾病的了解、社会支持系统状况等。

4. 收集资料的方法

(1)交谈法:护理评估中的交谈是一种有目的、有计划的交流或谈话。通过交谈,一方面可以获得有关护理对象的资料和信息，另一方面可以促进护患关系的发展，有利于治疗与护理工作的顺利进行，还可以使护理对象获得有关病情、检查、治疗、康复的信息。

（2）观察法：运用感官获得有关信息的方法。通过观察可以获得有关护理对象的生理、心理、社会、文化等多方面的信息。

（3）身体评估：是指护士通过视、触、叩、听等体格检查技术，对护理对象的生命体征及各个系统进行全面检查，收集有关护理对象身体状况方面的资料。

（4）查阅：指通过查阅医疗病历、护理病历、各种实验室及其他辅助检查结果，获取有关护理对象的资料。

### （二）整理资料

1. 资料的核实

（1）核实主观资料：主观资料常常来源于护理对象的主观感受，因此，难免会出现一定的偏差，如患者自觉发热，而测试体温时却显示正常。核实主观资料不是对护理对象不信任，而是核实主、客观资料相符与否。

（2）澄清含糊的资料：如果在资料的收集整理过程中发现有些资料内容不够完整或不够确切时，应进一步进行取证和补充。

2. 资料的分类

（1）按马斯洛的需要层次理论分类：将收集到的各种资料按照马斯洛的五个需要层次进行分类。分别对应于生理需要、安全需要、爱与归属需要、尊敬与被尊敬需要和自我实现的需要。

（2）按人类反应形态分类：北美护理诊断协会（NANDA）将所有护理诊断按9种形态分类，即交换、沟通、关系、赋予价值、选择、移动、感知、认识、感觉/情感。收集到的资料可以按此方法进行分类。

（3）按Majory Gordon的11个功能性健康形态分类。Majory Gordon将人类的功能分为11种形态：健康感知-健康管理形态，营养-代谢形态，排泄形态，活动-运动形态，睡眠-休息形态，认知-感知形态，自我认识-自我概念形态，角色-关系形态，性-生殖形态，应对-应激耐受形态，价值-信念形态。此分类方法通俗易懂，便于临床护士掌握，应用较为广泛。

### （三）分析资料

1. 找出异常所在

分析资料时应首先将收集到的资料与正常资料进行对照，发掘其中的差异，这是进行护理诊断的关键性的前提条件。因此，需要护理人员能熟练运用医学、护理学及人文科学知识，具备进行综合分析判断的能力。

2. 找出相关因素和危险因素

通过对资料的分析比较后，能够发现异常所在，但这只是对资料的初步分析，更重要的是要对引起异常的原因进行进一步的判断，找出导致异常的相关因素和危险因素，为后期护理计划的制订提供依据。

### （四）资料的记录

资料的记录格式可以根据资料的分类方法不同和各地区的特点自行设计。但资料的记录应遵循以下几个原则。

（1）资料要客观地反映事实情况，实事求是，不能带有主观判断和结论。

（2）资料的记录要完整，并遵循一定的书写格式。

（3）要正确使用医学术语进行资料的记录。

（4）语言简明扼要，字迹清楚。

## 二、护理诊断

根据收集到的资料进行护理诊断是护理程序的第二步，也是专业性较强，具有护理特色的重要一步。护理诊断一词源于20世纪50年代，Virginia Fry首先在其论著中提出。1973年，美国护士协会正式将护理诊断纳入护理程序。NANDA对护理诊断的发展起了重要的推动作用。目前使用的护理诊断定义就是1990年NANDA提出并通过的定义。

**（一）护理诊断的定义**

护理诊断是关于个人、家庭、社区对现存的或潜在的健康问题或生命过程的反应的一种临床判断，是护士为达到预期结果选择护理措施的基础，这些预期结果是应由护士负责的。

**（二）护理诊断的组成**

NANDA的每个护理诊断均由名称、定义、诊断依据和相关因素四部分组成。

1. 名称

名称是对护理对象健康状态或疾病的反应的概括性描述，一般可用改变、减少、缺乏、缺陷、不足、过多、增加、功能障碍、受伤、损伤、无效或低效等特定术语来描述健康问题，但不能说明变化的程度。根据护理诊断名称的判断，可将护理诊断分为3类。

（1）现存的：是对个人、家庭或社区的健康状况或生命过程的反应的描述，如"体温过高""焦虑""疼痛"等。

（2）有……危险的：是对一些易感的个人、家庭或社区对健康状况或生命过程可能出现的反应的描述。此类反应目前尚未发生，但如不及时采取有效的护理措施，则可能出现影响健康的问题。因此，要求护士要有预见性，能够预测到可能出现的护理问题。如长期卧床的患者存在"有皮肤完整性受损的危险"，移植术后的患者"有感染的危险"等。

（3）健康的：是对个人、家庭或社区具有加强健康以达到更高水平健康潜能的描述。健康是生理、心理、社会各方面的完好状态，护理工作的任务之一是促进健康。健康的护理诊断是护士为健康人群提供护理时可以使用的护理诊断，如"执行治疗方案有效"等。

2. 定义

定义是对护理诊断的一种清晰、准确的描述，并以此与其他护理诊断相区别。每个护理诊断都有其特征性的定义，如"便秘"是指"个体处于一种正常排便习惯发生改变的状态，其特征为排便次数减少和/或排出干、硬便"。

3. 诊断依据

诊断依据是做出该诊断的临床判断标准。诊断依据常常是患者所应具有的一组症状和体征以及有关病史，也可以是危险因素。诊断依据有三种，第一种称"必要依据"，即做出某一护理诊断时必须具备的依据；第二种称"主要依据"，即做出某一诊断时通常需要存在的依据；第三种称"次要依据"，即对做出某一诊断有支持作用，但不一定每次做出该诊断时都存在的依据。三种依据的划分不是随意的，而是通过严谨的科研加以证实的。

4. 相关因素

相关因素是指促成护理诊断成立和维持的原因或情境。相关因素包括以下几个方面。

（1）生理方面：指与患者的身体或生理有关的因素。

（2）心理方面：指与患者的心理状况有关的因素。

（3）治疗方面：指与治疗措施有关的因素。

（4）情境方面：即涉及环境、有关人员、生活经历、生活习惯、角色等方面的因素。

（5）成长发展方面：指与年龄相关的认知、生理、心理、社会、情感的发展状况，比单纯年龄因素所包含的内容更广。

**（三）护理诊断的陈述方式**

护理诊断的陈述包括3个要素，即问题、原因、症状与体征。主要有以下三种陈述方式。

1. 三部分陈述

具有P、E、S 3个部分，即PES公式，多用于现存的护理诊断。

2. 两部分陈述

只有护理诊断名称和相关因素，而无临床表现，即 PE 公式，多用于"有……危险"的护理诊断。

3. 一部分陈述

只有 P，这种陈述方式用于健康的护理诊断。

### （四）医疗诊断与护理诊断的区别

1. 使用人员不同

医疗诊断是医生使用的名词，用于确定一个具体疾病或病理状态。护理诊断是护士使用的名词，是对个体、家庭或社区的现存的、潜在的健康问题或生命过程反应的一种临床判断。

2. 研究重点不同

医疗诊断侧重于对患者的健康状态及疾病的本质做出判断，特别是对疾病做出病因诊断、病理解剖诊断和病理生理诊断。护理诊断侧重于对患者现存的或潜在的健康问题或疾病反应做出判断。

3. 诊断数目不同

每个患者的医疗诊断数目较少，且在疾病发展过程中相对稳定，护理诊断数目常较多，并随患者反应不同而发生变化。

4. 解决问题的方法不同

医疗诊断做出后需通过用药、手术等医疗方法解决；而护理诊断是通过护理措施解决健康问题。

5. 适用对象不同

医疗诊断只适于个体情况，而护理诊断既适于个体，也适于家庭和社区人群。

### （五）护理诊断与合作性问题的区别

对护理诊断，护士需要做出一定的处理以求达到预期的结果，是护士独立采取措施可以解决的问题；而合作性问题是护士需要与其他健康保健人员，尤其是与医生共同合作解决的问题。对于合作性问题，护理的措施较为单一，重点在于监测潜在并发症的发生。

### （六）护理诊断的有关注意事项

（1）护理诊断的名称应使用 NANDA 认可的护理诊断名称，不允许随意编造。

（2）应用统一的书写格式：如相关因素的陈述，应统一使用"与……有关"的格式。再如，有关"知识缺乏"的护理诊断陈述格式应为"知识缺乏：缺乏……方面的知识"。

（3）陈述护理诊断时，应避免将临床表现误认为是相关因素。如"疼痛：胸痛与心绞痛有关"的陈述是错误的，正确陈述应为"疼痛：胸痛与心肌缺血缺氧有关"。

（4）贯彻整体护理观念：护理诊断应涉及患者的生理、心理、社会各个方面。

（5）避免价值判断：如"卫生自理缺陷与懒惰有关和知识缺乏与智商低有关"等。

## 三、护理计划

制订护理计划是护理程序的第三步。当对患者进行全面的评估和分析、做出护理诊断后，应根据患者的具体问题制订和书写护理计划。护理计划的制订体现了护理工作的有组织性和科学性。

### （一）排列护理诊断的优先次序

当患者有多个护理诊断时需要对这些护理诊断进行排序，以便统筹安排护理工作。排序时要考虑护理诊断的紧迫性和重要性，把对患者生命和健康威胁最大的问题放在首位，其他的诊断依次排列。在优先顺序上将护理诊断分为以下 3 类。

1. 首要问题

首要问题是指会威胁患者生命、需要及时行动解决的问题。

2. 中优问题

中优问题是指虽不直接威胁患者生命，但也能造成身体上的不健康或情绪上变化的问题。

3. 次优问题

次优问题是指与患者此次发病关系不大，不属于此次发病反应的问题。这些问题并非不重要，只是在安排护理工作时可以稍后考虑。

护理诊断的排序，并不意味着只有前一个护理诊断完全解决才进行下一个护理诊断，而是护理人员可以同时解决几个护理问题，只是把重点放在需要优先解决的问题上。

**（二）制订护理目标**

护理目标是指患者在接受护理后，期望其能达到的健康状态，即最理想的护理效果。

1. 护理目标的陈述方式

（1）主语：指护理对象，是患者，也可以是患者的生理功能或患者机体的一部分。

（2）谓语：即行为动词，指患者将要完成的内容。

（3）行为标准：即护理对象行为要达到的程度。

（4）条件状语：指主语完成某行动时所处的条件状况。

（5）时间状语：是指护理对象在何时达到目标中陈述的结果。

2. 护理目标的种类

（1）长期目标：是指需要相对较长的时间才能实现的目标。

（2）短期目标：是指在相对较短的时间内（几小时或几天）要达到的目标。

长期目标和短期目标在时间上没有明确的分界，有些诊断可能只有短期目标或长期目标，有些则可能同时具有长、短期目标。

3. 制订护理目标时应注意的问题

（1）目标主语一定是患者，而不是护士。

（2）一个目标中只能出现一个行为动词，否则评价时无法判断目标是否实现。

（3）目标应是可测量的、可评价的，其行为标准应尽量具体。

（4）目标应是护理范畴内的，且可通过护理措施实现的。

（5）目标应具有现实性、可行性，要在患者能力可及的范围内。

**（三）制订护理措施**

护理措施是帮助护理人员为达到预期目标所采取的具体方法。护理措施的制定是建立在护理诊断所陈述的相关因素基础上，结合护理评估所获得的护理对象的具体情况，运用知识和经验做出决策的过程。

1. 护理措施的类型

（1）依赖性的护理措施：即来自医嘱的护理措施，如遵医嘱给药等。

（2）相互依赖的护理措施：是护士与其他健康保健人员相互合作采取的行动。如护士与营养师等共同协商患者的营养补充方案，以纠正患者出现的"营养失调：低于机体需要量问题"。

（3）独立的护理措施：指不依赖于医生的医嘱，护士能够独立提出和采取的护理措施。如护士通过音乐疗法或放松疗法缓解患者的疼痛问题等。在临床护理工作中，护理人员独立的护理措施很多，除一些常规的独立护理措施外，需要护士勤于思考和创新，用科学的方法探讨更多有效的独立护理措施。

2. 制订护理措施的注意事项

（1）措施必须与目标相一致，即护理措施应是能实现护理目标的具体护理活动。

（2）护理措施应具有可行性，应结合患者、工作人员和医院等的具体情况制订。

（3）护理措施的制订要以保障患者的安全为前提，要符合伦理道德要求。

（4）护理措施应与其他医务人员的健康服务活动相协调。

（5）护理措施应以科学理论为指导，每项护理措施都应有依据。

（6）护理措施应具体而易于执行。

**（四）验证护理计划**

护理计划的制订过程中，尤其在实施之前，应对计划的具体内容不断进行验证，以确保措施的安全有效，且符合患者的具体情况。护理计划的验证可由制订者自己验证，也可由其他健康保健人员协助进行。只有护理计划经过反复验证，确保护理措施适合患者情况时，才可进入实施阶段。

### （五）书写护理计划

护理计划制订后应作为一种医疗护理文件执行和保存。因此，其书写应符合医疗护理文件书写的基本要求，以确保其能在医务人员之间相互沟通，促进教学、科研进程，提供护理质量检查依据，并具有法律效力。

## 四、实施

实施是护理程序的第四步，是执行护理计划中各项措施的过程。通过实施可以解决护理问题，并可以验证护理措施是否切实可行。实施应发生于护理计划之后，包括实施前准备、实施和实施后记录3个部分。

### （一）实施前准备

要求护士在实施之前要考虑与实施有关的以下几个问题。

1. 做什么

在实施前应全面回顾制订好的护理计划，并且需对护理计划的内容进行进一步的整理和组织，使之得到统筹兼顾和有秩序地进行。

2. 谁去做

确定哪些护理措施应由护士自己做，哪些应由辅助护士做，哪些需要指导患者或其家属参与完成以及哪些需与其他健康保健人员共同完成等。

3. 怎么做

怎么做即实施时应采用何种技术或技巧，如何按护理计划实施等。还应考虑到实施过程可能出现的问题及解决方法。

4. 何时做

根据患者的具体情况、健康状态选择最佳的执行护理措施的时间。

### （二）实施

此阶段是护士综合运用专业理论知识、操作技术、病情观察能力、语言表达能力、沟通技巧、协调管理能力及应变能力等执行护理计划的过程。这一阶段不仅可以解决患者的护理问题，也同时培养和提高了护士的综合素质和能力。在实施的同时，护士对患者的病情及对疾病的反应进行评估，并对护理照顾的效果进行评价，因此，实施阶段还是评估和评价的过程。

### （三）实施后记录

实施护理计划后，护士应对执行护理计划的过程及过程中遇到的问题进行记录。其意义在于可以作为护理工作的阶段性的总结；利于其他医护人员了解实施护理计划的全过程；为今后的护理工作提供经验性资料；并且可以作为护理质量评价的内容。

## 五、评价

评价是指患者的健康状态与护理计划中制定的目标进行比较并做出判断的过程，即对护理效果的鉴定。评价是护理程序的最后一步，但并不意味着护理程序的结束，通过发现新问题，做出新的护理诊断和计划，或对既往的方案进行修改、补充等，使护理程序可以循环往复地进行下去。

### （一）护理评价内容

（1）护理全过程的评价：包括收集资料、护理诊断、护理目标、护理措施等的评价。

（2）护理效果评价：评价患者目前的健康状况是否达到预期的目标。

### （二）护理评价的步骤

1. 制订评价标准

护理计划中制订的护理目标常常作为评价护理效果的标准。

2. 收集资料

收集有关患者目前健康状态的主观与客观资料。

3. 评价目标是否实现

目标的实现程度可有三种情况：①目标完全实现。②目标部分实现。③目标未实现。

4. 分析原因

针对目标部分实现或未实现可以从以下方面进行分析。

（1）护理评估阶段收集的资料是否全面、确切。

（2）护理诊断是否正确。

（3）护理目标是否可行。

（4）护理措施是否得当。

（5）患者是否配合。

（6）是否出现了新的护理问题。

5. 重审护理计划

经过护理评价后及时发现问题，需对护理计划进行调整，具体包括以下几点。

（1）停止：对既已达到预期目标的护理诊断，说明其护理问题已经得到解决，应及时将护理诊断停止，同时其相应的护理措施亦应停止。

（2）修订：通过护理计划的实施，护理目标部分实现或未实现时，应查找原因，然后对护理计划进行合理的修改。

（3）删除：对根本不存在或判断错误的护理诊断应尽快删除。

（4）增加：对未发现或新近出现的护理问题应及时加以补充。

## 第三节　护理病历的书写

运用护理程序护理患者，要求有系统、完整、能反映护理全过程和护理效果的记录，包括有关患者的资料、护理诊断、护理目标、护理计划及效果评价，这些构成护理病历。其书写应按照医疗护理文件的书写要求进行，包括记录内容详细完整、突出重点、主次分明、符合逻辑、文字清晰及正确应用医学术语等。

### 一、护理评估单

护理评估单是护理人员对护理对象进行评估后将收集的资料进行整理、概括而形成的规范化的医疗护理文件。护理评估单应将评估资料系统完整地记录出来，据此提出护理诊断。

#### （一）护理评估单的种类

1. 入院护理评估单

护理人员对于新入院的患者进行的护理评估记录。

2. 住院护理评估表

患者住院后根据患者的情况随时进行护理评估的记录。

#### （二）入院护理评估单的主要内容

目前国内常用的护理评估单主要是以人的需求理论为框架设计的评估表，其内容如下。

（1）患者的一般情况。

（2）简要病史。

（3）心理状态与社会支持系统情况。

（4）护理体检。

（5）主要的护理诊断/问题。

#### （三）护理评估单的记录方式

（1）将护理评估内容按照一定的顺序直接书写记录。

（2）在标准的护理评估单上进行选项，并在个性化资料栏内进行特殊资料的记录。

### (四)在记录中的注意事项

(1)反映客观,不可存在任何主观偏见。
(2)从患者及其家属处取得的主观资料要用引号括明。
(3)避免难以确定的用词,如"尚可""稍差""尚好"等字眼。
(4)除必须了解的共性项目外,还应根据护理对象的情况进一步收集资料,以求收集个性化的护理评估资料。

## 二、护理诊断/问题项目单护理诊断/问题项目单

用于对患者评估后,将确定的护理诊断按优先次序进行排序于该表上(表2-1),便于护理人员清晰掌握及随时增加新出现的或删除已不存在的护理诊断。

表2-1 护理诊断/问题项目单

姓名:　　　　　　　病室:　　　　　　　床号:　　　　　　　住院号:

| 开始日期 | 时间 | 序号 | 护理诊断/问题 | 签名 | 停止日期时间 | 签名 |
|---|---|---|---|---|---|---|
|  |  |  |  |  |  |  |
|  |  |  |  |  |  |  |
|  |  |  |  |  |  |  |

## 三、护理计划单

护理计划的书写,目前尚无统一的格式要求,但书写一般的护理计划都包括护理诊断、护理目标、护理措施和护理评价4项(表2-2)。有的医院还有诊断依据和护理措施依据等。目前临床上有三种护理计划的书写方法。

表2-2 护理计划单

姓名:　　　　　　　病室:　　　　　　　床号:　　　　　　　住院号:

| 日期 | 护理诊断 | 护理目标 | 护理措施 | 评价 |
|---|---|---|---|---|
|  |  |  |  |  |
|  |  |  |  |  |
|  |  |  |  |  |

(1)将护理诊断、目标、措施、评价等直接书写在预制的空白表格内。此种方法的优点是可以充分结合患者的个体化特点制订完全适合的护理措施。但其缺点是护士需花费较多时间进行书写,且对于专业知识和经验不足的护士不易掌握。

(2)标准化护理计划:事先根据护理对象的共同护理需要制订好标准护理计划,并印制成护理计划表格,结合具体患者的实际情况在表格内对护理诊断、目标、措施等进行选择和补充。其优点是减少了书写护理病历的时间,有利于集中更多时间做好患者的临床护理。缺点是常忽视患者的个体性。

(3)计算机化护理计划:计算机化护理计划是将标准护理计划存入计算机存储器中,护士在计算机终端可以根据护理评估结果自动进行护理诊断,并可结合患者的具体情况,随时调阅和选择标准护理计划中的可选项目,制订符合的个体化护理计划。其优点是方便、快捷、页面整洁,并易于修改和补充。缺点是需要计算机资源投入,在一些地区暂时还不能广泛推广应用。

### 四、护理健康教育计划与出院指导

(一)健康教育计划内容

(1)疾病的诱发因素、发生与发展过程。

（2）可采取的治疗护理方案。
（3）有关检查的目的与注意事项。
（4）饮食与活动的注意事项。
（5）疾病的预防与康复措施。

**（二）出院指导**

其内容主要为患者出院后活动、饮食、服药、其他治疗、自我保健、护理、复诊时间等。

# 第三章
# 基础护理操作

## 第一节 鼻饲法

### 一、目的
对病情危重、昏迷、不能经口或不愿正常摄食的患者，通过胃管供给患者所需的营养、水分和药物，维持机体代谢平衡，保证蛋白质和热量的供给需求，维持和改善患者的营养状况。

### 二、准备
**（一）物品准备**

治疗盘内：一次性无菌鼻饲包一套（硅胶胃管1根、弯盘1个、压舌板1个、50 mL注射器1具、润滑剂、镊子2把、治疗巾1条、纱布5块）、治疗碗2个、弯血管钳1把、棉签适量、听诊器1副、鼻饲流质液（38~40℃）200 mL、温开水适量、手电筒1个、调节夹1个（夹管用）、松节油、漱口液、毛巾。慢性支气管炎的患者视情况备镇静剂、氧气。

治疗盘外：安全别针1个、夹子或橡皮圈1个、卫生纸适量。

**（二）患者、护理人员及环境准备**

患者了解鼻饲的目的、方法、注意事项及配合要点。调整情绪，指导或协助患者摆好体位。护理人员应衣帽整齐，修剪指甲，洗手，戴口罩。环境安静、整洁，光线、温湿度适宜。

### 三、评估
（1）评估患者病情、治疗情况、意识、心理状态及合作度。

（2）评估患者鼻腔状况，有无鼻中隔偏曲、息肉，鼻黏膜有无水肿、炎症等。

（3）向患者解释鼻饲的目的、方法、注意事项及配合要点。

### 四、操作步骤
（1）确认患者并了解病情，向患者解释鼻饲目的、过程及方法。

（2）备齐用物，携至床旁核对床头卡、医嘱、饮食卡，核对流质饮食种类、量、性质、温度、质量。

（3）患者如有义齿、眼镜应协助取下，妥善存放，防止义齿脱落误吞吐食管或落入气管引起窒息。插管时由于刺激可致流泪，取下眼镜便于擦除。

（4）取半坐位或坐位，可减轻胃管通过咽喉部时引起的咽反射，利于胃管插入。无法坐起者取右侧卧位，昏迷患者取去枕平卧位，头向后仰可避免胃管误入气管。

（5）将治疗巾围于患者颌下，保护患者衣服和床单，弯盘、毛巾放置于方便易取处。

（6）观察鼻孔是否通畅，黏膜有无破损，清洁鼻腔，选择通畅一侧便于插管。

（7）准备胃管测量胃管插入的长度，成人插入长度为45～55 cm，一般取发际至胸骨剑突处或鼻尖经耳垂至胸骨剑突处，并做标记，倒润滑剂于纱布上少许，润滑胃管前段10～20 cm处，减少插管时的摩擦阻力。

（8）左手持纱布托住胃管，右手持镊子夹住胃管前端，沿选定侧鼻孔缓缓插入，插管时动作轻柔，镊子前端勿触及鼻黏膜，以防损伤，当胃管插入10～15 cm通过咽喉部时，如为清醒患者指导其做吞咽动作及深呼吸，随患者做吞咽动作及深呼吸时顺势将胃管向前推进胃管，直至标记处。如为昏迷患者，将患者头部托起，使下颌靠近胸骨柄，可增大咽喉部通道的弧度，便于胃管顺利通过，再缓缓插入胃管至标记处。若插管时患者恶心、呕吐感持续，用手电筒、压舌板检查口腔咽喉部有无胃管盘曲卡住。如患者有呛咳、发绀、喘息、呼吸困难等误入气管现象，应立即拔管，休息后再插。

（9）确认胃管在胃内，用胶布交叉胃管固定于鼻翼和面颊部。验证胃管在胃内的三种方法：①打开胃管末端胶塞连接注射器于胃管末端抽吸，抽出胃液即可证实胃管在胃内。②置听诊器于患者胃区，快速经胃管向胃内注入10 mL空气，同时在胃部听到气过水声，即表示已插入胃内。③将胃管末端置于盛水的治疗碗内，无气泡溢出。

（10）灌食：连接注射器于胃管末端，先回抽见有胃液，再注入少量温开水，可润滑管壁，防止喂食溶液黏附于管壁，然后缓慢灌注鼻饲液或药液等。鼻饲液温度为38～40℃，每次鼻饲量不应超过200 mL，间隔时间不少于2小时，新鲜果汁，应与奶液分别灌入，防止凝块产生。鼻饲结束后，再次注入温开水20～30 mL冲洗胃管，避免鼻饲液积存于管腔中而变质，造成胃肠炎或堵塞管腔。鼻饲过程中，避免注入空气，以防造成腹胀。

（11）胃管末端胶塞：塞上如无胶塞可反折胃管末端，用纱布包好，橡皮圈系紧，用别针将胃管固定于大单，枕旁或患者衣领处防止灌入的食物反流和胃管脱落。

（12）协助患者清洁口腔，鼻孔，整理床单位，嘱患者维持原卧位20～30分钟，防止发生呕吐，促进食物消化、吸收。长期鼻饲者应每天进行口腔护理。

（13）整理用物，并清洁、消毒、备用。鼻饲用物应每日更换消毒，协助患者擦净面部，取舒适卧位。

（14）洗手，记录。记录插管时间、鼻饲液种类、量及患者反应等。

## 五、拔管

停止鼻饲或长期鼻饲需要更换胃管时进行拔管。

（1）携用物至床前，说明拔管的原因，并选择末次鼻饲结束时拔管。

（2）置弯盘于患者颌下，夹紧胃管末端放于弯盘内，防止拔管时液体反流，胃管内残留液体滴入气管。揭去固定胶布用松节油擦去胶布痕迹，再用清水擦洗。

（3）嘱患者深呼吸，在患者缓缓呼气时稍快拔管，到咽喉处快速拔出。

（4）将胃管放入弯盘中，移出患者视线，避免患者产生不舒服的感觉。

（5）清洁患者面部、口腔及鼻腔，帮助患者漱口，取舒适卧位。

（6）整理床单位，清理用物。

（7）洗手，记录拔管时间和患者反应。

## 六、注意事项

（1）注入药片时应充分研碎，全部溶解方可灌注。多种药物灌注时，应将药物分开灌注，每种药物之间用少量温开水冲洗一次，注意药物配伍禁忌。

（2）插胃管时护士与患者进行有效沟通，缓解紧张度。

（3）插管动作要轻稳，尤其是通过食管三个狭窄部位时（环状软骨水平处，平气管分叉处，食管通过膈肌处）以免损伤食管黏膜。

（4）每次鼻饲前应检查胃管是否在胃内及是否通畅，并用少量温开水冲管后方可进行喂食，鼻饲完毕后再次注入少量温开水，防止鼻饲液凝结。注入鼻饲液的速度要缓慢，以免引起患者不适。

（5）鼻饲液应现配现用，已配制好的暂不用时，应放在4℃以下的冰箱内保存，保证24小时内用完，防止长时间放置变质。

（6）长期鼻饲者应每日进行两次口腔护理，并定期更换胃管，普通胃管每周更换一次，硅胶胃管每月更换一次，聚氨酯胃管留置时间2个月更换一次。更换胃管时应予当晚最后一次喂食后拔出，翌日晨从另一侧鼻孔插入胃管。

（7）每次灌注前或间隔4~8小时应抽胃内容物，检查胃内残留物的量。如残留物的量大于灌注量的50%，说明胃排空延长，应告知医生采取措施。

## 第二节　氧疗法

### 一、目的

提高动脉血氧分压和动脉血氧饱和度，增加动脉血氧含量，纠正各种因素导致的缺氧状态，促进组织的新陈代谢，维持机体正常生命活动。

根据呼吸衰竭的类型及缺氧的严重程度，选择给氧方法和吸入氧分数。Ⅰ型呼吸衰竭：$PaO_2$在50~60 mmHg，$PaCO_2$ < 50 mmHg，应给予中流量（2~4 L/分钟）吸氧，吸入氧浓度（>35%）。Ⅱ型呼吸衰竭：$PaO_2$在40~50 mmHg，$PaCO_2$正常，间断给予高流量（4~6 L/分钟）高浓度（>50%），若$PaO_2$ > 70 mmHg，应逐渐降低吸氧浓度，防止长期吸入高浓度氧引起中毒。

供氧装置分氧气筒和管道氧气装置两种。

给氧方法分鼻导管给氧、氧气面罩给氧及高压给氧三种。

氧气面罩给氧适于长期使用氧气，患者严重缺氧、神志不清，病情较重者，氧气面罩吸入氧分数最高可达90%，但由于气流及无法及时喝水，常会造成口腔干燥、沟通及谈话受限。而双侧鼻导管给氧则没有这些问题。鼻导管给氧方法又分单侧鼻导管给氧法和双侧鼻导管给氧法。

吸氧方式的选择：严重缺氧但无二氧化碳潴留者，宜采用面罩吸氧（吸入氧分数最高可达90%）；缺氧伴有二氧化碳潴留者可用双侧鼻导管吸氧方法。

### 二、准备

#### （一）用物准备

1. 治疗盘外

氧气装置包括氧气筒（管道氧气装置无）、氧气流量表装置、扳手、用氧记录单、笔、安全别针。

2. 治疗盘内

橡胶管、湿化瓶、无菌容器内盛一次性双侧鼻导管或一次性吸氧面罩、消毒玻璃接管、无菌持物镊、无菌纱布缸、治疗碗内盛蒸馏水、弯盘、棉签、胶布、松节油。

3. 氧气筒

氧气筒顶部有一总开关，控制氧气的进出。氧气筒颈部的侧面，有一气门与氧气表相连，是氧气自氧气瓶中输出的途径。

4. 氧气流量表装置

由压力表、减压阀、安全阀、流量表和湿化瓶组成。压力表测量氧气筒内的压力。减压阀是一种自动弹簧装置，将氧气筒流出的氧压力减至2~3 kg/cm$^2$（0.2~0.3 mPa），使流量平稳安全。当氧流量过大、压力过高时，安全阀内部活塞自行上推，过多的氧气由四周小孔流出，确保安全。流量表是测量每分钟氧气的流量，流量表内有浮标上端平面所指的刻度，可知氧气每分钟的流出量。湿化瓶内盛1/3~1/2蒸馏水、凉开水、20%~30%酒精（急性肺水肿患者吸氧时用，可降低肺泡内泡沫的表面张力，使泡沫破裂，扩大气体和肺泡壁接触面积使气体易于弥散，改善气体交换功能），通气管浸入水中，湿化瓶出口与鼻导管或面罩相连，湿化氧气。

5. 装表

把氧气放在氧气架上，打开总开关放出少量氧气，快速关上总开关，此为吹尘（为防止氧气瓶上灰尘吹入氧气表内）。然后将氧气表向后稍微倾斜置于气阀上，用手初步旋紧固定然后再用扳手旋紧螺帽，使氧气表立于氧气筒旁，按湿化瓶，打开氧气，检查氧气装置是否漏气、氧气输出是否通畅后，关闭流量表开关，推至病床旁备用。

### （二）患者、护理人员及环境准备

患者了解吸氧目的、方法、注意事项及配合要点。取舒适体位，调整情绪。护理人员应衣帽整齐，修剪指甲，洗手，戴口罩。环境安静、整洁，光线、温湿度适宜，远离火源。

## 三、操作步骤

（1）携用物至病床旁，再次核对患者。

（2）用湿棉签清洁患者双侧鼻腔，清除鼻腔分泌物。

（3）连接鼻导管及湿化瓶的出口。调节氧流量，轻度缺氧 1～2 L/分钟，中度缺氧 2～4 L/分钟，重度缺氧 4～6 L/分钟，氧气筒内的氧气流量＝氧气筒容积（L）×压力表指示的压力（kg/cm²）/1 kg/cm²。

（4）鼻导管插入患者双侧鼻腔约 1 cm，鼻导管环绕患者耳部向下放置，动作要轻柔，避免损伤黏膜、根据情况调整长度。

（5）停止用氧时，首先取下鼻导管（避免误操作引起肺组织损伤），安置患者于舒适体位。

（6）关流量表开关，关氧气筒总阀，再开流量表开关，放出余气，再关流量表开关，最后卸表（中心供氧装置，取下鼻导管后，直接关闭流量表开关）。

（7）处理用物，预防交叉感染。

（8）记录停止用氧时间及效果。

## 四、注意事项

（1）用氧时认真做好四防：防火、防震、防热、防油。

（2）禁用带油的手进行操作，氧气和螺旋口禁止上油。

（3）氧气筒内氧气不能用完，压力表指针应 > 0.5 mPa。

（4）防止灰尘进入氧气瓶，避免充氧时引起爆炸。

（5）长期、高浓度吸氧者观察患者有无胸骨后烧热感、干咳、恶心呕吐、烦躁及进行性呼吸困难加重等氧中毒现象。

（6）长期吸氧，吸氧浓度应 < 40%。氧气浓度与氧流量的关系：吸氧浓度（%）= 21 + 4 × 氧气流量（L/分钟）。

# 第三节　冷热疗法

## 一、温水擦浴

### （一）目的

适合体温在 39.5℃ 以上，伴有寒战、四肢末梢厥冷患者，能减少血管收缩，能迅速蒸发带走机体大量的热能，散热效果快而强。

### （二）准备

1. 用物准备

治疗盘内：浴巾 1 条、小毛巾 2 块、手套 1 副、热水袋（内装 60～70℃ 热水）及套、冰袋（内装

1/2满冰袋）及套或冰槽。

治疗盘外：温水擦浴盆内盛32~34℃温水，2/3满，必要时备衣裤。冰块、帆布袋、木槌、盆、冷水、毛巾、勺、水桶、肛表、海绵。冰槽降温时备不脱脂棉球及凡士林纱布。

2. 患者、护理人员及环境准备

向患者及家属解释温水擦浴的目的、操作过程等相关知识，取得患者的配合。根据病情取适宜卧位，必要时排尿。护理人员衣着整洁，修剪指甲，洗手，戴口罩。环境安静、安全、整洁、舒适，光线、温湿度适宜，关闭门窗，必要时备屏风。

### （三）评估

（1）评估患者年龄、病情、体温、意识状况、语言表达能力、治疗情况、活动能力和合作程度。

（2）观察局部皮肤状况如皮肤颜色、温度、完整性、有无感觉障碍、对冷热的敏感度等。

### （四）操作步骤

（1）确认患者了解病情，解除患者紧张情绪，使患者有安全感。

（2）关闭门窗，预防患者受凉。

（3）松开麻尾盖被，协助患者脱去上衣，必要时屏风遮挡患者隐私。

（4）冰袋或冰帽置患者头部，热水袋置患者足底。热水袋置足底，能促进足底血管扩张，冰袋或冰帽置头部，有利于降温并防止头部充血，预防脑水肿发生，并减轻患者不适感。

（5）将浴巾垫于要擦拭部位下方，小毛巾放入温水中浸湿后，拧至半干，包裹于手上成手套状，以离心方式擦拭，擦拭完毕，用大毛巾擦干皮肤。浴巾垫于要擦拭部位下方，防止浸湿，保护床单位。如为隔离患者，按隔离原则进行操作。

（6）患者取仰卧位脱去上衣，擦拭双上肢。其顺序为：颈外侧、上臂外侧、手背、腋窝、上臂内侧、手心。

（7）患者取仰卧位，擦拭腰背部。其顺序为：颈下肩部、背部、臀部，擦拭完毕，穿好衣服。体表大血管流经丰富部位适当延长擦拭时间（颈部、腋窝、肘窝、手心、腹股沟、腘窝），以促进散热，增加疗效。禁忌在胸前区、腹部、后颈、足底部擦浴。

（8）患者取仰卧位，脱去裤子，擦拭双下肢。其顺序为：髂骨、大腿外侧、内踝、臀部、大腿后侧、腘窝、足跟擦拭完毕，穿好裤子。擦拭时间一般控制在20分钟内。

（9）取出热水袋，密切观察患者生命体征。

（10）擦浴30分钟后测试体温，体温降至39℃以下时，取出头部冰袋。

（11）协助患者取舒适体位，整理床单位。

（12）处理用物，用物清洁消毒后备用。

（13）洗手，记录。体温单上显示物理降温。

### （五）注意事项

（1）在给患者实施的过程中，护士应密切观察患者的反应如寒战、面色、脉搏、呼吸等异常反应，出现异常应立即停止操作。

（2）胸前区、腹部、后颈、足底为禁忌擦浴部位。

（3）擦浴30分钟后测量体温并记录，体温下降为降温有效。

（4）操作方法轻稳、节力，保护患者安全及隐私。

（5）注意保护患者床单干燥，无水渍。

## 二、干热疗法

### （一）目的

帮助患者提升体温，提高舒适度，缓解痉挛、减轻疼痛。

**（二）准备**

1. 用物准备

治疗盘内：毛巾、手套1副、热水袋及一次性布套。

治疗盘外：盛水容器、热水。

2. 患者、护理人员及环境准备

向患者及家属解释温水擦浴的目的、操作过程等相关知识，取得患者的配合。根据病情取适宜卧位，必要时排尿。护理人员衣着整洁，修剪指甲，洗手，戴口罩。环境安静、安全、整洁、舒适，光线、温湿度适宜，关闭门窗，必要时备屏风。

**（三）评估**

（1）评估患者年龄、病情、体温、意识状况、语言表达能力、治疗情况、活动能力和合作程度。

（2）观察局部皮肤状况，如皮肤颜色、温度、完整性、有无感觉障碍、对冷热的敏感度等。

**（四）操作步骤**

（1）确认患者，了解病情，解除患者紧张情绪，给患者安全感。关闭门窗，预防患者受凉。

（2）调配水温，成人一般60～70℃，昏迷、感觉迟钝、老人、婴幼儿及循环衰竭患者，水温应控制在50℃以下，灌调配好的水1/2～2/3满，灌水过多，可使热水袋膨胀变硬，柔软舒适感下降，且与皮肤接触面积减少，热效应减小，疗效降低。

（3）排出袋内空气并拧紧塞子，防止影响热传导。用毛巾擦干热水袋，倒置，检查热水袋有无破损、漏水。

（4）将热水袋装入套内，必要时布套外再用毛巾包裹，避免热水袋与患者皮肤直接接触发生烫伤。

（5）协助患者取舒适体位，暴露用热部位，必要时用屏风遮挡，将热水袋放置其部位。

（6）观察患者用热部位效果及反应（如有异常立即停止热疗），30分钟后，撤去热水袋（如为保温，可持续，但应及时更换热水不超过50℃）。倒空热水，倒挂水袋晾干，吹入少量空气防止粘连，夹紧塞子，热水袋送洗消毒备用。

（7）协助患者躺卧舒适，整理床单位，洗手，记录用热部位、时间、效果、患者的反应情况等。

**（五）注意事项**

（1）有出血倾向、面部危险三角区感染、软组织损伤或扭伤48小时以内、急性炎症期、恶性病变部位严禁热敷。

（2）随时观察局部皮肤情况，特别是意识不清，语言障碍者。

（3）使用热水袋保暖者，每30分钟检查水温情况，及时更换热水。

（4）控制水温，成人60～70℃，昏迷、老人、婴幼儿感觉迟钝者水温应调至50℃。

（5）热水袋应浸泡或熏蒸消毒，严禁高压消毒。

## 三、湿热疗法

**（一）目的**

热湿敷可促进血液循环，消炎，消肿，止痛。

**（二）准备**

1. 用物准备

治疗盘内：一次性橡胶单、治疗巾、棉签、防水巾、大于患处面积敷布数块、长镊子2把、纱布数块、凡士林及开放性伤口备所用换药物品。

治疗盘外：水温计、盛有热水的容器及加热器。

2. 患者、护理人员及环境准备

向患者及家属解释温水擦浴的目的、操作过程等相关知识，取得患者的配合。根据病情取适宜卧位，必要时排尿。护理人员衣着整洁，修剪指甲，洗手，戴口罩。环境安静、安全、整洁、舒适。光线、温湿度适宜，关闭门窗，必要时备屏风。

## （三）评估

（1）评估患者年龄、病情、体温、意识状况、语言表达能力、治疗情况、活动能力和合作程度。

（2）观察局部皮肤状况如皮肤颜色、温度、完整性、有无感觉障碍、对冷热的敏感度等。

## （四）操作步骤

（1）协助患者取舒适体位，暴露患处必要时屏风遮挡，以保护患者隐私，凡士林涂于受敷部位，上盖一层纱布，受敷部位下方，垫橡胶单和治疗巾。

（2）敷布浸入水温为50~60℃热水中浸透，用长钳夹出拧至半干，以不滴水为度抖开。打开敷布，折叠后放于患处，上盖防水巾及棉垫。

（3）根据环境温度每3~5分钟更换一次敷布，一次持续15~20分钟，维持敷布温度。可用热源加热盆内水或及时调换盆内热水，维持水温，若患者感觉过热时可掀起一角散热。

（4）观察患者局部皮肤情况，全身反应，如有异常立即停止热湿敷。

（5）热湿敷结束后，撤去敷布和纱布，擦去凡士林，干毛巾擦干皮肤，撤去一次性橡胶单和治疗巾。

（6）协助患者躺卧舒适，整理好床单位，洗手，记录用热部位、时间、效果、患者反应。

## （五）注意事项

（1）若患者热敷部位不禁忌压力，可用热水袋放置在敷布上再盖以大毛巾，以维持温度。

（2）面部热敷者，应间隔30分钟后，方可外出，以防感冒。

（3）热湿敷过程中注意局部皮肤变化（如患者皮肤感觉是否温暖，舒适，血液循环是否良好等），防止烫伤。

（4）若热敷部位有伤口，应按无菌技术操作原则进行湿敷，湿敷后外科常规换药。

（5）操作方法轻稳、节力，保护患者安全，注意保护患者床单干燥，无水渍。

# 第四节　雾化吸入

## 一、操作目的

（1）用于止咳平喘，帮助患者解除支气管痉挛。

（2）改善肺通气功能。

（3）湿化气道。

（4）预防和控制呼吸道感染。

## 二、操作流程

### （一）评估

（1）患者的心理状态，合作程度。

（2）对氧气雾化吸入法的认识。

（3）环境整齐、安静，用氧安全的认识。

### （二）准备

（1）按需备齐用物，根据医嘱备药。

（2）环境：四防（火、油、热、震）。

（3）查对、解释。

### （三）雾化实施

（1）取坐位、半坐卧位。

（2）将氧气雾化吸入器与氧气连接，调节氧气流量（8~10 L/分钟），检查出雾情况。

（3）协助患者将喷气管含入口中并嘱其紧闭双唇作深慢呼吸。

### (四)处理

（1）吸毕，取下雾化器，关闭氧气开关，擦净面部，询问感觉，采取舒适卧位。
（2）观察记录：雾化吸入的情况。
（3）用物：妥善清理，归原位。

## 三、操作关键环节提示

（1）每次雾化吸入时间不应超过20分钟，如用液体过多应计入液体总入量内。若盲目用量过大有引起肺水肿或水中毒的可能。
（2）有增加呼吸道阻力的可能。当雾化吸入完几小时后，呼吸困难反而加重，除警惕肺水肿外，还可能是由于气道分泌物液化膨胀阻塞加重的原因。
（3）预防呼吸道再感染。由于雾滴可带细菌入肺泡，故有可能继发革兰阴性杆菌感染，不但要加强口、鼻、咽的卫生护理，还要注意雾化器、室内空气和各种医疗器械的消毒。
（4）长期雾化吸入治疗的患者，所用雾化量必须适中。如果湿化过度，可致痰液增多，对危重患者神志不清或咳嗽反射减弱时，常可因痰不能及时咳出而使病情恶化甚至死亡。如果湿化不够，则很难达到治疗目的。
（5）注意防止药物吸收后引起的不良反应或毒性作用。
（6）过多长期使用生理盐水雾化吸入，会因过多的钠吸收而诱发或加重心力衰竭。
（7）雾化器应垂直拿，用面罩罩住口鼻或用口含嘴，在吸入的同时应作深吸气，使药液充分到达支气管和肺内。
（8）氧流量调至4～5L/分钟，请不要擅自调节氧流量，禁止在有氧环境附近吸烟或燃明火。
（9）雾化前半小时尽量不进食，避免雾化吸入过程中气雾刺激，引起呕吐。
（10）每次雾化完后要及时洗脸或用湿毛巾抹干净口鼻部留下的雾珠，防止残留雾滴刺激口鼻皮肤，以免引起皮肤过敏或受损。
（11）每次雾化完后要协助患者饮水或漱口，防止口腔黏膜二重感染。

## 第五节　机械吸痰法

### 一、目的

清除呼吸道分泌物，保持呼吸道通畅，预防并发症发生。适用于排痰无力、痰液黏稠、意识不清、危重、老年体弱及身体各脏器衰竭者。可通过患者口腔、鼻腔、气管插管或气管切开处进行负压吸引。

### 二、准备

#### (一)用物准备

治疗盘外：电动吸引器或中心吸引器包括马达、偏心轮、气体过滤器、压力表、安全瓶、贮液瓶、开口器、舌钳、压舌板、电源插座等。
治疗盘内：带盖缸2只（1只盛消毒一次性吸痰管若干根、1只盛有消毒液的盐水瓶）、消毒玻璃接管、治疗碗2个（1只内盛无菌生理盐水、1只内盛消毒液用于消毒玻璃接管）、弯盘、消毒纱布、无菌弯血管钳一把、消毒镊子一把、棉签一包、液状石蜡、冰硼散等，急救箱1个备用。

#### (二)患者、护理人员及环境准备

患者取舒适体位，稳定情绪，了解吸痰目的、方法、注意事项及配合要点。护理人员应衣帽整齐，修剪指甲，洗手，戴口罩。环境安静、整洁，光线、温湿度适宜。

### 三、操作步骤

（1）携用物至病床旁，接通电源，打开开关，调节负压，检查吸引器性能。

（2）检查患者口腔（昏迷患者可借助压舌板及开口器）、鼻腔，有无义齿，如有应先取下活动义齿，患者头部转向一侧，面向操作者。

（3）连接吸痰管，先吸少量生理盐水。用于检查吸痰管是否通畅，并润滑吸痰管前端。

（4）一手反折吸痰管末端，另一手持无菌弯血管钳或无菌镊子夹取吸痰管前端，插入口咽部约10~15 cm（过深可触及支气管处，易堵塞呼吸道）后，放松吸痰管末端，先吸口咽部分泌物，再吸气管内分泌物。吸痰时采取上下左右旋转向上提吸痰管的方法，有利于呼吸道分泌物吸出，避免损伤呼吸道黏膜。每次吸引时间少于15秒，防止缺氧。

（5）吸痰管拔出后，用生理盐水抽吸，防止分泌物堵塞吸痰管。

（6）观察患者呼吸道是否畅通及面部、呼吸、心率、血压等情况及吸出液的色、质、量。

（7）协助患者擦净面部分泌物，整理床单位，取舒适体位。

（8）处理用物，吸痰管玻璃接头清洁后，放入盛有消毒液的治疗碗中浸泡，或清洁后，置低温消毒箱内消毒备用。

（9）洗手，观察并记录治疗效果与反应。

### 四、注意事项

（1）严格无菌操作，吸痰管应即吸即弃。

（2）吸痰动作应轻柔，以防呼吸道黏膜损伤。

（3）痰液黏稠者可配合叩击、雾化吸入，提高治疗效果。

（4）储液瓶内的液体不得超过2/3。

（5）每次吸痰时间不超过15秒，以免缺氧。

（6）两次吸痰间隔不少于30分钟。

（7）气管隆嵴处不宜反复刺激，避免引起咳嗽反射。

## 第六节　床上擦浴

### 一、目的

去除皮肤污垢，消除令人不快的身体异味，保持皮肤清洁，促进患者机体放松，增进患者舒适及活动度，防止肌肉挛缩和关节僵硬等并发症，刺激皮肤的血液循环，增加皮肤的排泄功能，防御皮肤感染和压疮的发生。适用于病情较重、长期卧床或使用石膏、牵引、卧床、生活不能自理及无法自行沐浴的患者，应给予床上擦浴。适当刺激皮肤的血液循环，增加皮肤的排泄功能，防御皮肤感染和压疮的发生。皮肤覆盖于人体表面，是身体最大的器官。完整的皮肤还具有保护机体、调节体温、吸收、分泌、排泄及感觉等功能，是抵御外界有害物质入侵的第一道屏障。皮肤的新陈代谢迅速，其代谢产物如皮脂、汗液及表皮碎屑等能与外界细菌及尘埃结合成污垢，黏附于皮肤表面，如不及时清除，可刺激皮肤，降低皮肤的抵抗力，以致破坏其屏障作用，成为细菌入侵的门户，造成各种感染。因此，皮肤的清洁与护理有助于维持机体的完整性，给机体带来舒适感，可预防感染发生，防止压疮及其他并发症。

### 二、准备

#### （一）物品准备

治疗盘内：浴巾、毛巾各2条、沐浴液或浴皂、小剪刀、梳子、50%乙醇、护肤用品（爽身粉、润肤剂）、一次性油布一条、手套。

治疗盘外：面盆2个，水桶2个（一桶内盛50~52℃的温水，并按年龄、季节和生活习惯调节水温；另一桶接盛污水用）、清洁衣裤和被服、另备便盆、便盆巾和屏风。

### （二）患者、操作人员及环境准备

患者了解床上擦浴的目的、方法、注意事项及配合要点，根据需要协助患者使用便器排便，避免温水擦洗中引起患者的排尿和排便反射，调整情绪，指导或协助患者取舒适体位。操作人员应衣帽整齐，修剪指甲，洗手，戴口罩。环境安静、整洁、关闭门窗，室温控制在 22～26℃，必要时备屏风。

## 三、评估

（1）评估病情、治疗情况、意识、心理状态、卫生习惯及合作度。
（2）患者皮肤情况，有无感染、破损及并发症、肢体活动度、自理能力。
（3）向患者解释床上擦浴的目的、方法、注意事项及配合要点。

## 四、操作步骤

（1）根据医嘱，确认患者，了解病情。
（2）向患者解释说明目的、过程及方法。解除患者紧张情绪，使患者有安全感，取得合作。
（3）拉布幔或屏风遮挡患者，预防受凉并保护患者隐私，使患者身心放松。
（4）面盆内倒入 50～52℃温水约 2/3 处或根据患者的习性调节水温。
（5）根据病情摇平床头及床尾支架，松开床尾盖被，放平靠近操作者的床挡，将患者身体移向床沿，尽量靠近操作者，确保患者舒适，利用人体力学的原理，减少操作过程中机体的伸展和肌肉紧张及疲劳度。
（6）戴手套，托起头颈部，将浴巾铺在枕头上，另一浴巾放在患者胸前（每擦一处均应在其下面铺浴巾，保护床单位，并用浴毯遮盖好擦洗周围的暴露部位），防止枕头和被褥弄湿。
（7）毛巾放入温水中浸透，拧至半干叠成手套状，包在操作者手上，用毛巾不同面，先擦患者眼部按由内眦到外眦依次擦干眼部，再用较干的毛巾擦洗一遍。毛巾折叠能提高擦洗效果，同时保持毛巾的温度。
（8）操作者一手轻轻固定患者头部，用洗面乳或香皂（根据患者习惯选择），依次擦洗患者额部、鼻翼、颊部、耳郭、耳后直至颌下、颈部，再用清水擦洗，然后再用较干毛巾擦洗一遍。褶皱部应重复擦洗如颌下、颈部位、耳郭、耳后。
（9）协助患者脱下上衣，置治疗车下层。按先近侧后对侧，先擦洗双上肢（上肢由远心端向近侧擦洗，避免静脉回流），再擦洗胸腹部顺序（腹部以脐为中心，从右向左顺结肠走向擦洗，乳房处环形擦洗）。先用涂浴皂的湿毛巾擦洗，再用湿毛巾擦净皂液，清洗拧干毛巾后再擦洗干，最后用大浴巾边按摩边擦干。根据需要随时调节更换水温。擦洗过程中注意观察患者病情及皮肤情况，患者出现寒战、面色苍白时，应立即停止擦洗，给予适当处理。
（10）协助患者侧卧，背向操作者，浴巾-底-盖置患者擦洗部下及暴露部，依次进行擦洗后颈、背、臀部。背部及受压部位可用 50% 乙醇做皮肤按摩，促进血液循环，防止并发症发生。根据季节扑爽身粉。
（11）协助患者更换清洁上衣，一般先穿远侧上肢，再穿近侧、患侧，再穿健侧，可减少关节活动，避免引起患者的疼痛不适。及时用棉被盖好胸、腹部，避免受凉。
（12）更换水、盆、毛巾，擦洗患者下肢、足部背侧，患者平卧，脱下裤子后侧卧，脱下衣物置治疗车下层，将浴巾纵向垫在下肢，浴巾盖于会阴部及下肢前侧，依次从踝部向膝关节、大腿背侧顺序擦洗。
（13）协助患者平卧，擦洗两下肢、膝关节处、大腿前侧部位。
（14）更换温水、盆、毛巾，擦洗会阴部、肛门处（注意肛门部皮肤的褶皱处擦洗干净，避免分泌物滞留，细菌滋生），撤去浴巾，为患者换上干净裤子。
（15）更换温水、盆、毛巾，协助患者移向近侧床边，盆移置足下，盆下铺一次性油布或将盆放于床旁椅上，托起患者小腿部屈膝，将患者双脚同时或先后浸泡于盆内，浸泡片刻软化角质层，洗清双足，擦干足部。

（16）根据需要修剪指甲，足部干裂者涂护肤品，防止足部干燥和粗糙。

（17）为患者梳头，维护患者个人形象，整理床单位，必要时更换床单。

（18）协助患者取舒适体位后，开窗换气。

（19）整理用物，进行清洁消毒处理，避免致病菌的传播。

（20）洗手、记录。

## 五、注意事项

（1）按擦浴顺序、步骤和方法进行。

（2）擦洗眼部时，尽量避免浴皂，防止对眼部刺激。

（3）操作过程中注意观察患者的病情变化，保持与患者沟通，询问患者感受。

（4）擦洗动作要轻柔、利索，尽量注意少搬动、少暴露患者，注意保暖。

（5）擦洗时注意褶皱处如颌下、颈部、耳郭、耳后、腋窝、指间、乳房下褶皱处、脐部、腹股沟、肛周等要擦洗干净。

（6）肢体有损伤者，应先脱健侧衣裤后脱患侧，穿时应先穿患侧后穿健侧，避免患者关节的过度活动，引起疼痛和损伤。

## 六、压疮的预防及护理

压疮是身体局部组织长期受压，血液循环障碍，局部组织持续缺血、缺氧、营养缺乏引起的组织破损和坏死。压疮可造成从表皮到皮下组织、肌肉，以致引起骨骼和骨关节的破坏，严重者可继发感染，引起败血症导致死亡。因此，护理人员要注意对患者进行压疮危险因素的评估，特别是对高危人群要早预防、早发现、早治疗。适当的活动是预防压疮的最佳途径。

### （一）压疮的预防

1. 避免局部组织长期受压

经常翻身是卧床患者最简单而有效地解除压力的方法。对能自行翻身的患者，应鼓励和定时督促或协助翻身。当患者不能自主活动时如昏迷、瘫痪患者，自主活动受到很大限制的患者，如高龄、体衰、多发伤患者以及有感觉障碍时，自主进行活动受限，导致个人自理能力下降，使受压部位破溃的可能性明显增加。通常昏迷、脊髓受伤或糖尿病患者是压疮发生的潜在因素，应做到定时翻身，翻身时必须使患者保持处于稳定平衡的姿势，防止患者倾倒造成摔伤、扭伤及呼吸不畅等。意识的改变及感觉障碍患者：体位变换时的不当体位，造成关节处、骨突隆起处如股骨的大转子结节，更突出于体表，可使骨突起部位承受更多的压力，产生骨突起部位严重的血液循环障碍。所以患者取侧卧位时，应屈髋屈膝，两腿前后分开，身体下面的臂向前略伸，身体上面的臂前伸与腋呈30°，增大受压面积的同时，使患者身体下半身处于髂前上棘与股骨大转子及下腿膝外侧所形成的三角平面内，防止体重集中压迫到髂前上棘一点上，保持身体稳定平衡，防止压疮发生。翻身间隔时间，可根据病情及受压部位皮肤状况而定，至少每2个小时翻身一次，必要时每30分钟到1小时一次。并建立床头翻身卡，记录翻身时间、患者的体位及皮肤情况。翻身后应采取软枕予以支撑，极度衰弱和肢体瘫痪的患者，可使用肢体架或其他设备架空骨突出部，支持身体空隙处，防止对肢体压迫造成伤害。

2. 避免摩擦力和剪切力

在协助患者翻身、更换床单、衣服及搬动患者时，要注意患者身体各个部分的位置，要抬起患者的身体，尤其是臀部要抬高，禁止拖、拉、拽等损伤皮肤。可以用吊架或提床单式的方式使患者变换体位，皮肤与床单之间不发生皮肤摩擦。需在床上解决大小便患者，使用便盆时应把患者臀部抬高，不可硬塞、硬拉，在便盆上垫软纸或布垫。患者取头高或取半卧位时，床头抬高＜30°防止患者身体下滑，产生剪切力和骶部受压，同时在骶尾部垫棉垫圈，使骶尾部处于悬空，借助臀部丰富的皮下脂肪代替骶骨承担身体体重。

3. 病情危重者

病情危重者及其他原因不宜翻身时，局部可用环形棉垫、海绵垫、枕头、高分子人工脂肪垫等，缓解骨隆突处压力。如压点移动性气垫，就是利用黑白充气囊交替膨胀与收缩，以此来移动压迫点分散体压。此外还有灌水垫、电动式气垫等，气垫床褥通过床垫气囊中的不同气流压力来分散患者身体受压部位，同时在身体空隙处垫海绵垫及软枕，增加受压面积，均能起到分散压力的效应。但都不能完全依赖用具，仍要强调定时翻身，预防受压。同时对局部受压部位作按摩，对已压红部位禁止按摩，按摩反而会加重皮肤的损伤。其方法：用50％乙醇或50％红花乙醇，涂抹患处，用手掌大小鱼肌处贴紧患处，均匀按向心方向，由轻到重，再由重到轻，按摩5分钟左右，加快血液循环，有效预防压疮的发生。

4. 保护组织避免受不良刺激

常见的不良刺激有潮湿，皮肤经常受到潮湿或排泄物刺激，皮肤表皮保护能力下降，局部剪切力和摩擦力增大，因此增加受压组织发生压疮的概率。老年人皮肤褶皱多，加之汗液、大小便失禁导致皮肤软化，应特别注意防止擦伤、撕裂。保持患者皮肤和床单位清洁、干燥、平整、无皱，直接接触的内衣要柔软，帮患者翻身要用力抬起，不能拖、推，以免擦伤。另外要每日用温水擦浴、擦背或用温热毛巾敷于受压部位，勤洗浴、勤换衣裤，保持皮肤干燥、光滑。皮肤褶皱处扑上一层薄的爽身粉，以减少摩擦力并吸收潮湿。动作要轻柔，防止损伤皮肤。注意不可让患者直接卧于橡胶单或塑料布上，局部皮肤可涂凡士林软膏以保护、润滑皮肤（禁止在溃疡的皮肤上涂抹）经常检查受压部位。

5. 补充营养增加机体修复机制

蛋白质是机体组织修复所必需的物质，维生素C及锌在伤口愈合中亦起着很重要的作用。高蛋白、高热量、高维生素、富含钙锌的膳食，能保证机体供给，确保正氮平衡，加速疮面愈合。营养供给方式多样，可根据患者病情选择。

（二）压疮的护理

1. 控制感染，预防败血症

减少或除去伤口不能愈合的局部性因素，高蛋白、高热量、高维生素、富含钙锌的膳食，纠正低蛋白血症，保障疮面愈合。

2. 瘀血红润期

瘀血红润期为压疮的初期，受压部位出现短暂性血液循环障碍，组织缺氧，局部充血，皮肤出现红、肿、热、麻木或有触痛。压力持续30分钟后，皮肤颜色不能恢复正常，若能及时处理，短时间内能自愈，加热可使细胞新陈代谢增加，反而使组织缺氧，促使损伤加重，因而此期不主张局部热疗。增加患者翻身次数，避免局部过度受压，改善局部血液循环（紫外线、红外线照射等）；避免摩擦、潮湿及排泄物的不良刺激的危险因素，阻止压疮继续发展。主要的护理措施：保持床单元干净、平整、无皱、无屑；保持良好体位，避免摩擦力和剪切力；加强营养摄入提高机体的抵抗能力。

3. 炎性浸润期

损伤延伸到真皮层及皮下组织，由于红肿部位继续受压，血液循环得不到改善，静脉血回流受阻，受压局部表面静脉瘀血，呈紫红色，皮下产生硬结，皮肤水肿而变薄，表皮有水疱形成。此时皮肤易破溃，患者有疼痛感，硬结明显。若不采取积极措施，压疮则继续发展。若能及时解除受压，改善血液循环，清洁疮面，仍可以防止压疮进一步发展。保护疮面皮肤，预防疮面感染。除继续加强以上措施，对于有水疱的部位，加强水疱的护理，未破的小水疱要避免摩擦，防止破裂感染，使其自行吸收。水疱较大或吸收较慢时，可在无菌情况下，用无菌注射器抽出水疱内的液体（保护水疱表皮完整性），消毒穿刺部位及周围，然后用无菌敷料覆盖并稍加压进行包扎，防止水疱渗液及感染。此期可继续用紫外线、红外线照射法（紫外线照射，有消炎和干燥作用，对各类细菌感染疮面均较好的杀菌效果；红外线照射，有消炎、促进血液循环、增强细胞功能等作用，同时可使疮面干燥，减少渗出，有利于组织的再生和修复），遵医嘱每日或隔日照射一次，每次15～20分钟。

4. 浅度溃疡期

此期全层皮肤破坏，可深及皮下组织和深层组织。表皮水疱逐渐扩散扩大，水疱破溃后，可显露潮湿红润的疮面，有黄色渗出液流出，感染后表面有脓液覆盖，致使浅层组织坏死，溃疡形成，患者疼痛加剧。主要是清洁疮面，去除坏死组织和促进肉芽组织生长，促使疮面愈合。此期护理原则是清创要彻底，直至出现渗血的新鲜疮面。可使用透明膜、水胶体、水凝胶等敷料覆盖疮面，此类保湿敷料及伤口覆盖膜可使伤口保持湿润，有利于坏死组织和纤维蛋白的溶解，并能保持、促进多种生物因子的活性；有利于细胞增殖分化和移行，加速肉芽组织的形成；还可避免敷料与新生肉芽组织粘连，更换敷料时造成再次机械性损伤，为疮面愈合提供适宜的环境。此期需要特别重视疮面的保护，避免疮面继续受压，应尽量保持局部清洁、干燥。可用鹅颈灯距疮面25 cm处照射疮面，每日1～2次，每次10～15分钟，照射后以外科换药法处理疮面。还可采用新鲜的鸡蛋内膜、纤维蛋白膜、骨胶原膜等贴于疮面治疗。因为此类内膜还有一种溶菌酶，能分解异种生物的细胞壁，杀死细菌，可视为消炎、杀菌剂。同时内膜含有蛋白质，能在疮面表层形成无色薄膜覆盖疮面，防止污染和刺激，减轻疼痛，促进炎症局限化，具有明显的收敛作用。

5. 坏死溃疡期

此期是压疮的严重期。坏死组织侵入全层皮肤、肌肉、骨骼及韧带，感染可向周边及深部扩展，可深达骨面，时有瘘管形成。坏死组织发黑，脓性分泌物增多，有臭味。严重者若细菌及毒素侵入血液循环可引起败血症及脓毒血症，造成全身感染，甚至危及生命。此护理原则是去除坏死组织，清洁疮面、促进肉芽组织生长，保持引流通畅，促进愈合。可采用清热解毒、活血化瘀、去腐生肌收敛的中成药，如中药生肌膏散、烧烫宁喷雾剂等有促进局部疮面血液循环，促进健康组织生长的作用。如疮面有感染时，先用生理盐水或0.02%呋喃西林溶液清洗疮面，亦可采用甲硝唑湿敷或用生理盐水清理疮面，再涂以磺胺嘧啶银粉或选择使用湿润烧伤膏、生肌散等，也可用密闭性、亲水性、自黏性的新型系列敷料。对渗出性伤口可用高度吸收敷料，并保持敷料的密闭性，可促进自溶性清创，有利于焦痂的伤口可用含水胶体、水凝胶和藻酸盐类敷料，有助于腐肉的去除。对于溃疡较深、引流不畅者，应用3%过氧化氢溶液冲洗，以抑制厌氧菌生长，再用非粘连性敷料填塞或水凝胶类敷料对伤口的腔道进行填充，可防止在伤口愈合前窦道的开口闭合。亦可采用空气隔绝后局部持续吸氧法治疗压疮，方法是用塑料袋罩住疮面并固定四周通过小孔向袋内吹氧，氧流量为5～6 L/分钟，每日2次，每次15分钟。治疗完毕，疮面用无菌敷料覆盖或暴露均可。其原理是利用纯氧抑制疮面厌氧菌生长，提高疮面组织供氧，改善局部组织有氧代谢，并利用氧气流干燥疮面，促进结痂，有利于愈合。对长期保守治疗不愈合、创面肉芽老化、创缘有瘢痕组织形成，且合并有骨、关节感染或深部窦道形成者，应考虑进行减张肌皮瓣术、植皮等手术治疗。

# 第七节　导尿术

## 一、目的

（1）为尿潴留患者解除痛苦，使尿失禁患者保持会阴清洁干燥。

（2）收集无菌尿标本，作细菌培养。

（3）避免盆腔手术时误伤膀胱，为危重、休克患者正确记录尿量，测尿比重提供依据。

（4）检查膀胱功能，测膀胱容量、压力及残余尿量。

（5）鉴别尿闭和尿潴留，以明确肾功能不全或排尿功能障碍。

（6）诊断及治疗膀胱和尿道的疾病在医学教育网搜集整理，如进行膀胱造影或对膀胱肿瘤患者进行化疗等。

## 二、准备

### （一）物品准备

治疗盘内：橡皮圈1个，别针1枚，备皮用物1套，一次性无菌导尿包一套（治疗碗两个、弯盘、双腔气囊导尿管根据年龄选不同型号尿管，弯血管钳一把、镊子一把、小药杯内置棉球若干个，液状石蜡棉球瓶一个，洞巾一块）。弯盘一个，一次性手套一双，治疗碗一个（内盛棉球若干个），弯血管钳一把、镊子两把、无菌手套一双，常用消毒溶液0.1%苯扎溴铵（新洁尔灭）、0.1%氯己定等，无菌持物钳及容器一套，男患者导尿另备无菌纱布2块。

治疗盘外：小橡胶单和治疗巾一套（或一次性治疗巾），便盆及便盆巾。

### （二）患者、护理人员及环境准备

患者了解导尿的目的、方法、注意事项及配合要点。取仰卧屈膝位，调整情绪，指导或协助患者清洗外阴，备便盆。护理人员应衣帽整齐，修剪指甲，洗手，戴口罩。环境安静、整洁，光线、温湿度适宜，关闭门窗，备屏风或隔帘。

## 三、评估

（1）评估患者病情、治疗情况、意识、心理状态及合作度。
（2）患者排尿功能异常的程度，膀胱充盈度及会阴部皮肤、黏膜的完整性。
（3）向患者解释导尿的目的、方法、注意事项及配合要点。

## 四、操作步骤

将用物推至患者处，核对患者床号、姓名，向患者解释导尿的目的、方法、注意事项及配合要点。消除患者紧张和窘迫的心理，以取得合作。

（1）用屏风或隔帘遮挡患者，保护患者的隐私，使患者精神放松。
（2）帮助患者清洗外阴部，减少逆行尿路感染的机会。
（3）检查导尿包的日期，是否严密干燥，确保物品无菌性，防止尿路感染。
（4）根据男女性尿道解剖特点执行不同的导尿术。

### （一）男性患者导尿术操作步骤

（1）操作者位于患者右侧，帮助患者取仰卧屈膝位，脱去对侧裤腿，盖在近侧腿上，对侧下肢和上身用盖被盖好，两腿略外展，暴露外阴部。

（2）将一次性橡胶单和治疗巾垫于患者臀下，弯盘放于患者臀部，治疗碗内盛棉球若干个。

（3）左手戴手套，用纱布裹住阴茎前1/3，将阴茎提起，另一手持镊子夹消毒棉球按顺序消毒，阴茎后2/3部－阴阜－阴囊暴露面。

（4）用无菌纱布包裹消毒过的阴茎后2/3部－阴阜－阴囊暴露面，消毒阴茎前1/3，并将包皮向后推，换另一把镊子夹消毒棉球消毒尿道口，向外螺旋式擦拭龟头－冠状沟－尿道口数次，包皮和冠状沟易藏污，应彻底消毒，预防感染。污棉球置于弯盘内移至床尾。

（5）在患者两腿间打开无菌导尿包，用持物钳夹浸消毒液的棉球于药杯内。

（6）戴无菌手套，铺洞巾，使洞巾与包布内面形成无菌区域。嘱患者勿移动肢体保持体位，以免污染无菌区。

（7）按操作顺序排列好用物，用镊子取液状石蜡棉球，润滑导尿管前端。

（8）左手用纱布裹住阴茎并提起，使之与腹壁呈60°，使耻骨前弯消失，便于插管。将包皮向后推，右手用镊子夹取浸消毒液的棉球，按顺序消毒尿道口，螺旋消毒龟头、冠状沟、尿道口数遍，每个棉球只可用一次，禁止重复使用，确保消毒部位不受污染，污棉球置于弯盘内，右手将弯盘移至靠近床尾无菌区域边沿，便于操作。

（9）左手固定阴茎，右手将治疗碗置于洞巾口旁，男性尿道长而且又有三个狭窄处，当插管受阻时，应稍停片刻嘱患者深呼吸，减轻尿道括约肌紧张，再徐徐插入导尿管，切忌用力过猛而损伤尿道。

（10）用另一只血管钳夹持导尿管前端，对准尿道口轻轻插入20～22 cm，见尿液流出后，再插入约2 cm，将尿液引流入治疗碗（第一次放尿不超过1 000 mL，防止大量放尿，腹腔内压力急剧下降，血液大量滞留腹腔血管内，血压下降虚脱及膀胱内压突然降低，导致膀胱黏膜急剧充血，发生血尿）。

（11）治疗碗内尿液盛2/3满后，可用血管钳夹住导尿管末端，将尿液导入便器内，再打开导尿管继续放尿。注意询问患者的感觉，观察患者的反应。

（12）导尿毕，夹住导尿管末端，轻轻拔出导尿管，避免损伤尿道黏膜。撤下洞巾，擦净外阴，脱去手套置弯盘内，撤出臀部一次性橡胶单和治疗巾置治疗车下层。协助患者穿好裤子，整理床单位。

（13）整理用物。

（14）洗手，记录。

**（二）女性患者导尿术操作步骤**

（1）操作者位于患者右侧，帮助患者取仰卧屈膝位，脱去对侧裤腿，盖在近侧腿上，对侧下肢和上身用盖被盖好，两腿略外展，暴露外阴部。

（2）将一次性橡胶单和治疗巾垫于患者臀下，弯盘放于患者臀部，治疗碗内盛棉球若干个。

（3）左手戴手套，右手持血管钳夹取消毒棉球做外阴初步消毒，按由外向内，自上而下，依次消毒阴阜、两侧大阴唇。

（4）左手分开大阴唇，换另一把镊子按顺序消毒大小阴唇之间–小阴唇–尿道口–自尿道口至肛门，减少逆行感染的机会。污棉球置于弯盘内，消毒完毕，脱下手套置于治疗碗内，污物放置治疗车下层。

（5）在患者两腿间打开无菌导尿包，用持物钳夹浸消毒液的棉球于药杯内。

（6）戴无菌手套，铺洞巾，使洞巾与包布内面形成无菌区域。嘱患者勿移动肢体保持体位，以免污染无菌区。

（7）按操作顺序排列好用物，用镊子取液状石蜡棉球，润滑导尿管前端。

（8）左手拇指、食指分开并固定小阴唇，右手持弯持物钳夹取消毒棉球，按由内向外，自上而下顺序消毒尿道口、两侧小阴唇、尿道口，尿道口处要重复消毒一次，污棉球及弯血管钳置于弯盘内，右手将弯盘移至靠近床尾无菌区域边沿，便于操作。

（9）右手将无菌治疗碗移至洞巾旁，嘱患者张口呼吸，用另一只弯血管钳夹持导尿管对准导尿口轻轻插入尿道4~6 cm，见尿液后再插入1~2 cm。

（10）左手松开小阴唇，下移固定导尿管，将尿液引入治疗碗。注意询问患者的感觉，观察患者的反应。

（11）导尿毕，夹住导管末端，轻轻拔出导尿管，避免损伤尿道黏膜。撤下洞巾，擦净外阴，脱去手套置弯盘内，撤出臀部一次性橡胶单和治疗巾置治疗车下层。协助患者穿好裤子，整理床单位。

（12）整理用物。

（13）洗手，记录。

## 五、注意事项

（1）向患者及其家属解释留置导尿管的目的和护理方法，使其认识到预防泌尿道感染的重要性，并主动参与护理。

（2）保持引流通畅，避免导尿管扭曲堵塞，造成引流不畅。

（3）防止泌尿系统逆行感染。

（4）患者每日摄入足够的液体，每日尿量维持在2 000 mL以上，达到自然冲洗尿路的目的，以减少尿路感染和结石的发生。

（5）保持尿道口清洁，女患者用消毒棉球擦拭外阴及尿道口，如分泌物过多，可用0.02%高锰酸钾溶液冲洗，再用消毒棉球擦拭外阴及尿道口。男患者用消毒棉球擦拭尿道口、阴茎头及包皮，1~2次/天。

（6）每周定时更换集尿袋1次，定时排空集尿袋，并记录尿量。

（7）每月定时更换导尿管1次。

（8）采用间歇性夹管方式，训练膀胱反射功能。关闭导尿管，每4小时开放1次，使膀胱定时充盈和排空，促进膀胱功能的回复。

（9）离床活动时，应用胶布将导尿管远端固定在大腿上，集尿袋不得超过膀胱高度，防止尿液逆流。

（10）协助患者更换体位，倾听患者主诉，并观察尿液性状、颜色和量，尿常规每周检查一次，若发现尿液混浊、沉淀、有结晶，应做膀胱冲洗。

## 第八节　灌肠术

### 一、概述

灌肠术是将一定量的液体通过肛管，由肛门经直肠灌入结肠，以帮助患者清洁肠道排便、排气。也可借助输入的药物，达到确定诊断和进行治疗的目的。根据灌肠的目的可分为不保留灌肠和保留灌肠两种。不保留灌肠又根据灌入的液体量分为大量不保留灌肠和小量不保留灌肠。如果为了达到清洁肠道的目的，而反复使用大量不保留灌肠，至排出的灌肠液较清，无粪便残渣，则为清洁灌肠。大量不保留灌肠的目的是彻底清除肠道粪便解除便秘、肠胀气。清洁肠道的目的是为肠道手术、检查或分娩做准备，防止术中污染和术后感染；灌入低温液体是为高热患者降温等。小量不保留灌肠适用于腹部或盆腔手术后的患者及危重患者、年老体弱、小儿、孕妇等。保留灌肠术是指自肛门灌入药物，保留在直肠或结肠内，通过肠黏膜吸收，达到治疗的目的。常用于镇静、催眠及治疗肠道感染等。因灌肠术是一项侵入性操作，由于患者自身、灌肠材料、操作者的技术水平等各种原因可产生相应的并发症，本节将对大量不保留灌肠术、小量不保留灌肠术和保留灌肠术分别进行叙述。

（一）目的

（1）刺激肠蠕动，软化和清除粪便，排出肠内积气，减轻腹胀。

（2）清洁肠道，为手术、检查和分娩做准备。

（3）稀释和清除肠道内有害物质，减轻中毒。

（4）为高热患者降温。

根据灌肠的目的不同分为保留灌肠和不保留灌肠。不保留灌肠按灌入液体量不同分大量不保留灌肠和小量不保留灌肠（小量不保留灌肠适用于危重患者、老年体弱、小儿、孕妇等）。

（二）准备

1. 物品准备

治疗盘内备：通便剂按医嘱备、一次性手套一双、剪刀（用开塞露时）1把，弯盘一个，卫生纸、纱布1块。

治疗盘外备：温开水（用肥皂栓时）适量、屏风、便盆、便盆布1个。

2. 患者、护理人员及环境准备

患者了解通便目的、方法、注意事项及配合要点。取侧卧屈膝位，调整情绪，指导或协助患者清洗肛周，备便盆。护理人员应衣帽整齐，修剪指甲，洗手，戴口罩。环境安静、整洁、光线、温湿度适宜，关闭门窗，备屏风或隔帘，保护患者隐私，消除紧张、恐惧心理，取得合作。

（三）评估

（1）评估患者病情、治疗情况、意识、心理状态及合作度。

（2）评估患者的腹胀情况、肛周皮肤、黏膜的完整性。

（四）操作步骤

（1）关闭门窗，用屏风遮挡患者，保护患者隐私。

（2）条件许可患者可帮助其取左侧卧位，双腿屈曲，背向操作者，暴露肛门，便于操作。

（3）患者臀部移至床沿，臀下铺一次性尿垫，保持床单位清洁，便器放置在床旁。

（4）将弯盘置于臀部旁，用血管钳关闭灌肠筒胶管倒灌肠液于筒内，悬挂灌肠筒于输液架上，灌肠筒内液面与肛门距离不超过30 cm。

（5）将玻璃接头一头连接肛管，另一头连接灌肠筒胶管。

（6）戴一次性手套，一手分开肛门，暴露肛门口，嘱患者张口呼吸，使患者放松便于插管，另一手将肛管轻轻旋转插入肛门，沿着直肠壁进入直肠7～10 cm。

（7）固定肛管，打开血管钳，缓缓注入灌肠液，速度不可过快过猛，以防刺激肠黏膜，出现排便。

（8）用血管钳关闭灌肠筒胶管，一手持卫生纸紧贴肛周下沿，防止灌肠液流出，另一手将肛管轻轻拔出，置弯盘内。

（9）擦净肛周，协助患者取舒适卧位，灌肠液在体内保留10～20分钟后再排便。充分软化粪便，提高灌肠效果。

（10）清理用物。

（11）协助患者排便，整理床单位。洗手、记录。

**（五）注意事项**

（1）灌肠液温度控制在38℃，温度过高损伤肠黏膜，温度过低可引起肠痉挛。

（2）灌肠如遇患者有便意、腹胀时，嘱患者做深呼吸，让灌肠液在体内尽量保留10～20分钟后再排便。

（3）消化道出血、急腹症、妊娠、严重心血管疾病患者禁忌灌肠。

**（六）相关护理方法**

1. 人工取便术

（1）条件许可患者可帮助其取左侧卧位，双腿屈曲，背向操作者，暴露肛门，便于操作。

（2）患者臀下铺一次性尿垫保持床单位清洁，便器放置在床旁。

（3）戴一次性手套，在右手示指端倒1～2 mL的2%利多卡因，插入肛门停留5分钟，利多卡因对肛管和直肠起麻醉作用，能减少刺激，减轻疼痛。

（4）嘱患者张口呼吸，轻轻旋转插入肛门，沿着直肠壁进入直肠。

（5）手指轻轻摩擦，松弛粪块，取出粪块，放入便器，重复数次，直至取净，动作轻柔，避免损伤肠黏膜或引起肛周水肿。

（6）取便过程中注意观察患者的生命体征和反应，如发现面色苍白、出汗、疲惫等表现，应暂停，休息片刻，若患者心率明显改变，应立即停止操作。

（7）操作结束，清洗肛门和臀部并擦干，病情许可时可行热水坐浴，促进局部血液循环，减轻疼痛防止病原微生物传播。

（8）整理消毒用物，洗手并做记录。

（9）注意事项：有肛门黏膜溃疡、肛裂及肛门剧烈疼痛者禁用此法。

2. 便秘的护理

（1）正确引导，安排合理膳食结构。

（2）协助患者适当增加运动量。

（3）养成良好的排便习惯。

（4）腹部进行环形按摩，通过按摩腹部，刺激肠蠕动，促进排便。方法：用右手或双手叠压稍微按压腹部，自右下腹盲肠部开始，依结肠蠕动方向，经升结肠、横结肠、降结肠、乙状结肠做环形按摩，或在乙状结肠部，由近心端向远心端做环形按摩，每次5～10分钟，每日2次。可由护士操作或指导患者自己进行。

（5）遵医嘱给予口服缓泻药物，禁忌长期使用，产生依赖性而失去正常的排便功能。

（6）简便通便术包括通便剂通便术和人工取便术，是患者及家属经过护士指导，可自行完成的一种简单易行、经济有效的护理技术。常用剂通便剂有开塞露（由50%的甘油或少量山梨醇制成，装于塑料胶壳内一种溶剂）、甘油栓（由甘油和硬脂酸制成，为无色透明或半透明栓剂，呈圆锥形，密封于塑料袋内一种溶剂，需冷藏储存）、肥皂栓（将普通肥皂削成底部直径1 cm，长3～4 cm圆锥形栓剂）。具有吸收水分、软化粪便、润滑肠壁刺激肠蠕动的作用。人工取便术是用手指插入直肠，破碎并取出嵌顿粪便的方法。常用于粪便嵌塞的患者采用灌肠等通便术无效时，以解除患者痛苦的方法。

## 二、大量不保留灌肠术

### （一）适应证
各种原因引起的便秘及肠积气，结肠、直肠疾患检查及大手术前准备，高热降温，分娩前准备。

### （二）禁忌证
急腹症和胃肠道出血、肠道手术、肠伤寒、严重心脑疾患。

### （三）操作过程
1. 用物准备
（1）治疗盘内备一次性灌肠袋、润滑剂、止血钳、棉签。
（2）治疗盘外备卫生纸、水温计、弯盘、橡胶单、治疗巾，另备便盆、输液架、屏风、绒毯。
（3）灌肠液温度应调至39～41℃。降温溶液用28～32℃，中暑用4℃。常用溶液有0.1%～0.2%的肥皂液和生理盐水，成人每次用量500～1 000 mL，小儿200～500 mL。

2. 操作过程
（1）洗手，备齐用物携至床边，核对床号、姓名，嘱患者排尿。向患者解释，以取得合作。关闭门窗，用屏风遮挡。
（2）协助患者取左侧卧位，双膝屈曲，脱裤至膝部，臀部移近床沿，垫橡胶单与治疗巾于臀下，弯盘置于臀边。不能自我控制排便的患者可取仰卧位，臀下垫便盆。盖好绒毯，勿暴露肢体。
（3）灌肠筒挂于输液架上，液面距肛门40～60 cm，润滑肛管前端，排出管内气体，夹住橡胶管。
（4）左手垫卫生纸，分开臀部，显露肛门，右手持止血钳夹住肛管，嘱患者深呼吸，轻轻插入直肠7～10 cm，松开血管钳和夹子，固定肛管，使溶液缓缓流入，密切观察灌肠袋内液面下降和患者的情况，如患者感觉腹胀或有便意，可嘱患者张口深呼吸，放松腹部肌肉，并降低灌肠袋的高度以减慢流速或稍停片刻。
（5）待溶液将要灌完时，夹住橡胶管，用卫生纸包住肛管，拔出放入弯盘内，擦净肛门。协助患者取舒适的体位，嘱其尽可能保留5～10 min后再排便。不能下床者给予便盆，协助患者排便。
（6）大便结束，及时取出便盆、橡胶单和治疗巾，擦净肛门，整理床单位及环境，清理用物，开窗通风。
（7）观察大便性状，必要时留取标本送检。
（8）洗手，将灌肠情况记录在护理记录单中，并在当天体温单的"大便"栏内记录结果。

### （四）并发症
1. 肠道黏膜损伤
（1）发生原因。
①肛门插管引起了肠道的摩擦，液状石蜡润滑不够，常会遇到插管困难，若强行插入，易造成肠道黏膜的损伤。
②使用的肛管粗细不合适或质地较硬，反复插管会引起肠道黏膜水肿、损伤出血。
③患者不配合，精神紧张可致提肛肌收缩和外括约肌痉挛，插入困难而致损伤。
④患者因不能忍受肛管在肠道的刺激，自行拔除，动作粗暴而致损伤。
（2）临床表现：排便困难、肛门疼痛，排便时加剧，伴局部压痛；损伤严重时可见肛门外出血或粪便带血丝。
（3）预防及处理。
①插管前向患者详细解释其目的、意义，使之接受并配合操作。
②插管前常规用液状石蜡润滑肛管前端，以减少插管时的摩擦力；操作时顺应肠道解剖结构，手法轻柔，进入要缓慢，忌强行插入，不要来回抽插及反复插管。
③选择粗细合适、质地软的肛管。

④插入深度要适宜，不要过深。成人插入深度为 7～10 cm，小儿插入深度为 4～7 cm。

⑤肛门疼痛和已发生肠出血者遵医嘱予以止痛、止血等对症治疗。

2. 肠道出血

（1）发生原因。

①患者有痔疮、肛门或直肠畸形、凝血机制障碍等异常，插管时增加了肛门的机械性损伤。

②当患者精神紧张，配合时，出现肛门括约肌痉挛，插管时损伤了肠道黏膜。

③肛管未予润滑，插管动作粗暴。

（2）临床表现：肛门滴血或排便带有血丝、血凝块。

（3）预防及处理。

①全面评估患者身心状况，有无禁忌证。

②做好宣教工作，加强心理护理，解除患者的思想顾虑及恐惧心理。

③操作时，注意维持个人形象，保护患者自尊，屏风遮挡保护个人隐私。

④插管前必须用液状石蜡润滑肛管，插管动作要轻柔，忌暴力。

3. 肠穿孔与肠破裂

（1）发生原因。

①操作时动作粗暴，用力过猛，穿破肠壁。

②肛管质地粗硬或反复多次插管。

③灌入液量过多，肠道内压力过大。

（2）临床表现：灌肠过程中患者突然觉得腹胀、腹痛，查体腹部有压痛或反跳痛。腹部 B 超可发现腹腔积液。

（3）预防及处理。

①选用质地适中，大小、粗细合适的肛管。

②插管时动作应轻缓，避免重复插管。

③若遇有阻力时，可稍移动肛管或嘱患者变动一下体位。

④液体灌入速度适中，灌肠袋液面距患者肛门高度约 45～60 cm。

⑤若患者发生肠穿孔、肠破裂，立即转外科行手术治疗。

4. 水中毒与电解质紊乱

（1）发生原因。

①反复用清水或盐水等灌肠液灌肠时，大量液体经大肠黏膜吸收。

②灌肠后排便异常增多，丢失过多的水、电解质致脱水或低钾、低钠血症。

（2）临床表现：水中毒者早期表现为烦躁不安，继而嗜睡、抽搐、昏迷，查体可见球结膜水肿；脱水患者诉口渴，查体皮肤干燥、心动过速、血压下降、小便减少、尿色加深；低钾血症者诉软弱无力、腹胀、肠鸣音减弱、腱反射迟钝或消失，可出现心律失常，心电图可见 ST-T 改变和出现 U 波。

（3）预防及处理。

①全面评估患者的身心状况，对患有心、肾疾病，老年或小儿患者尤应注意。

②清洁灌肠前，嘱患者合理有效的饮食（肠道准备前 3～5 d 进无渣流质饮食），解释饮食对灌肠的重要性。使患者配合，为顺利做好肠道准备打好基础。

③清洁灌肠时禁用一种液体，如清水或盐水反复多次灌洗。

④灌肠时可采用膝-胸体位，便于吸收，以减少灌肠次数。

⑤腹泻不止者可给予止泻剂、口服补液或静脉输液。低钾、低钠血症可予口服或静脉补充。

5. 虚脱

（1）发生原因。

①年老体弱、全身状况差或患有严重心肺疾病患者。

②灌肠液温度过低，致使肠道痉挛。

③灌肠次数过多，速度过快、过量。

（2）临床表现：患者突然感觉恶心、头晕、面色苍白、全身出冷汗甚至晕厥。

（3）预防及处理。

①灌肠液温度应稍高于体温，39～41℃，不可过高或过低（高热患者灌肠降温者除外）。

②灌肠速度应根据患者的身体状况、耐受力调节合适的流速。

③一旦发生虚脱，应立即平卧休息。

6. 排便困难

（1）发生原因。

①由于排便活动受大脑皮层的控制，插管的不适，导致排便中枢受抑制。

②插管过程中，肛管插入粪便内，使肛管堵塞，导致灌肠失败。

③对于大便干结的患者，注入的灌肠液短时间内不能使粪便软化、溶解，因此，尽管灌肠液进入患者肠腔，但直肠内干结的粪便堵塞肛门及直肠，患者仍感排便困难。

④插管过程中，肛管紧贴肠壁或进入粪块中，阻力增大，如强行插管，则患者不能耐受，导致插管失败。

（2）临床表现：患者常有头痛、乏力、食欲不佳、腹痛及腹胀等症状。

（3）预防及处理。

①插管前常规用液状石蜡润滑肛管前端，以减少插管时的摩擦力。

②根据灌肠的目的，选择不同的灌肠液和量，常用溶液有清水、生理盐水、肥皂水及为降温用的冷水或冰水。成人用量为500～1 000 mL，小儿用量不得超过500 mL。

③灌肠时将肛管自肛门插入2～4 cm后打开灌肠夹，在灌肠液流入肠腔的同时将肛管轻轻插入直肠内一定深度（10～15 cm），使灌肠液缓缓流入肠腔。

④提供适当的排便环境和排便姿势以减轻患者的思想负担。

⑤指导患者顺应肠道解剖结构，腹部环形按摩，增加腹内压，促进排便。

⑥若为非器质性便秘，可协助患者建立正常的排便习惯；在饮食中增加新鲜水果、蔬菜、粗粮等促进排泄的食物；增加液体摄入量；适当增加运动量及使用一些缓泻药物。

7. 大便失禁

（1）发生原因。

①长时间留置肛管，降低了肛门括约肌的反应，甚至导致了肛门括约肌永久性松弛。

②清洁灌肠时，患者心情紧张造成排便反射控制障碍。

③操作粗暴，损伤肛门括约肌或其周围的血管、神经。

（2）临床表现：大便不由自主地由肛门排出。

（3）预防及处理。

①需肛管排气时，一般不超过20 min，必要时可隔2～3 h后重复插管排气。

②消除患者紧张不安的情绪，鼓励患者加强意识以控制排便。

③帮助患者重建控制排便的能力，鼓励患者尽量自己排便，帮助患者逐步恢复其肛门括约肌的控制能力。

④必要时适当使用镇静剂。

⑤已发生大便失禁者，床上铺橡胶（或塑料）单和中单或一次性尿布，每次便后用温水洗净肛门周围及臀部皮肤，保持皮肤干燥。必要时，肛门周围涂抹软膏以保护皮肤，避免破损感染。

8. 肛周皮肤擦伤

（1）发生原因：长期卧床或年老体弱患者灌肠后排便次数增多，或便器摩擦致使肛周皮肤损伤。

（2）临床表现：肛周皮肤破溃、红肿。

（3）预防及处理。

①患者大便后肛周及时洗净、擦干，保持患者肛周局部清洁、干燥。

②使用便盆时，应协助患者抬高臀部，不可硬塞、硬拉，必要时在便盆边缘垫以软纸、布垫或撒滑石粉，防止擦伤皮肤。

③皮肤破溃时可用 TDP 灯照射治疗，每天 2 次，每次 15～30 min，无菌换药法处理伤口。

### （五）注意事项

（1）灌肠途中如有腹胀或便意时，嘱做深呼吸。灌肠完毕，不宜立即排便，要让灌肠液保留 5～10 min。

（2）掌握溶液的温度、浓度、流速、压力和溶液的量。

（3）肝昏迷者禁用肥皂水灌肠，以减少氨的产生和吸收；充血性心力衰竭和水钠潴留患者禁用生理盐水灌肠；急腹症、消化道出血、妊娠、严重心血管疾病等患者禁忌灌肠。

（4）灌肠过程中，随时注意观察患者的反应，如患者出现脉速、面色苍白、出冷汗、剧烈腹痛、心慌气促，应立即停止灌肠，报告医生，予以及时处理。

（5）清洁灌肠成人插入长度 7～10 cm，小儿为 4～7 cm，高度为 40～60 cm。伤寒患者灌肠时筒内液面不得高于肛门 30 cm，液体量不得超过 500 mL。

（6）降温灌肠时，液体要保留 30 min，排便后 30 min 测量体温并记录。

（7）如灌肠后解便一次为"1/E"。灌肠后无大便记为"0/E"。大便失禁记为"*"。

## 三、小量不保留灌肠术

### （一）适应证

年老体弱患者及孕妇便秘；腹部及盆腔术后肠胀气；盆腔残余脓肿；门脉高压出血（禁用肥皂水）或其他疾病所致肛门括约肌丧失功能患者，可用带气囊肛管。

### （二）禁忌证

急腹症和胃肠道出血、肠道手术者。

### （三）操作过程

1. 用物准备

（1）治疗盘内备一次性灌肠袋、弯盘、止血钳、润滑剂、棉签、卫生纸、温开水 5～10 mL、水温计、橡胶单及治疗巾。

（2）便盆、输液架、屏风、绒毯。

（3）灌肠液温度应调至 38℃。常用溶液有"1：2：3"溶液（50% 硫酸镁 30 mL、甘油 60 mL、温开水 90 mL）及甘油或液状石蜡 50 mL 加等量温开水。

2. 操作过程

（1）洗手，备齐用物携至床边，核对床号、姓名，嘱患者排尿。向患者解释，以取得合作。关闭门窗，用屏风遮挡。

（2）协助患者取左侧卧位，双膝屈曲，脱裤至膝部，臀部移近床沿，垫橡胶单与治疗巾于臀下，弯盘置于臀边。不能自我控制排便的患者可取仰卧位，臀下垫便盆。盖好绒毯，勿暴露肢体。

（3）灌肠筒挂于输液架上，液面距肛门 40～60 cm，润滑肛管前端，排出管内气体，夹住橡胶管。

（4）左手垫卫生纸，分开臀部，显露肛门，右手持止血钳夹住肛管，嘱患者深呼吸，轻轻插入直肠 7～10 cm，松开止血钳和调节器，固定肛管，使溶液缓缓流入，密切观察筒内液面下降和患者的情况，注毕再注入温开水 5～10 mL，抬高肛管尾端，使管内溶液全部流入。

（5）夹住橡胶管，用卫生纸包住肛管，拔出放入弯盘内，擦净肛门。协助患者取舒适的体位，嘱其尽可能保留 10～20 min 后再排便。不能下床者给予便盆，协助患者排便。

（6）大便毕，及时取出便盆、橡胶单和治疗巾，擦净肛门，整理床单位及环境，清理用物，开窗通风。

（7）观察大便性状，必要时留取标本送检。

（8）洗手，将灌肠情况记录在护理记录单，并在当天体温单的"大便"栏内记录结果。

### （四）注意事项

（1）灌肠途中如有腹胀或便意时，嘱做深呼吸。灌肠完毕，不宜立即排便，要让灌肠液保留

10～20 min。

（2）掌握溶液的温度、浓度、流速、压力和溶液的量。

（3）急腹症、消化道出血、妊娠、严重心血管疾病等患者禁忌灌肠。

（4）灌肠过程中，随时注意观察病情，如发现脉速、面色苍白、腹痛等症状时应立即停止操作并报告医生及时处理。

（5）如灌肠后解便一次记为"1/E"，灌肠后无大便记为"0/E"，大便失禁记为"*"。

## 四、保留灌肠术

### （一）适应证

保留灌肠术适用于：①阿米巴痢疾；②慢性菌痢；③结肠炎；④对低血钾患者不宜口服补钾，可采用肛内补钾；⑤用于破伤风镇静。

### （二）禁忌证

凡肛门、直肠、结肠等手术后，大便失禁患者不做此灌肠。

### （三）操作过程

1. 用物准备

（1）治疗盘内备一次性灌肠袋、肛管（20号以下）、温开水5～10 mL、弯盘、止血钳、润滑剂、棉签、卫生纸、水温计、橡胶单及治疗巾。

（2）便盆及便盆布、输液架、屏风、绒毯。

（3）灌肠液及剂量遵医嘱准备，药液量不超过200 mL，药液温度应调至38℃。常用药液有镇静用的10%水合氯醛、抗感染用的0.5%～1%新霉素或其他抗生素溶液。

2. 操作过程

（1）洗手，备齐用物携至床边，对床号、姓名，嘱患者排尿。向患者解释，以取得合作。关闭门窗，用屏风遮挡。

（2）根据病情选择不同的体位，臀部抬高10 cm，垫橡胶单与治疗巾于臀下，弯盘置于臀边。盖好绒毯，勿暴露肢体。

（3）灌肠袋挂于输液架上，液面距肛门不超过30 cm，润滑肛管前端，排出管内气体，夹住橡胶管。

（4）左手垫卫生纸，分开臀部，显露肛门，右手持血管针夹住肛管，轻轻插入肠道15～20 cm，松开血管钳和夹子，固定肛管，使药液缓缓流入，观察筒内液面下降和患者情况。

（5）待溶液将要灌完时，夹住橡胶管，注入温开水5～10 mL，抬高肛管尾端，使管内药液全部流入。用卫生纸包住肛管，拔出放入弯盘内，嘱患者平卧，尽可能保留药液1 h以上。

（6）整理床单位及环境，清理用物，开窗通风。

（7）将灌肠情况记录在护理记录单上，并在当天体温单的"大便"栏内记录结果。

### （四）并发症

保留灌肠术也可引起肠道黏膜损伤、肠道出血、肠穿孔等并发症，其发生原因、临床表现及预防处理与大量不保留灌肠基本相同，保留灌肠可引起腹泻。

1. 腹泻原因

（1）心理因素：患者因担心、焦虑、恐惧等不良心理，精神高度紧张，插管时致使肠道痉挛。

（2）灌肠时对肠道黏膜产生机械性刺激。

（3）灌肠后患者不能忍受灌肠液的药物性刺激。

2. 临床表现

腹痛、肠痉挛、疲乏或恶心、呕吐、大便次数增多，且粪便稀薄或不成形，呈液体状。

3. 预防及处理

（1）灌肠前全面评估患者的身心状况，有无禁忌证。耐心解释保留灌肠的目的、意义，解除其心负担。

(2) 保留灌肠前嘱患者排便，以减轻腹压及清洁肠道，便于灌肠液的保留和吸收。

(3) 已发生腹泻者，应卧床休息，腹部予以保暖。不能自理的患者要及时给予便盆。保持皮肤完整性，特别是婴幼儿、老人、身体衰弱者，每次便后用软纸轻擦肛门，温水清洗，并在肛门周围涂油膏保护局部皮肤。腹泻严重者，给予止泻剂或静脉输液。

**(五) 注意事项**

(1) 肠道抗感染以晚上睡眠前灌肠为宜，此时肠道活动减少，药液易于保留吸收，达到治疗的目的。

(2) 慢性细菌性痢疾，病变部位多在直肠或乙状结肠，取左侧卧位；阿米巴痢疾病变多在回盲部，取右侧卧位，以提高疗效。

(3) 灌肠途中如有腹胀或便意，嘱做深呼吸。灌肠完毕，要让灌肠药液尽可能地保留 1 h 以上。

(4) 为保留药液，灌肠时要掌握溶液的温度、浓度、流速、压力和溶液的量，同时须肛管细、插入要深以减少刺激。液面距肛门不超过 30 cm。

(5) 灌肠过程中，随时注意观察病情，如发现脉速、面色苍白、腹痛等症状时应立即停止操作并报告医生及时处理。

## 五、肛管排气法操作规程

1. 用物

治疗盘内备肛管、玻璃接头、橡胶管、玻璃瓶（内盛水 3/4 满，瓶口系带）、弯盘、润滑剂、棉签、卫生纸、胶布（1×15 cm）、别针、橡胶单及治疗巾、屏风、绒毯。

2. 步骤

(1) 洗手，备齐用物携至床边，对床号、姓名，嘱患者排尿。向患者解释，以取得合作。关闭门窗，用屏风遮挡。

(2) 协助患者取左侧卧位，双膝屈曲，脱裤至膝部，臀部移近床沿，垫橡胶单与治疗巾，于弯盘置于臀边。不能侧卧的患者可取仰卧位，只暴露肛门。盖好绒毯，勿暴露肢体。

(3) 将玻璃瓶系于床边，橡胶管一端插入玻璃瓶液面下，另一端与肛管相接。

(4) 润滑肛管前端，嘱患者张口呼吸，将肛管轻轻插入直肠约 15～18 cm，用胶布将肛管固定于臀部，橡胶管留出足够的长度用别针固定在床单上。

(5) 观察和记录排气情况，如排气不畅，帮助患者更换体位或按摩腹部。

(7) 协助患者取舒适的体位，询问患者腹胀有无减轻，整理床单位。

(8) 清理用物，洗手，记录。

3. 注意事项

长时间留置肛管会降低肛门括约肌的反应，甚至导致肛门括约肌永久性松弛。因而保留肛管不应超过 20 min，需要时，2～3 h 后再行肛管排气。

# 第四章
# 手术室基础护理

## 第一节 手术室护理概论

手术是利用刀、剪等器械在活体上所完成的局部操作,是治疗及诊断疾病的一种重要的外科手段。应用手术帮助诊治疾病的同时,也给机体造成了机械性损伤,甚至发生意外,所以要做好围手术期护理。围手术期是指从确定手术时起,至手术后患者痊愈为止的一段时间。围手术期包括3个阶段,即手术前、手术中和手术后期。围手术期护理的目的是增强患者对手术的耐受力,防止手术后并发症的发生,尽快地促进康复。

按照时限性,手术可分为以下三种。

### 一、急症手术

需要在最短时间内,进行必要的术前准备后迅速实施手术,及时挽救患者生命,如器官破裂、穿孔或坏死、严重损伤、大血管破裂等。

### 二、限期手术

术前准备的时间,由于病情的影响而受到一定的限制,不应延迟过久,在尽可能短的时间内做好术前准备,进行适时手术,如恶性肿瘤根治术。

### 三、择期手术

术前准备时间的长短,基本上不影响病情的变化,可在充分的术前准备后进行手术,如一般良性肿瘤切除术、易复性腹外疝修补术等。

## 第二节 手术室布局和净化

手术是外科治疗的重要手段。随着医学科学的发展,外科技术也迅猛发展,为适应外科手术的发展,对手术室的建筑也提出了更高的要求。

### 一、手术室的建筑布局

根据不同的内部装修、设备及空调系统,可将手术室分为普通手术室和净化手术室两类。

#### (一)普通手术室

手术室应有较好的无菌条件,临近外科病房、重症监护室、血库、病理科等。手术室一般应设在低层建筑的上层或顶层,高层建筑2~4层,可获得较好的大气环境。普通手术室采用通风换气系统,可用中央式、分体式和柜式等。手术室的门窗关闭应紧密以防止尘埃和飞虫进入。地面和墙壁应光滑、无孔隙、易清洗和不易受化学消毒剂侵蚀；墙面最好用油漆或用瓷砖，不宜有凹凸；地面可采用水磨石材料，可设地漏。墙面、地面及天花板交界处呈弧形，防止积聚尘埃。一般大手术室面积 50～60 m²，中手术间面积 30～40 m²，小手术间面积 20～30 m²，室内净高 3 m，走廊宽 2.2～2.5 m。温度保持在 22～25℃，相对湿度 50%～60%。

### （二）洁净手术间

洁净手术间通过采用净化空调系统有效控制室内的温度湿度和尘埃含量，以实现理想的手术环境。这既能降低手术感染率，又可提高手术质量。手术间应选择在大气含尘浓度较低，自然环境较好的地方，避免在有严重空气污染、交通频繁、人流集中的环境。洁净手术室应有洁净走廊和污染走廊，做到洁污分流，减少交叉感染。污物走廊除作为污物通道外，还作为参观走廊以减少进出手术间的人数及对手术间空气的污染，同时污物走廊使得手术间门不直接通往室外，这样既减少室外环境对手术间的污染，也便于手术间固定窗的清洁。

### （三）手术室分区

手术室分为 3 区，即限制区、半限制区和非限制区。限制区包括手术间、洗手间、手术间内走廊、无菌物品间、储药室、麻醉准备室，半限制区包括器械室、敷料室、器械清洗室、消毒室、手术间外走廊、恢复室等，非限制区包括办公室、会议室、实验室、标本室、污物室、资料室、示教室、值班室、更衣室、医护人员休息室等。3 区必须严格分区。

### （四）手术间房间的配置

1. 手术间

手术间应设立急诊手术间和感染手术间。由于急诊手术患者时间紧迫，手术前准备不充分，创口清洁度差等原因，急诊手术间应设在限制区的最外面；感染手术具有污染性或传染性，应设在最接近外走廊的一端，尽量减少对其他手术间的污染。

2. 洗手间

应采用分散布置的方式，以便使消毒过手的手术人员通过最近的距离进入手术间。通常设在两个手术间之间，洗手间有自动出水龙头、洗手液、擦手液、无菌毛巾、消毒毛刷、计时钟。

3. 无菌物品间

无菌手术器械、敷料、一次性手术用品等放在此间。室内物品架应距离墙壁 5 cm、距离房顶 50 cm、距离地面 20 cm。如无空气净化装置，需备有消毒装置，使用有门的物品柜定期消毒。

4. 储药间

室内备有各种注射液、常用药物、急救药物、麻醉药物、外用药物、消毒液等，备有冰箱存放药物。

5. 消毒间

设有高温高压蒸汽灭菌器、低温灭菌器、气体灭菌器、煮沸消毒锅等。

6. 麻醉准备间

备有各种麻醉插管用具、导管、呼吸囊、急救箱等。

7. 器械准备室

采用玻璃器械柜，按专科分类放手术器械，便于使用、清点和包装；备有长方形桌用于准备器械包。

8. 敷料室

设壁柜式放物柜。柜的大小应按敷料相应尺寸、类别进行设计，便于存放。

9. 清洗室

备有多个水池，排水量要够大，排水管要利于拆卸便于清除堵塞物。水池、清洁工具应严格按用途分类使用，有条件可安装器械自动清洗机。

10. 麻醉恢复室

有交换车或病床、氧气、负压吸引器、监护仪、呼吸机、起搏器、除颤器及各种药品等。

### (五) 手术间室内设置要求

**1. 墙面**

应使用具有光滑、少缝、易清洁、易消毒、耐腐蚀、保温、隔声、防火的材料；颜色采用浅绿、淡蓝为佳，能消除术者视觉疲劳；齐墙面安装阅片灯和控制面板等。

**2. 地面**

采用抗静电塑料地板，具有防滑、抗菌、保温、隔声、防火、易刷洗等特点，不设地漏；墙面与地面的交界处呈弧形，防积尘埃。

**3. 门**

采用滑动密闭推拉门或电动门、感应门，具有移动轻快、隔声、密闭、坚固、耐用等特点，可维护房间正压；门上有玻璃小窗利于观察和采光；手术间设有前后门，前门通向内走廊，后门通向外走廊。

**4. 窗**

采用双层密闭玻璃窗，与墙面取齐，不留窗台避免积灰，有利于采光和从外走廊向内观察；两层玻璃之间可安装电控或手摇的百叶窗，以便窥镜手术时采光。

**5. 医用供气系统**

手术间有氧气、氧化亚氮、二氧化碳、压缩空气、麻醉废气的排除管道及负压吸引等终端，一式两套，分别安装在吊塔和墙上。吊塔分旋转吊塔、固定吊塔两种，旋转吊塔移动方便、随意取向，便于麻醉机调整位置，不妨碍手术操作，尤其适用于颅脑、颜面部手术，但造价高；在使用固定吊塔时，吊塔与墙上的气体终端要错开，即当吊塔安装在手术床左侧时，墙上的终端尽量安装在右侧，以便在头部手术时，麻醉机及其管道能有效避开手术野。每个终端要有明显标记，并有不同的颜色区别，以防误插。

**6. 供电系统**

每个手术间至少设 3 组电插座，最好每侧墙 1 组，每组插座上有 4 个多用插口（能插不同规格插头）。安装插座时，注意平齐手术床的中后部，以便在使用高频电刀等仪器时近距离连接。手术时尽量使用吊塔上的插座，不用接线板，避免地面拉线过多。有备用供电系统，每个手术间有独立的配电箱，带保险管电源插座，以防一个手术间故障影响整个手术室工作。

**7. 数据、通信系统**

每个手术间有温度、湿度表、温度调节开关、医用数据通信系统、内部电话系统接口、电脑联网插口等。手术室最好具有对讲、群呼等功能系统，以便迅速、及时沟通信息或紧急呼叫，争取抢救时机。备有播放背景音乐系统，可创造一个轻松的手术环境，减轻患者的恐惧感。

**8. 电视教学系统**

在无影灯上安装正中式、旁置式或单悬臂可移动摄像头接口，建立图像传出系统，减少进入手术间的观摩人员。

**9. 壁柜的设计**

室内设计时，对空位应尽量利用，安装与墙壁厚度一致的不同规格与用途的壁柜，如物品柜、液体柜、踏脚凳柜、体位垫柜、吸引瓶柜和除颤器柜等，使手术间物品密闭化、定位化，有利于保持整齐，减少手术用房，减少积灰，避免频繁开门取物扰乱空气流层，确保护士在位率高等优点。

## 二、手术室空气净化

手术室中空气的类型、总量及供气和循环方式对由空气传播的微生物在手术区上方的积聚有很大影响。供给手术室的空气应尽可能没有细菌。中央空调系统中的高效空气过滤器可减少在循环空气中的细菌。惯用的通气系统每小时应使室内空气更新 25 次，以尽量减少灰尘颗粒的积聚。用空气层流时，空气持续恒定的单向直线流动，或为水平方向，或为垂直方向；安装在手术室内的独立装置，包括通气管、过滤器和支持系统，将手术区域室内四周的环境隔离开，空气只通过装置一次，即被排除。空气更换次数因设备而异，高者可每小时 250 次。

### （一）手术室空气净化分型

1. 按气流分型

（1）乱流型：流线不平行、流速不均匀、方向不单一，有交叉回旋的气流流过工作区整个截面。

（2）层流型：流线平行、流速均匀、方向单一的气流流过房间工作区整个截面的洁净室。又分为垂直层流和水平层流：气流垂直于地面的为垂直单向流洁净室，气流平行于地面的为水平单向流洁净室。

（3）辅流型：气流流线似向一个方向流动，性能接近水平单向流。

（4）混流型：又称局部单向流，用满布比来区分，垂直流满布比小于60%，水平流小于40%，均属于局部单向流。

2. 按净化空间分型

（1）全室净化：采用天花板或单侧墙全部送风，使整个手术间达到所要求的洁净度。这是一种较高级的净化方式，但由于手术野以外区域空气洁净度对手术切口污染不大，而全室空气净化造价高，因而建设受到一定限制。

（2）局部净化：仅对手术区采用局部顶部送风或侧送风，使手术区达到所要求的洁净度。一般认为，以手术床为中心的 2.4 m × 1.2 m 的范围是手术室无菌要求最严格的部位。

3. 按用途分型

（1）工业洁净室：以无生命微粒的控制为对象，主要控制无生命微粒对工作对象的污染。

（2）生物洁净室：以有生命微粒控制为对象，分为一般生物洁净室、生物学安全洁净室。

### （二）手术室净化级别

空气洁净的程度以含尘浓度来衡量的。含尘浓度越高则净化洁净度越低，反之则越高。空气洁净手术室指空气洁净度不低于 100 000 级的手术室。根据每立方米中粒径大于或等于 $0.5\mu m$ 空气灰尘粒子数的多少，洁净手术室可分为 100 级、1 000 级、10 000 级、100 000 级 4 种。其中，数字越高，净化级别越低。

1. 100 级

粒径不小于 $0.5\mu m$ 的尘粒数 0.35～3.5 个 /L。

2. 1 000 级

粒径不小于 $0.5\mu m$ 的尘粒数 3.5～35 个 /L。

3. 10 000 级

粒径不小于 $0.5\mu m$ 的尘粒数 35～350 个 /L。

4. 100 000 级

粒径大于 $10.5\mu mm$ 的尘粒数 350～3 500 个 /L。

## 第三节　手术室规章制度

随着科技的不断发展，外科手术也日益更新、不断完善，新技术、新设备不断投入临床使用，对手术室提出了更高的要求，手术室必须建立一套科学的管理体系和严密的组织分工、健全的规章制度和严格的无菌技术操作常规，创造一个安静、清洁、严肃的良好工作环境。由于手术室负担着繁重而复杂的手术医疗和抢救患者的工作，具有工作量大，各类工作人员流动性大等特点，造成手术室工作困难。因而，要求各类工作人员务必严格贯彻遵守手术室各项规章制度。

### 一、手术室管理制度

#### （一）手术室基本制度

（1）为严格执行无菌技术操作，除参加手术的医疗人员和有关工作人员外，其他人员一律不准进入手术室（包括直系家属）。患有呼吸道感染，面部、颈部、手部有创口或炎症者，不可进入手术室，更不能参加手术。

（2）手术室内不可随意跑动或嬉闹，不可高声谈笑、喊叫，严禁吸烟，保持肃静。

（3）凡进入手术室人员，必须按规定更换手术室专用的手术衣裤、口罩、帽子、鞋等。穿戴时头发、衣袖不得外露，口罩遮住口鼻；外出时更换指定的外出鞋。

（4）手术室工作人员，应坚守工作岗位，不得擅离、接私人电话和会客，遇有特殊情况必须和护士长联系后，把工作妥善安排，方准离开。

### （二）手术室参观制度

如无教学参观室，必须进入手术室者，应执行以下制度。

（1）外院来参观手术者必须经医务科同意；院内来参观者征得手术室护士长同意后，方可进入手术室。

（2）学员见习手术必须按计划进行，由负责教师联系安排。

（3）参观及见习手术者，先到指定地点，更换参观衣裤、帽子、口罩及拖鞋。

（4）参观及见习手术者，手术开始前在更衣室等候，手术开始时方可进入手术间。

（5）参观及见习手术者，严格遵守无菌原则，接受医护人员指导，不得任意走动和出入。

（6）每一手术间参观人员不得超过2人，术前1天手术通知单上注明参观人员姓名。

（7）对指定参观手术人员发放参观卡，持卡进入，用后交回。

### （三）更衣管理制度

（1）手术人员包括进修医生进入手术室前，必须先办理登记手续，如科室、姓名及性别等，由手术室安排指定更衣柜和鞋柜，并发给钥匙。

（2）进入手术室先换拖鞋，然后取出手术衣裤、帽子和口罩到更衣室更换，穿戴整齐进入手术间。

（3）手术完毕，交回手术衣裤、口罩和帽子，放入指定衣袋内，将钥匙退还。

（4）管理员必须严格根据每日手术通知单、手术者名单，发给手术衣裤和更衣柜钥匙，事先未通知或未写入通知单内的人员，一律不准进入手术室。

### （四）更衣室管理制度

（1）更衣室设专人管理，保持室内清洁整齐。

（2）脱下的衣裤、口罩和帽子等放入指定的袋内，不得随便乱扔。

（3）保持淋浴间、便池清洁，便后立即冲净，并将手纸丢入筐内，防止下水道阻塞。

（4）除参加手术人员在工作时间使用淋浴外，任何人不得随意使用淋浴并互相监督。

（5）参加手术人员应保持更衣室清洁整齐，严禁吸烟，谨防失火，随时关紧水龙头和电源开关，爱护一切公物。

## 二、手术室工作制度

### （一）手术间清洁消毒制度

（1）保持手术间内医疗物品清洁整齐，每日手术前后，用固定抹布擦拭桌面、窗台、无影灯及托盘等，擦净血迹，拖净地面，通风消毒。

（2）手术间每周扫除1次，每月彻底大扫除1次，扫除后空气消毒，并作空气细菌培养。手术间拖把、敷料桶等应固定使用。

（3）每周室内空气培养1次，细菌数不得超过500个$/m^3$。如不合格，必须重新关闭消毒，再做培养，合格后方可使用。

（4）污染手术后，根据不同类型分别按消毒隔离制度处理。

### （二）每日手术安排制度

（1）每日施行的常规手术，由手术科负责医生详细填写手术通知单，一式3份，于手术前1天按规定时间送交手术室指定位置。

（2）无菌手术与污染手术应分室进行，若无条件时，应先做无菌手术，后做污染手术。手术间术后必须按消毒隔离制度处理后方可再使用。

（3）临时急诊手术，由值班负责医生写好急诊手术通知单送交手术室。如紧急抢救危重手术，可先打电话通知，手术室应优先安排，以免延误抢救时间，危及患者生命。

（4）夜间及节假日应有专人值班，随时进行各种急诊手术配合。

（5）每日施行的手术应分科详细登记，按月统计上报。同时经常和手术科室联系，了解征求工作中存在的问题，研究后及时纠正。

### （三）接送患者制度

（1）接送患者一律用平车，注意安全，防止坠床。危重患者应有负责医生陪送。

（2）接患者时，遵守严格查对制度，对床号、住院号、姓名、性别和年龄，同时检查患者皮肤准备情况及术前医嘱执行情况，衣裤整洁，嘱解便后携带患者病历和输液器等，随时推入手术室。患者贵重物品，如首饰、项链、手表等不得携入手术室内。

（3）患者进入手术室后必须戴手术帽，送到指定手术间，并与巡回护士当面交接，严格做好交接手续。

（4）患者进入手术间后，卧于手术台上，防止坠床。核对手术名称和部位，防止差错。

（5）患者步行入手术室者，更换指定的鞋、帽后护送到手术间，交巡回护士做好病历物品等交接手续。

（6）危重和全麻患者，术后由麻醉医生和手术医生送回病房。

（7）护送途中，注意保持输液通畅。到病房后详细交代患者术后注意事项，交清病历和输液输血情况及随带的物品，做好交接手续并签名。

### （四）送标本制度

（1）负责保存和送检手术采集标本，放入10%甲醛溶液标本容器内固定保存，以免丢失。

（2）对病理申请单填写不全、污染、医生未签字的，通知医生更正，2天内不改者按不要处理。

（3）负责医生详细登记患者姓名、床号、住院号、科室、日期，在登记本上签名，由手术室专人核对，每日按时与病理科交接，查对后互相签名。

### （五）借物制度

（1）凡手术室物品、器械，除抢救外一律不准外借。特殊情况需经医务科批准方可外借。

（2）严格执行借物登记手续，凡经批准或经护士长同意者，应登记签字。外借物品器械如有损坏或遗失，及时追查，照价赔偿。

（3）外借物品器械，应消毒处理后方可使用。

### （六）安全制度

（1）手术室电源和蒸气设备应定期检查，手术后应拔去所有电源插头，检查各种冷热管道是否漏水漏气。

（2）剧毒药品应标签明确，专柜存放，专人保管，建立登记簿，经仔细检对后方能取用。

（3）各种易燃药品及氧气筒等，应放置指定通风阴暗地点，专人领取保管。

（4）各手术间无影灯、手术床、接送患者平车等应定期检查其性能；检查各种零件、螺丝、开关等是否松解脱落，使用时是否正常运转。

（5）消防设备、灭火器等，应定期检查。

（6）夜班和节假日值班人员交班后，应检查全手术室水电、门窗是否关紧，手术室大门随时加锁。非值班人员不得任意进入手术室。

（7）发生意外情况，应立即向有关部门及院领导汇报。

## 第四节　手术室护理人员的职责

现代科学技术的发展，对我们的护理职业提出了更高的要求。另一方面创新的许多科学仪器和新设备，扩大了手术配合工作范围同时也增加工作难度，因此手术室护士必须热爱本职工作，有丰富的知识和专业技术，才能高标准地完成各科日益复杂的手术配合任务。

## 一、手术室护士应具备的素质

护理人员在工作中应不断提高个人素质，加强对护理职业重要意义的认识，把护理工做看作是光荣的神圣的职业。因此，要努力做到以下几点。

### （一）具有崇高的医德和奉献精神

一名护士的形象，通过它的精神面貌和行动表现出内在的事业品德素质，胜过一个护士的经验和业务水平所起的作用，也可能给患者带来希望、光明和再生。所以，护士要具备高尚的医德和崇高的思想，具有承受压力、吃苦耐劳、献身的精神，并有自尊、自爱、自强的思想品质。为护理科学事业的发展做出自己的贡献，无愧于白衣天使的光荣称号。

### （二）树立全心全意为患者服务的高尚品德

手术室的工作和专业技术操作都具有独特性。要求手术室护士必须忠于职守、任劳任怨，无论工作忙闲、白班夜班都要把准备工作、无菌技术操作、贯彻各种规章制度等认真负责地做好。对患者要亲切、和蔼、诚恳，不怕脏、不怕累、不厌烦，使患者解除各种顾虑，树立信心，主动与医护人员配合，争取早日康复。

### （三）要有熟练的技能和知识更新

随着医学科学的发展，特别是外科领域手术学的不断发展，新的仪器设备不断出现，因而护理工作范围也日益扩大，要求也越来越高。护理工作者如无广泛的有关学科的基本知识，对护理工作的复杂技能就不能理解和担当。护理学亦成为一门专业科学，因此，作为一名手术室护士，除了伦理道德修养外，还应有基础医学、临床医学和医学心理学等新知识。努力学习解剖学、生理学、微生物学、化学、物理学，以及各种疾病的诊断和治疗等知识，特别是外科学更应深入学习。此外，还要了解各种仪器的基本结构、使用方法，熟练掌握操作技能。只有这样，才能高质量完成护理任务。

## 二、手术室护士长应具备的条件

护理工作范围极广，有些工作简单、容易，有些工作却很复杂，需要有高度的判断力和精细的技术、熟练的技巧。今天的护理工作，一个人已不能独当重任，而需要既分工又协作来共同完成。因此，必须有一名护士长，把每个护理人员的思想和行为统一起来，才能使人的积极性，主动性和创造性得到充分发挥，团结互助，共同完成任务。护士长应具备的条件归纳如下。

### （一）有一定的领导能力及管理意识

有一整套工作方法和决策能力。善于出主意想办法，提出方案，做出决定，推动下级共同完成，并具有发现问题、分析问题的能力，了解存在问题的因素，掌握本质，抓住关键，分清轻重缓急，提出中肯意见。出现无法协商的问题时能当机立断，勇于负责。有创新的能力，对新事物敏感，思路开阔，能提出新的设想。要善于做思想工作。能否适时地掌握护士的心理动向，并进行针对性的思想教育，使之正确对待个人利益和整体利益的关系，不断提高思想水平，是提高积极性和加强凝聚力最根本的问题。

### （二）有一定的组织能力和领导艺术

管理是一门艺术，也是一门科学。首先处理好群体间人际关系。护士长需要具有丰富的才智和领导艺术，才能胜任手术室护士护理管理任务。具体要求如下。

（1）护士长首先应把自己置身于工作人员之中，经常想到自己与护士之间只是分工的不同，而无地位高低之分。要有民主作风，虚心听取护士的意见，甚至批评意见，认真分析，不埋怨、不沮丧，不迁怒于人，有助于建立自己的威信。

（2）护士长首先想到的是人，是护士和工作人员，而不是自己，不管是关心任务完成情况，还要关心她们的生活、健康、思想活动及学习情况等。都使每个护士和工作人员亲身感到群体的温暖，对护士长产生亲切感。

（3）护士长要善于调动护士的积极性，培养集体荣誉感，善于抓典型，树标兵，运用先进榜样推动各项手术室工作，充分调动护士群体的积极性，护士长的领导作用才能得到体现。

### (三)有较高的素质修养

手术室护士长应较护士具备更高的觉悟和更多的奉献精神。科里出现的问题应主动承担责任,实事求是向上级反映,不责怪下级。凡要求护士做到的,首先自己要做到,严格要求自己,树立模范行为,才能指挥别人。要注意廉洁,不要利用工作之便谋私,更不能要患者的礼物,注意自身形象。此外,要做到知识不断更新,经常注意护理方面的学术动态,接受新事物,在这方面应较护士略高一筹,使护士感到护士长是名副其实的护理业务带头人。

## 三、手术室护士的分工和职责

### (一)洗手护士职责

(1)洗手护士必须有高度的责任心,对无菌技术有正确的概念。如有违反无菌操作要求者,应及时提出纠正。

(2)术前了解患者病情,具体手术配合,充分估计术中可能发生的意外,术中与术者密切配合,保证手术顺利完成。

(3)洗手护士应提前30分钟洗手,整理无菌器械台上所用的器械、敷料、物品是否完备,并与巡回护士共同准确清点器械、纱布脱脂棉、缝针,核对数字后登记于手术记录单上。

(4)手术开始时,传递器械要主动、敏捷、准确。器械用过后,迅速收回,擦净血迹。保持手术野、器械台的整洁、干燥。器械及用物按次序排列整齐。术中可能有污染的器械和用物,按无菌技术及时更换处理,防止污染扩散。

(5)随时注意手术进行情况,术中若发生大出血、心脏骤停等意外情况,应沉着果断及时和巡回护士联系,尽早备好抢救器械及物品。

(6)切下的病理组织标本防止丢失,术后将标本放在10%甲醛溶液中固定保存。

(7)关闭胸腹腔前,再次与巡回护士共同清点纱布及器械数,防止遗留在体腔中。

(8)手术完毕后协助擦净伤口及引流管周围的血迹,协助包扎伤口。

### (二)巡回护士职责

(1)在指定手术间配合手术,对患者的病情和手术名称应事先了解,做到心中有数,有计划地主动配合。

(2)检查手术间各种物品是否齐全、适用。根据当日手术需要落实补充、完善一切物品。

(3)患者接来后,按手术通知单核对姓名、性别、床号、年龄、住院号和所施麻醉等,特别注意对手术部位(左侧或右侧),不发生差错。

(4)安慰患者,解除思想顾虑。检查手术区皮肤准备是否合乎要求,患者的假牙、发卡和贵重物品是否取下,将患者头发包好或戴帽子。

(5)全麻及神志不清的患者或儿童,应适当束缚在手术台上或由专人看护,防止发生坠床。根据手术需要固定好体位,使手术野暴露良好。注意患者舒适,避免受压部位损伤。用电刀时,负极板要放于臀部肌肉丰富的部位,防止灼伤。

(6)帮助手术人员穿好手术衣,安排各类手术人员就位,随时调整灯光,注意患者输液是否通畅。输血和用药时,根据医嘱仔细核对,避免差错。补充室内手术缺少的各种物品。

(7)手术开始前,与洗手护士共同清点器械、纱布、缝针及缝合线等,准确地登记于专用登记本上并签名。在关闭体腔或手术结束前和洗手护士共同清点上述登记物品,以防遗留体腔或组织内。

(8)手术中要坚守工作岗位,不可擅自离开手术间,随时供给手术中所需一切物品,经常注意病情变化。重大手术充分估计术中可能发生的意外,做好应急准备工作,及时配合抢救。监督手术人员无菌技术操作,如有违犯,立即纠正。随时注意手术台一切情况,以免污染。保持室内清洁、整齐、安静,注意室温调节。

(9)手术完毕后,协助术者包扎伤口,向护送人员清点患者携带物品。整理清洁手术间,一切物品归还原处,进行空气消毒,切断一切电源。

（10）若遇手术中途调换巡回护士，须做到现场详细交代，交代清患者病情，医嘱执行情况，输液是否通畅，查对物品，在登记本上互相签名，必要时通知术者。

### （三）夜班护士职责

（1）要独立处理夜间一切患者的抢救手术配合工作，必须沉着、果断、敏捷、细心地配合各种手术。

（2）要坚守工作岗位，负责手术室的安全，不得随意外出和会客。大门随时加锁，出入使用电铃。

（3）白班交接班时，如有手术必须现场交接，如患者手术进行情况和各种急症器械、物品、药品等。认真写好交接班本，当面和白班值班护士互相签名。

（4）接班后认真检查门窗、水电、氧气，注意安全。

（5）严格执行急症手术工作人员更衣制度和无菌技术操作规则。

（6）督促夜班工友清洁工作，保持室内清洁整齐，包括手术间、走廊、男女更衣室、值班室和办公室。

（7）凡本班职责范围内的工作一律在本班完成，未完不宜交班，特殊情况例外。

（8）早晨下班前，巡视各手术间、辅助间的清洁、整齐、安全情况。详细写好交接班报告，当面交班后签字方可离去。

### （四）器械室护士职责

（1）负责手术科室常规和急症手术器械准备和料理工作，包括每日各科手术通知单上手术的准备供应，准确无误。

（2）保证各种急症抢救手术器械物品的供应。

（3）定期检查各类手术器械的性能是否良好，注意器械的关节是否灵活，有无锈蚀等，随时保养、补充、更新，做好管理工作，保证顺利使用。特殊精密仪器应专人保管，损坏或丢失时，及时督促寻找，并和护士长联系。

（4）严格执行借物制度，特殊精密仪器需取得护士长同意后，两人当面核对并签名后方能外借。

（5）保持室内清洁整齐，包括器械柜内外整齐排列，各科器械柜应贴有明显的标签。定期通风消毒。

### （五）敷料室护士职责

（1）制订专人负责管理。严格按高压蒸汽消毒操作规程使用。定期监测灭菌效果。

（2）每天上午检查敷料柜1次，补充缺少的各种敷料。

（3）负责一切布类敷料的打包，按要求保证供应。

### （六）技师职责

（1）负责对各种仪器使用前检查，使用时巡查，使用后再次检查其运转情况，以保证各种电器、精密仪器的正常运转。

（2）定期检查各种器械台、接送患者平车的零件和车轮是否运转正常，负责各种仪器的修理或送交技工室修理。

（3）坚守工作岗位，手术过程中主动巡视各手术间，了解电器使用情况。有问题时做到随叫随到随维修，协助器械组检查维修各种医疗器械。

（4）帮助护士学习掌握电的基本知识和各种精密仪器基本性能、使用方法与注意事项等。

## 第五节　手术中患者的监测

### 一、基本监测技术

#### （一）心电监测

心电监测是临床上应用最为广泛的病情监测参数，是指用心电监护仪对被监护者进行持续不间断的心电功能监测，通过心电监护仪反映心肌电活动的变化。早期，为了连续监测患者的心电，出现了由心电示波、心率计和心电记录器构成的最基本的心电监护仪。随着医学的发展，急危重症患者的监护水平不断提高，加之电子及计算机技术等在医疗仪器设备中的应用，又产生了多导心电、呼吸、温度、血压以及血氧饱和度等多参数的监护仪。目前，心电监测普遍采用了床旁监护仪发送的心电波形和数字形式获取相关信息。床旁监护系统是通过导联线与机体相关部位的电极片连接获取心电信号，再经电模块将其进行放大及有关处理。除心电信号外，床旁监护系统可配备其他模块，获取多种监测信息。

1. 心电导联的连接

心电电极多采用一次性液柱型电极（银－氯化银电极嵌入含浸渍导电糊泡沫塑料的杯型合成树脂），于丙苯酮或乙醚混合液清洁皮肤后，贴于相应位置。目前，基本上采用5个电极，具体放置如下。①右上为红色（RA）：胸骨右缘锁骨中线第1肋间。②右下为黑色（RL）：右锁骨中线剑突水平处。③中间为褐色（C）：胸骨左缘第4肋间。④左上为黄色（LA）：胸骨左缘锁骨中线第1肋间。⑤左下为白色（LIL）：左锁骨中线剑突水平处。通过电极放置的位置可模拟心电图导联检查效果，以便对监测结果进行合理分析。如两侧锁骨下与两侧锁骨中线第7肋间可模拟标准导联；两侧锁骨下和胸骨中侧第4肋间可模拟$V_1$导联；两侧锁骨下和左锁骨中线第5肋间可模拟$V_5$导联。此外，临床上可根据不同情况只放置3个电极也可达到监测目的，如只放置RA、RL、LA电极。

2. 心电监测指标及目的

心电监测的主要指标包括：心率和心律、QRS波形、有无P波与P波形态、振幅及间期、P-R间期、Q-T间期、R-R间期、T波形态以及有无异常波形出现等。通过对上述指标的监测，要达到及时发现致命性与潜在致命性心律失常、可能影响血流动力学的过缓或心动过速以及心肌缺血的ST段和T波的改变的目的。致命性快速心律失常包括心室颤动、心室扑动、持续性室性心动过速，以及心房颤动且心室率超过220次/分钟者等，其常见病因包括呼吸疾病并发急性心肌梗死、冠心病心肌缺血急性发作及其他严重心脏病。致命性心律失常包括长时间心脏停顿或心室停顿及高血钾所致的严重缓慢心律失常等，其常见呼吸系统疾病的病因有呼吸衰竭、气道梗阻、肺动脉栓塞，以及其他心脏病患者如急性心肌梗死、心肌炎及心包压塞等。心肌缺血的监测常需要将心电电极模拟$V_5$导联位置，而无关电极分别放置于胸骨柄和右腋前线第5肋间。心肌缺血监测的目的为发现无症状性心肌缺血与确诊有症状的心肌缺血发作，监测持续心肌缺血状态发展动向，心肌缺血治疗效果监测等。

3. 监测的原理

心电监护的基本过程是在导联线电极上获取的心电信息经心电模块将其放大及有关处理。心电模块主要包括导联选择、生物放大器、心率计、信号处理等部分组成。心电信号通过导联线上的电极获取。导联选择不同电极间的电位进行测量。而人体体表的心电信号幅度只有1 mV左右，必须将其放大1 000倍以上才能通过监视器显示和记录器记录出来，因此，心电放大器是一个高增益、高输入阻抗的放大器。

4. 护理

（1）操作程序：使用心电监护仪必须掌握正确的操作流程，以确保监护仪的正常运转和使用寿命。目前临床上使用的综合心电监护仪的操作程序基本相似。具体要求如下。①准备物品：主要有心电监护仪机器及其配件，如导联线、血氧监测线与探头、电极贴、生理盐水棉球、配套血压测量袖带等。②患者准备：将患者取舒适体位，如平卧或半卧位，解释监护的需要与目的。擦拭清洁导联粘贴部位。③接通心电监护仪：连接电源，打开主机，等待机器自检结束后，调试仪器至功能监测状态并根据需要调试报警范围。④连接电极：贴电极片，连接心电导连线，如电极与导线连接为按扣式，应先将电极与导线连接后贴于相应部位。⑤连接袖带：将袖带绑至肘窝上3～6 cm处，松紧以插入两手指为宜。连接测量血压的导线。⑥监测指标并记录。

（2）注意事项：①心电监测的效果受多种因素的影响，其中最重要的是电极粘贴是否稳妥。为保证监测质量，对胸部皮肤须进行剃毛处理或用细砂纸轻轻摩擦皮肤，再放置电极。一般60～72小时更换电极片。②监测时要注意患者体位改变或活动会对监测结果的影响，心电示波可出现不规则曲线，呈现出伪心率或心律。因此，对监测结果要进行综合分析，必要时，听诊心音进行对比，以确定监测结果的真伪。③使用胸前心电监护导联时，若存在规则的心房活动，则应选择P波显示较好的导联。QRS振幅应＞0.5 mV，以便能触发心率计数。如除颤时放置电极板，必须暴露出患者的心前区。心电监护只是为了监测心率、心律变化，若需分析 ST 段异常或更详细地观察心电图变化，应做常规 12 导联心电图。

## （二）动脉血压监测

1. 基本概念

（1）血压：血管内血液对血管壁的侧压力为血压。测压时是以大气压为准，用血压高于大气压的数值表示血压的高度，通常用 mmHg、kPa 为单位来表示。产生血压的重要因素是心血管系统内有血液充盈和心脏的射血力量。

（2）动脉压是器官组织灌注的一个极好的生理和临床指标，适度有效的器官组织灌注对生存必不可少。动脉压取决于心排量和血管阻力。其相互间的关系可用公式表达：平均动脉压 – 中心静脉压 = 心排量 × 外周血管阻力。动脉压在一个心动周期中可能随着心室的收缩与舒张而发生规律性的波动。心室收缩时，动脉压升高，当达到最高值时称为收缩压；心室舒张时，动脉压下降，当降至最低时，为舒张压；收缩压与舒张压的差值称为脉压；一个心动周期中每一瞬间动脉血压的平均值，被称为平均动脉压。但须注意平均动脉压不是收缩压与舒张压之和的一半，而是更接近于舒张压。

（3）正常值：正常人血压会受多方面因素的影响。WHO 将血压分为"理想血压""正常血压""正常高压"等（表 4-1）。血压的数值可随年龄、性别及其他生理情况而变化。年龄增高，动脉血压逐年增高，收缩压的升高比舒张压的升高明显。男性比女性高，女性在更年期以后有明显的升高。体力劳动或情绪激动时血压可暂时升高。

表 4-1 血压水平的定义和分类《WHO/ISH》

| 类别 | 收缩压 /（mmHg） | 舒张压 /（mmHg） |
| --- | --- | --- |
| 理想血压 | < 120 | < 80 |
| 正常血压 | < 130 | < 85 |
| 正常高压 | 130 ~ 139 | 85 ~ 99 |
| 1 级高血压（"轻度"） | 140 ~ 159 | 90 ~ 99 |
| 亚组：临界高血压 | 140 ~ 149 | 90 ~ 94 |
| 2 级高血压（"中度"） | 160 ~ 179 | 100 ~ 109 |
| 3 级高血压（"重度"） | ≥ 180 | ≥ 110 |
| 单纯收缩性高血压 | ≥ 140 | < 90 |
| 亚组：临界收缩期高血压 | 140 ~ 149 | < 90 |

注：当收缩压和舒张压分属于不同分级时，以较高的级别作为标准（1 kPa = 7.5 mmHg）

（4）动脉压波形：正常血压波形可分为二相，即收缩相和舒张相。收缩相是指主动脉瓣开放和快速射血到主动脉时所形成的波形，此动脉波形为急剧上升至顶峰，随后血流经主动脉到周围动脉，压力下降，主动脉瓣关闭，在动脉波下降支斜坡上出现切迹，称为重搏切迹。舒张相是从主动脉瓣关闭直至下一次收缩开始。动脉压波形逐渐下降至基线。舒张相最低点是舒张压。

2. 监测方法与原理

目前，临床常用的监测血压方法有两大类。一类是无创测量法，即指袖带式自动间接动脉血压监测。其原理来自传统的人工听诊气袖法，所不同的是在判别收缩压和舒张压时是通过检测气带内气压的搏动实现的。另一类是有创测量法，即指在动脉内置管进行动脉血压连续监测的直接动脉血压监测法，其原理是使用一般的弹簧压表，但仅能测出平均动脉压，而使用电子压力换能器监测仪，则可测出动脉收缩压、舒张压，还可测得压力波形，且记录一次心动周期的压力波形的变化。两类监测血压法各有其优点和不足。直接动脉压监测的主要优点如下。

（1）可连续监测收缩压、舒张压和平均动脉压，并将其数值及波形实时显示在监护仪荧光屏上，及时准确地反映患者血压动态变化。

（2）有助于根据动脉血压的变化判断体内血容量、心肌收缩力、外周阻力以及有无心包填塞等病情变化。

（3）可以弥补由于袖带监测血压而导致血压测不出或测量不准确的弊端，直接反映动脉血压的实际水平。

（4）可通过动脉置管采集各种动脉血标本，以免除因反复动脉穿刺给患者带来的痛苦。无创血压监测法操作较有创监测法安全、简单、易于操作，可直接避免有创监测时置管所出现的血栓形成或感染等危险。一般来说，在危重症患者的急救过程中多采用有创监测法，但随病情缓解应尽早改为无创监测法，以减少各种并发症的发生。

3. 影响因素

影响动脉血压的因素很多，如每搏输出量、心率、外周阻力、动脉管壁的弹性及循环血量等。这些因素相互关联、相互影响，如心率影响心室充盈和每搏输出量的某些变化，心排出量的改变必伴有血流速度和外周阻力的变化。另外，神经体液因素调节下的心排出量的变化往往会引起外周阻力的变化。临床实际中，遇到具体情况，必须结合患者的血流动力学指标的改变，综合各种因素全面分析和判断。

4. 临床意义

动脉血压是衡量机体生理功能的一项重要指标，无论动脉血压过低或过高都可对机体各脏器功能的相对稳定产生十分不利的影响。通过对动脉血压的监测可推算其他心血管参数，如每搏输出量、心肌收缩力、全身循环阻力等。观察血压波形还可对患者的循环状况进行粗略估计。波形高尖见于高血压、动脉硬化及应用升压药和增强心肌收缩力的药物。波形低钝见于低心排综合征、低血压休克和心律失常以及药物影响等情况。

5. 护理

无创血压监测法的护理较为简单，按常规血压测量法护理要求进行。下面重点对有创血压监测方法的护理加以论述。

（1）保持测压管通畅，防止血栓形成：①定时监测血压通畅情况，随时注意通路、连接管等各个环节是否折曲、受压，定时冲洗管路。②保持三通管正确的方向，测量时开通三通管，并以肝素盐水持续冲洗测压管。③抽取动脉血后或闭管前必须立即用肝素盐水进行快速正压封管，以防凝血阻管。④管路中如有阻塞，应及时抽出血凝块，切勿将血块推入，以防发生动脉血栓形成。⑤在病情平稳后应及时考虑拔出置管，改为无创血压监测，以防并发症出现。⑥保持各接头连接紧密，防止渗漏。

（2）防止感染：①严格无菌操作，每天消毒穿刺部位，并至少每 24 小时更换一次透明贴膜。②每次经测压管抽取动脉血标本时，均应以碘酒、乙醇消毒接头处。③各接头及整个管路应保持严格封闭及无菌状态。

（3）防止空气栓塞：在操作过程中，严格控制空气进入管路，防止空气栓塞。

（4）预防并发症：常见并发症可有远端肢体缺血、出血、感染和测压管脱出，具体护理如下。

①远端肢体缺血：引起远端肢体缺血的主要原因是血栓形成、血管痉挛及局部长时间包扎过紧等。预防办法有：a. 置管前要判断肢端动脉是否有缺血症状。b. 穿刺血管时，动作要轻柔稳准，穿刺针选择要粗细得当，避免反复穿刺损伤血管。c. 固定肢体勿过紧，防止影响血液循环。

②局部出血血肿：穿刺后要密切观察局部出血情况，对应用抗凝药或有出血倾向者要增加压迫止血的时间，至少 5 分钟以上。穿刺局部应用宽胶布加压覆盖，必要时加沙袋压迫止血。如有血液渗出要及时清除，以免影响对再次出血情况的观察。

③感染：动脉置管可发生局部或全身感染。一旦发生全身感染多由血源性感染所致，后果严重。因此，置管期间严密观察体温变化，如出现高热、寒战，应及时查找原因；如发现穿刺部位出现红、肿或有分泌物形成，应加强换药，并取分泌物进行细菌培养，以协助诊断，合理选择抗生素。置管期间一旦发生感染应立即拔管，并将测压管末端无菌封闭送做细菌培养。

④测压管脱出：置管期间，穿刺针及管路要固定稳妥，防止翻身等操作时将管拉出。对躁动患者要采取好保护措施，必要时将患者手包紧，防止患者不慎将管拔出，一旦发生管路脱出，切忌将管送回，以防感染。

## （三）血氧饱和度监测

血氧饱和度（$SaO_2$）是指血氧含量与血红蛋白完全氧合的氧容量之比。即 $SaO_2$ = 动脉血实际结合氧 / 动脉血氧结合饱和时含氧量 × 100%。临床上常用的 $SaO_2$ 监测仪，是通过无创的红外线探头监测患者指（趾）端小动脉搏动时的氧合血红蛋白的百分数而获得经皮 $SaO_2$。$SaO_2$ 正常范围为 94% ~ 100%。

1. 测定方法

经皮血氧饱和度的探头有两种。一种是指夹式，探头由夹子式构成，一面发射红光，一面接收。适用于成人及儿童。另一种是粘贴式，由两个薄片构成，可分别粘在患者指或趾两侧，适用于新生儿和早产儿，因儿童的指或趾较小且细嫩，用指夹式探头夹不住，即便夹住也容易压伤指或趾。

2. 测定原理

（1）分光光度测定法：将红外线探头放置于患者指（趾）端等适当的位置，根据血红蛋白和氧合血红蛋白对光吸收特性不同的特点，利用发光二极管发射出红外光和红外线穿过身体适当部位的性质，用可以穿透血液的红光（波长 660μm）和红外线（940μm）分别照射组织（指或趾），并以光敏二极管接受照射后的光信号，为了排除动脉血以外其他组织的影响，只取搏动的信号，经计算机采样分析处理氧合血红蛋白占总血红蛋白的百分数，最终显示在监视器上。但如果无脉搏，则不能进行测量。

（2）容积测定法：正常生理情况下，毛细血管和静脉均无搏动，仅有小动脉有搏动。入射光线通过手指时，在心脏收缩期，手指血容量增多，光吸收量最大；反之，在心脏舒张期，光吸收量最小。因此，光吸收量的变化反映了组织血容量的变化。此种方法只测定搏动性血容量，而不受毛细血管和静脉影响，也与肤色和皮肤张力无关。

3. 临床意义

（1）提供低氧血症的监测指标，指导氧疗：监测指尖 $SpO_2$ 方法简单、便捷、安全，通过监测所得的 $SpO_2$ 指标，可以及时发现危重症患者的低氧血症及其程度，指导选择和调节合理氧疗方式，改善低氧血症，避免或减少氧中毒的发生。

（2）提供应用机械通气治疗的依据，指导通气参数的调整：监测能帮助确定危重症患者实施机械通气治疗的时机，并在机械通气过程中，与其他指标相结合，对机械通气选择的通气模式、给氧浓度等参数进行调整，还可为撤机和拔除气管插管提供参考依据。

（3）提供心率监测：有些监护仪在测量血氧饱和度的同时还可以通过其血氧饱和度模块获取心率参数，其原理是通过末梢血管的脉动波计算出心率。此优点保证了心电图受干扰时心率测量的准确性，临床上应用较为方便。

4. 影响因素

血氧饱和度的监测结果会受很多因素的影响，如患者脉搏的强弱、血红蛋白的质和量、皮肤和指甲状态、患者血流动力学变化等。患者烦躁不安会导致测量结果不准，在使用时应固定好探头，尽量使患者安静，以免报警及不显示结果。因探头为红线及红外线，所以照蓝光的新生儿应将探头覆盖，避免直接照射，损伤探头。严重低血压、休克、体温过低或使用血管活性药物，以及血红蛋白水平较高时均可影响测量结果，应结合患者病情综合判断指标的准确性，防止影响病情的治疗和诊断。在极高的环境光照情况下也会影响测量结果，使用时，应尽量避免。有研究表明，对于那些存在外周血管痉挛或因外界寒冷刺激诱导的外周低灌流时，采取额贴监测血氧饱和度比指尖的监测更有优势。

5. 护理

（1）血氧饱和度的监测应排除各种干扰因素，尤其应注意人为因素的干扰，如探头放置位置、吸痰后的影响、肢端的温度等。

（2）要对监测探头进行维护和保养和防止导线断折。

（3）监测时，探头红外线射出面应直对手指（趾）甲床侧，指尖放置深度合适，以防检测结果不准确。

（4）发现监测结果持续下降低于 94% 时，应及时查找分析原因，排除非病情变化因素后，仍不缓解，应立即采取措施。不宜在测血压侧指尖监测血氧饱和度，以免影响监测结果。

（5）通过血氧饱和度监测结果可以粗略评估动脉血氧分压水平，以便及时判断病情变化，即当 $SaO_2$

> 90%时，相当于 $PaO_2$ > 7.98 kPa（60 mmHg）；当 $SaO_2$ 为 80%～90%时，相当于 $PaO_2$ 5.32～7.98 kPa（40～60 mmHg）；当 $SaO_2$ < 80%时，相当于 $PaO_2$ < 5.32 kPa（40 mmHg）。

## 二、特殊监测技术

### （一）中心静脉压监护

中心静脉压（CVP）是指右心房、上下腔静脉近右心房处的压力，主要反映右心的前负荷，正常值为 4～12 $cmH_2O$。通过对中心静脉压的变化进行监测，有助于判断体内血容量、静脉回心血量、右心室充盈压或心功能状态，对指导临床静脉补液及利尿药的应用有着极其重要的意义，是重危患者的重要监测指标。

1. 测量方法

CVP 测量通常采用开放式测量方法。此法通过颈外静脉、颈内静脉或锁骨下动脉至上腔静脉，或者通过股静脉至下腔静脉，其中上腔静脉较下腔静脉测量准确。测量时，将测压管的一端保持与大气相通的状态。另外，还有一种方法为闭合式测量，即整个测量过程保持闭合状态，不与大气相通，而通过压力传感器与压力监测仪相连接测得。右心漂浮导管也可直接测得中心静脉压。开放式测压的具体要求如下。

（1）物品准备：监护仪、监测 CVP 的测压管件一套、三通管、刻度尺、肝素盐水、延长管以及无菌消毒用物。

（2）患者准备：向患者做好解释，以取得配合；取平卧位，上腔静脉测压时要将上肢外展 30°～45°，定位零点为基准点，即平卧时，右心房在腋下的水平投影平面，一般定为平腋中线第 4 肋间处。

（3）监测压力：CVP 监测分连续监测和间断监测。连续测量时需备综合监护仪与中心静脉压测压管一套。间断测量为每次连接测量后取下测压管。CVP 监测有两种方法，一种是间断手动人工测量法，另一种是连续仪器测量方法。具体操作方法如下。

①间断手动人工测量方法：a. 将生理盐水冲入一次性延长管，三通管与接中心静脉置管的输液器相连，排尽管道内气体后备用。b. 将三通管开向一次性延长管侧，开放一次性延长管远端，保持垂直位，观察延长管内生理盐水下降幅度，当水柱保持不动时，从基点起测量水柱高度，即为中心静脉压测量值。c. 测量后关闭三通管与延长管的连接，开放输液器端。

②连续仪器测量方法：a. 经锁骨下静脉或颈内静脉将中心静脉导管置入上腔静脉靠近右心房处。b. 导管末端通过延长管接三通接头，与测压鼓、压力换能器和监护仪相连，三通接头的另一端开口连接输液器。c. 测压时，使压力换能器与患者的右心房同一水平（平卧位时，平腋中线水平），压力换能器校零。d. 关闭输液器，使中心静脉导管与压力换能器相通；监护仪上可自动显示压力波形和数值。e. 测压结束时；将压力的换能器端关闭，输液器端与中心静脉导管连通，开始输液。

2. 影响因素与临床意义

中心静脉压力来源于 4 种压力成分。

（1）静脉毛细血管压。

（2）右心房充盈压。

（3）作用静脉外壁的压力，即静脉收缩压和张力。

（4）静脉内壁压，即静脉内血容量。

因此，中心静脉压的高低与血容量、静脉张力和右心功能有关。中心静脉压升高，见于右心及全心功能衰竭、房颤、肺栓塞、气管痉挛、输血补液过量、纵隔压迫、张力性气胸、各种慢性肺疾病、心包填塞、血胸、应用血管收缩药物和患者躁动等情况时。中心静脉压下降常见于失血或脱水引起的血容量不足；也可见于周围血管扩张，如应用扩张血管药物及麻醉过深等。机械通气的患者也可影响中心静脉压，但不同的通气模式对 CVP 的影响程度不同。平均气道压越高，对循环的影响越大，两者成正相关。近年来，相关研究已显示 PEEP、PEEP + PSV、SIMV、IPPV 等通气模式对 CVP 影响较大，尤其是在低血容量时影响更为显著。

3. 护理

（1）防止测压管阻塞：测压通路需持续静脉滴注生理盐水，或测压后用肝素盐水正压封管。如停止生理连续点滴应定时进行常规封管，每天3次。发现测压通路内冲入较多血液，应随时进行再次封管，以防有血凝块阻塞。

（2）保持测压准确性：每次测压前均要重新校对测量零点，因患者可能随时发生体位的变动。测压时，应先排尽测压管中的气泡，防止气体进入静脉造成气栓或影响测量的准确性。测压应在患者平静状态下进行，患者咳嗽、腹胀、烦躁或机械通气应用PEEP均可影响测量结果的准确性。因此，如有上述症状，可先给予处理，待平静10~15分钟后再行测压。如应用呼吸机治疗时，当测压管中水柱下降至基本静止状态时，可暂时断开气管插管与呼吸机的连接，观察水柱再次静止时，即为静脉压。但对于无自主呼吸的患者要慎重行事。

（3）排除干扰因素：测压过程中，测压管中的液面波动最初可快速下降，当接近静脉压时，水柱液面可随呼吸上下波动，且越来越微弱，下降速度也会越来越缓慢，直到静止不动即为静脉压高度。但须注意此时应首先排除测压管阻塞或不够通畅因素，原因可能为静脉导管堵塞、受压或尖端顶于血管壁或管道漏液等，应给予及时处理，以排除干扰。测压时，应禁止同时输入药物，特别是血管活性药物，防止药液输入快，发生意外。

（4）严格无菌操作：每天消毒穿刺点、更换透明敷贴，每天更换输液管和测压管。测压或换管时必须严格消毒各个连接部位。一旦发现感染征象或排除其他原因的高热不退，应及时拔出导管，并剪下导管近心端2~3cm，行细菌培养。如穿刺部位出现发红等感染情况，应禁止用透明胶布，改用棉质纱布，以透气、干燥创面，并增加换药次数。

（5）按需测量：测量中心静脉压的频次应随病情而定，切忌过于频繁。测量后准确记录，异常改变要随时报告医生给予处理。

（6）确保机械通气状态下测量数值的准确性：在机械通气过程中，为避免气道压力、循环血容量、通气模式及测量过程脱机等因素对CVP的影响，可对机械通气时需测量CVP的患者应用回归方程进行计算，所测得的值与患者实际CVP无显著差异，且方法安全、简便。但对肺顺应性差的患者，在用此回归方程时所得脱机后的CVP值比实际脱机所测的CVP稍低。其回归方程为：$y = 0.98x - 1.27$ 和 $y = 0.86x - 1.33$（y和x分别为脱机前后的CVP值），只要将测得的患者上机时的CVP代入上述回归方程，即可计算出脱机后的CVP值。

（7）妥善固定管道：除静脉穿刺点及管道须用透明胶布固定外，还应在距穿刺点5cm处，加固胶布。固定部位应避免关节及凹陷处。对清醒患者做好解释，取得配合；对躁动患者应给予适当束缚，防止牵拉或误拔导管。在保证测压管道系统密闭及通畅的同时，还应防止管道受压、扭曲，接头松动或脱落。

## （二）肺循环血流动力学监护

肺循环指血液由右心室开始，经肺动脉、肺毛细血管、肺静脉，最终到达左心房的循环过程。肺循环血流动力学是研究肺循环的压力、流量、阻力及其他相关问题，是了解肺循环功能的重要方法。许多呼吸系统疾病均直接导致肺循环的异常，因此，监测肺循环功能的变化对呼吸系统疾病的诊治具有十分重要的意义。目前，肺循环血流动力学的监测方法已广泛应用于临床，尤其是应用于危重患者的救治中。

1. 肺循环压力测定

肺循环压力的测定技术分为创伤性和无创性两类。前者主要为右心漂浮导管检查技术，后者包括超声法、胸部X线检查技术、肺阻抗血流图技术、磁共振成像技术、血气分析、心电图技术等。创伤性技术测定结果虽然准确，但对患者具有一定的损伤，检查所需的费用较为昂贵，检查所用的仪器设备较为复杂，在临床应用也较为局限，且不宜于重复随诊检查，患者多难以接受。无创检查方便、无创伤、价格便宜，适用于多次反复检查，但检查的准确性与有创检查相比不够确切。

目前,肺循环压力测定最直接的检查方法为右心漂浮导管检查测压法。此法被认为是评价各种无创检查性测压法准确性的"金标准"。右心漂浮导管检查除了可获取肺动脉压(PAP)、肺毛细血管楔压(PAWP)、右心房压力(CVP)的参数外,还可进行心排出量的测定,并可采取混合静脉血标本以测定混合静脉血血气指标。检查所用的主要设备与仪器包括右心漂浮导管(Swan-Ganz 导管)或血流引导导管(flow-dieted catheter)、压力传感器、生理记录仪、穿刺针、扩张套管等其他无菌手术器材与敷料等。检查时需在严格无菌条件下,经肘前静脉、锁骨下静脉、颈静脉或股静脉穿刺插入漂浮导管进行测定。其原理是通过导管腔内的盐水柱将血管或心腔内压力信号传递到压力换能器上,同步连续示波显示压力曲线及测定的数据,并记录下曲线图形。操作者可以通过压力曲线形态判断导管前端所处的具体位置。

测定肺动脉压力时,应注意以下各点以确保测量的准确性。

(1)先调定零点,然后使换能器上与大气相通的三通口与患者心房呈同一水平,再校正监护仪零点。

(2)挤压注水器冲洗肺动脉管腔,确认其通畅。

(3)将换能器与通向肺动脉管腔相通测得肺动脉压力。

(4)记录呼气末肺动脉压值,但需注意肺动脉压力可能受其他因素的影响,如呼吸和应用机械通气的患者。

有自主呼吸时,吸气相胸腔呈负压,肺动脉压会明显高于呼气相的压力。相反,间歇正压机械通气时,吸气相呈正压,此时的肺动脉压会明显低于呼气相时的压力。因此,无论何种状态,肺动脉压均应以呼气末数值为准。肺动脉嵌顿压的测定与测定肺动脉压的方法基本相似,不同的是要在测定肺动脉压基础上,使导管气囊充气,导管插入肺毛细血管测得的结果同样应以呼气末时的压力为准。

测量各种压力时,应确保导管气囊嵌顿的满意效果。具体方法为:先用 0.01% 肝素生理盐水冲洗肺动脉管腔,以排除因血块阻塞造成的假性肺动脉楔压,缓慢充气 1~1.5 mL 至肺动脉波形变化为相当于或低于肺动脉舒张压的细小波形,放气后出现典型的肺动脉波形,即为导管气囊嵌顿满意,也是导管的满意位置。如有测不到肺动脉楔压的情况,应考虑可能为导管退出肺动脉或气囊破裂。如需拔出右心漂浮导管时,应先核实气囊确实已放气,再缓慢地将漂浮导管拔出,扩张导管后应压迫止血至穿刺部位不再渗血为止。右心漂浮导管持续应用时间过长可出现多种并发症,需要密切观察相关的症状和体征。常见并发症有心律失常、感染、肺栓塞及肺动脉破裂、导管气囊破裂、血栓形成与栓塞、导管在心房或心室内扭曲或打结等,更严重时,可以出现导管折于静脉内,甚至于心搏骤停。

2. 心排出量测定

心排出量又称心输出量。它反映整个循环状态,受静脉回流量、外周血管阻力、外周组织需氧量、血容量、体位、呼吸、心率和心肌收缩力的影响。目前,临床上常用 Fick 法(包括直接与间接 Fick 法)和热稀释法(亦为间接 Fick 法),其中后者方法较为简单,应用较为普遍。另外,还有一种方法为心阻抗图,是 20 世纪 60 年代起出现的应用生物电阻抗原理以测定心排出量的技术。此种技术具有无创伤、价廉、检查迅速等优点,已为学术界所重视。

(1)Fick 法测定:心排出量(L/分钟)= 耗氧率(mL/分钟)/[动脉 – 混合血静脉血氧含量差(mL/dL)×10]。其中氧耗量可直接测得。动静脉血管含量差测定可分别抽取动脉血和混合静脉血(经右心管抽取),经血气分析仪直接测得。但是由于此法中混合动脉血采集较为困难,因此其在临床上的应用受到限制。

(2)热稀释法:将 0℃ 的冷生理盐水作为指示剂,经 Swan-Ganz 导管注入右心房,随血液进入肺动脉,由温度传感器连续测定流过指示剂在右心房和肺动脉内的温度变化,并记录温度/时间稀释曲线。经心排出量时计算仪描记曲线的面积,按公式算出心排出量,并显示、记录其值。此法的优点是指示剂无害,可多次测量,无须抽血检验,机器可自动计算出结果,且测量时无须穿刺动脉。

(3)心阻抗图:应用生物电阻抗原理,通过测定心动周期中胸腔生物电阻抗的变化,间接推算心搏量(SV),再乘以心率即得心排出量 CO。其公式为:$SV = \rho \times (L/Z_0)^2 \times B-X$ 间期 $\times C$。式中:SVE 心搏量(mL);$\rho$ 为血液电阻率,为常数 135;L 为两电极之间的距离(cm);$Z_0$ 为胸腔基础阻抗（Q）；B-X 间期为心阻抗血流图的微力图上由 B 点至 X 点的时间间期（s）；C 为心阻抗血流图的微分图上收缩波的最大波幅（Ω/s）。

影响测定准确性的因素很多。心排出量过低时，心肌等组织与血液间的热交换可使测得值高于实际值。心排出量过高（＞10 L/分钟）时测定结果亦不准确。其他如血液温度在呼吸和循环周期中的波动、呼吸不规则、低温液体在进入心室前温度升高等因素均可影响测量结果。在临床实际中，心排出量测定是通过心排出量测定仪计算，能迅速显示数据。

3. 护理

导管的正确使用及有效的护理对血流动力学监测数值的准确性具有重要意义。

（1）测量准备。①患者准备：操作前要向患者介绍有关检查的重要性和必要性，消除患者紧张情绪，取得患者配合。体位既要适合监测的需要，又保持患者舒适。尤其是枕头的位置非常重要，其摆放一定要使患者满意。②呼吸道准备：术前尽量清除呼吸道痰液，给予及时的翻身、叩背，刺激咳嗽，必要时给予吸痰。手术当日，给予支气管扩张剂扩张支气管，减轻气道反应性，避免术中咳嗽影响检查结果。

（2）掌握操作要点：护士应熟悉导管的放置和测量操作程序，熟悉导管所在部位的压力及正常值，了解并发症及预防措施。置管时要密切观察屏幕上压力波形及心率和心律的变化。放置导管的位置不一，如肘正中静脉、右锁骨下静脉、股静脉、左锁骨下静脉和右颈内静脉。所有这些穿刺点都有优缺点。穿刺部位一般选择右侧颈内静脉，这是漂浮导管操作的最佳途径，导管可以直达右心房，从皮肤到右心房的距离最短，并发症少，容易成功。而经锁骨下静脉穿刺固定稳妥、便于护理。经股静脉插入导管达右心房的距离较远，经导管感染的机会多。置管前，导管的肺 A 腔及右房腔以肝素盐水溶液冲洗，并检查气囊有无漏气。患者取 10°～20°体位，头转向左侧远离穿刺点，要严格执行无菌操作。密切观察心电监测，注意患者的生命体征变化，认真记录，发现异常及时报告处理。通过监视器上典型压力波形的变化就可知导管在心腔中的位置。

导管放置成功后准确记录导管位于穿刺点的刻度，测量时换能器应置于心脏水平，每次测量前应调整到零点，特别是体位变动后更要注意，否则所测压力值不准。重新校对零点，确定侧压部位后再进行测量并记录。

中心静脉导管做输液通路时，不要输入血液制品、清蛋白、脂肪乳液、高渗液体，因其容易堵塞和污染液体。气囊要用气体充气，而不能用液体，因为液体不能压缩，容易对心脏或肺动脉内膜造成损伤。用空气充气时如气囊破裂容易造成空气栓塞。利用漂浮导管进行血流动力学监测是危重症监测室的一个重要监护技术。

（3）避免和及时纠正影响压力测定的因素：检测压力最好选在患者平静呼吸的呼气末，且避免测压时患者产生剧烈咳嗽。如患者接受机械通气治疗，测量肺毛细血管楔压时，必须暂停呼吸机通气，否则测量结果为肺泡内压。测压系统中大气泡未排净，可使测压衰减，压力值偏低。导管检查过程中如有微小的气泡不会引起严重的后果，但进入较多气泡时，则情况较严重，文献报道病死率为 50%。防止气泡进入监测系统，发现气泡要用注射器及时抽出。测压系统中有小气泡，压力值偏高。测量时换能器应置于心脏水平，每次测量前应调整零点，特别是体位变动后，要重新校对零点，因此，测压时，应排除上述原因，才能准确评估血流动力，估计左心功能。总之，当出现问题时，要观察屏幕正上方的提示。

（4）并发症的预防与护理。①测压管道堵塞：管道堵塞时，压力波形消失或波形低钝，用生理盐水 500 mL 加入 3 200 U 肝素以 3 mL/h 的速率泵入测压管内或以 2～3 mL/h（4～6 U/mL）间断推注以防止堵塞。留管时间稍长后会出现压力波形低钝、脉压变小，但冲洗回抽均通畅，考虑为导管顶端有活瓣样的血栓形成所致。护士要注意肺动脉压力值及波形的变化。一旦管腔堵塞，无回血，不宜勉强向里推注。②气囊破裂、空气栓塞：气囊充气最好用 $O_2$ 气充，充气速度不宜过快，充气量不超过 1.5 mL，气囊充气时间不可过长，一般为 10～30 个心动周期（10～20 秒），获得肺动脉楔压波形后，立即放气。PCWP 不能连续监测，最多不超过 20 秒，监测中要高度警惕导管气囊破裂，如发现导管气囊破裂，应立即抽出气体，做好标记并交班，以免引起气栓。气囊充气测肺楔压是将针筒与导管充气口保持锁定状态，放气时针芯自动回弹，容积与先前充气体积相等，否则说明气囊已破裂，勿再充气测肺楔压，并尽早拔管防止气囊碎片脱落。PCWP测定后要放松气囊并退出部分导管，防止肺栓塞和肺破裂。尽量排尽测压管和压力传感器内的气泡。③血栓形成和肺栓塞：导管留置时间过长使血中的纤维蛋白黏附于导管周围，导管尖端位置过深近于嵌入状态时血流减慢，管腔长时间不冲洗以及休克和低血压患者处于高凝状态等情况，均易形成血栓。血栓形成后出现静脉堵塞症状如上肢水肿、颈部疼痛、静脉扩张。④肺动脉破裂和肺出血：肺动脉破裂和肺出血是最严重的并发症，Poulson等统计19例肺动脉破裂患者，11例发生死亡。肺动脉破裂的发生率占0.2%。常见于气囊充气过快或导管长期压迫肺动脉分支。肺出血临床可表现为突发的咳嗽、咯血、呼吸困难，甚至休克，双肺可闻及水泡音。肺小动脉破裂的症状为胸痛、咯血、气急；发生肺动脉破裂时，病情迅速恶化，应使患肺保持低位（一般为右肺），必要时行纤维支气管镜检查或手术治疗。多见于老年患者，肺动脉高压和心脏瓣膜病。⑤导管扭曲、打结、折断：出现导管扭曲应退出和调换。退管困难时注入冷生理盐水10 mL。打结时可在X线透视下，放松气囊后退出。导管在心内打结多发生于右室，由于导管软、管腔较小，插入过快或用力过大，可使导管扭曲打结；测压时可见导管从右房或右室推进15 cm后仍只记录到右室或肺动脉压，X线片即可证实。此时应将导管退出，重新插入。⑥心律失常：严密监测变化，心律失常以房性和室性早搏最常见，也有束支传导阻滞，测压时导管经三尖瓣入右心室及导管顶端触及室壁时极易诱发室性早搏。如发现室性早搏、阵发性室速要及时报告医生。一般停止前送导管，前期收缩即可消失，或静脉注射利多卡因控制。测压时要熟练掌握操作技术，减少导管对室壁的刺激。严重的室速、室颤立即报告医生，并及时除颤。⑦缩短置管时间预防感染：留置导管一般在3~5天，不超过7天为宜，穿刺部位每天消毒后用透明膜覆盖，便于观察有无渗血，保持清洁、干燥，如患者出现高热、寒战等症为感染所致，应立即拔管。感染可发生在局部穿刺点和切口处，也能引起细菌性心内膜炎。怀疑感染的病例应做导管尖端细菌培养，同时应用有效的抗生素。在血流动力学稳定后拔除导管，拔管时须按压穿刺点防止局部出血。

### （三）血气监护

血液、气体和酸碱平衡正常是体液内环境稳定、机体赖以健康生存的一个重要方面。

1. 血气分析指标

（1）动脉血氧分压（$PaO_2$）：血液中物理溶解的氧分子所产生的压力。$PaO_2$正常范围10.67~13.3 kPa（80~100 mmHg），正常值随年龄增加而下降，$PaO_2$的年龄预计值=［13.75 kPa－年龄（岁）×0.057］±0.53 kPa 或［13.5 mmHg－年龄（岁）×0.42］±4 mmHg，$PaO_2$低于同龄人正常范围下限者，称为低氧血症。$PaO_2$降至8.0 kPa（60 mmHg）以下时，是诊断呼吸衰竭的标准。

（2）动脉血氧饱和度（$SaO_2$）：指血红蛋白实际结合的氧含量与全部血红蛋白能够结合的氧含量比值的百分率。其计算公式：$SaO_2$=氧合血红蛋白/全部血红蛋白×100%，正常范围为95%~98%。动脉血氧分压与$SaO_2$的关系是氧离曲线。

（3）氧合指数：氧合指数=$PaO_2/FiO_2$，正常值为53.13~66.67 kPa（400~500 mmHg）。ALI时存在严重肺内分流，$PaO_2$降低明显，提示高吸氧浓度并不能提高$PaO_2$或提高$PaO_2$不明显，故氧合指数常<40 kPa（300 mmHg）。

（4）肺泡-动脉血氧分压差［$P_{(A-a)}O_2$］：在正常生理情况下，吸入空气时$P_{(A-a)}O_2$为1.33 kPa（10 mmHg）左右。吸纯氧时$P_{(A-a)}O_2$正常不超过8 kPa（60 mmHg），ARDS时$P_{(A-a)}O_2$增大，吸空气时常可增至6 kPa（50 mmHg）；而吸纯氧时$P_{(A-a)}O_2$常可超过13.3 kPa（100 mmHg），但该指标为计算值，结果仅供临床参考。

（5）肺内分流量（Qs/Qt）：正常人可存在小量解剖分流，一般不大于3%。ARDS时，由于V/Q严重降低，Qs/Qt可明显增加，达10%以上，严重者可高达20%~30%。

以上5个指标常作为临床判断低氧血症的参数。

（6）动脉血二氧化碳分压（$PaCO_2$）：是动脉血中物理溶解的$CO_2$分子所产生的压力。正常范围4.67~6.0 kPa（35~45 mmHg）。测定$PaCO_2$是结合$PaO_2$判断呼吸衰竭的类型与程度，是反映酸碱平衡呼吸因素的唯一指标。当$PaCO_2$>45 mmHg（6.0 kPa）时，应考虑为呼吸性酸中毒或代谢性碱中毒的呼吸代偿，当 $PaCO_2 < 35$ mmHg（4.67 kPa）时，应考虑为呼吸性碱中毒或代谢性酸中毒的呼吸代偿。

①$PaO_2 < 8.0$ kPa（60 mmHg）、$PaCO_2 < 6.67$ kPa（50 mmHg）或在正常范围，为Ⅰ型呼吸衰竭。

②$PaO_2 < 8.0$ kPa（60 mmHg）、$PaCO_2 \geq 6.67$ kPa（50 mmHg），为Ⅱ型呼吸衰竭。

③肺性脑病时，$PaCO_2$ 一般应 $> 9.33$ kPa（70 mmHg）；当 $PaO_2 < 5.33$ kPa（40 mmHg）时，$PaCO_2$ 在急性病 $> 8.0$ kPa（60 mmHg），慢性病例 $> 10.67$ kPa（80 mmHg），且有明显的临床症状时提示病情严重。

④吸氧条件下，计算氧合指数 < 300 mmHg（40 kPa），提示呼吸衰竭。

（7）碳酸氢盐（$HCO_3$）：是反映机体酸碱代谢状况的指标。$HCO_3$ 包括实际碳酸氢盐（AB）和标准碳酸氢盐（SB）。SB 和 AB 的正常范围均为 22～27 mmol/L，平均 24 mmol/L。AB 是指隔离空气的血液标本在实验条件下所测得的血浆 $HCO_3^-$ 值，是反映酸碱平衡代谢因素的指标：当 < 22 mmol/L 时，可见于代谢性酸中毒或呼吸性碱中毒代偿；大于 27 mmol/L 时，可见于代谢性碱中毒或呼吸性酸中毒代偿。SB 是指在标准条件下 [即 $PaCO_2 = 40$ mmHg（5.33 kPa）、Hb 完全饱和、温度 37℃] 测得的 $HCO_3^-$ 值。它是反映酸碱平衡代谢因素的指标。正常情况下，AB = SB；AB↑ > SB↑ 见于代谢性碱中毒或呼吸性酸中毒代偿；AB↓ < SB↓ 见于代谢性酸中毒或呼吸性碱中毒代偿。

（8）pH 值：是表示体液氢离子浓度的指标或酸碱度，由于细胞内和与细胞直接接触的内环境的 pH 测定技术上的困难，故常由血液 pH 测定来间接了解 pH = 1/$H^+$，它是反映体液总酸度的指标，受呼吸和代谢因素的影响。正常范围：动脉血为 7.35～7.45，混合静脉血比动脉血低 0.03～0.05。pH < 7.35 为失代偿的酸中毒 [呼吸性和/或代谢性]，pH > 7.45 为失代偿的碱中毒 [呼吸性和/或代谢性]。

（9）缓冲碱（BB）：是血液（全血或血浆）中一切具有缓冲作用的碱（负离子）的总和，包括 $HCO_3^-$、血红蛋白、血浆蛋白和 $HPO_4^{2-}$，正常范围 45～55 mmol/L，平均 50 mmol/L。仅 BB 一项降低时，应考虑为贫血。

（10）剩余碱（BE）：是在 38℃、$PaCO_2$ 5.33 kPa（40 mmHg）、$SaO_2$ 100% 条件下，将血液标本滴定至 pH 7.40 时所消耗酸或碱的量，表示全血或血浆中碱储备增加或减少的情况。正常范围为 ±3 mmol/L，平均为 0。其正值时表示缓冲碱量增加，负值时表示缓冲碱减少或缺失。

（11）总 $CO_2$ 量（$TCO_2$）：它反映化学结合的 $CO_2$ 量（24 mmol/L）和物理溶解的 $O_2$ 量（1.2 mmol/L）。正常值 = 24 + 1.2 = 25.2 mmol/L。

（12）$CO_2$-CP：是血浆中呈化合状态的 $CO_2$ 量，理论上应与 $HCO_3^-$ 大致相同，但因有 $NaHCO_3^-$ 等因素干扰，比 $HCO^3$ 偏高。

2. 酸碱平衡的调节

人的酸碱平衡是由 3 套完整调节系统进行调节的，即缓冲系统、肺和肾的调节。人体正是由于有了这些完善的酸碱平衡调节机制，才确保了机体处于一个稳定的内环境的平衡状态。机体每天产生固定酸 120～160 mmol（60～80 mEq）和挥发酸 15 000 mmol（15 000 mEq），但体液能允许的 $H^+$ 浓度变动范围很小，正常时 pH 值在 7.35～7.45 内波动，以保证人体组织细胞赖以生存的内环境稳定。这正是由于体内有一系列复杂的酸碱平衡调节。

（1）缓冲系统：人体缓冲系统主要有 4 组缓冲对，即碳酸－碳酸氢盐（$H_2CO_3$-$HCO_3^-$）、磷酸二氢钠－磷酸氢二钠系统（$NaH_2PO_4$-$NaH_2PO_4$）、血浆蛋白系统和血红蛋白系统。这 4 组缓冲对构成了人体对酸碱失衡的第一道防线，它能使强酸变成弱酸，强碱变成弱碱，或变成中性盐。但是，由于缓冲系统容量有限，缓冲系统调节酸碱失衡的作用也是有限的。碳酸－碳酸氢盐是人体中缓冲容量最大的缓冲对，在细胞内外液中起重要作用，占全血缓冲能力的 53%，其中血浆占 35%，红细胞占 18%。磷酸二氢钠－磷酸氢二钠在细胞外液中含量不多，缓冲作用小，只占全血缓冲能力的 3%，主要在肾脏排 $H^+$ 过程中起较大的作用。血浆蛋白系统主要在血液中起缓冲作用，占全血缓冲能力的 7%，血红蛋白系统可分为氧合血红蛋白缓冲对（$HHbO_2$-$HbO_2$）和还原血红蛋白缓冲对（HHb-$Hb^-$），占全血缓冲能力的 35%。

（2）肺的调节：肺在酸碱平衡中的作用是通过增加或减少肺泡通气量、控制排出 $CO_2$ 量使血浆中

$HCO_3^-/H_2CO_3$ 比值维持在 20∶1 水平。正常情况下，当体内产生酸增加，$H^+$ 升高，肺代偿性过度通气，$CO_2$ 排出增多，使 pH 维持在正常范围；当体内碱过多时，$H^+$ 降低，则呼吸浅慢，$CO_2$ 排出减少，使 pH 维持在正常范围。但是当增高 > 80 mmHg（10.67 kPa）时，呼吸中枢反而受到抑制，这是由呼吸中枢产生 $CO_2$ 麻醉状态而造成的结果。肺脏调节的特点是作用发生快，但调节的范围小，当机体出现代谢性酸碱失衡时，肺在数分钟内即可代偿性增快或减慢呼吸频率或幅度，以增加或减少 $CO_2$ 排出。

（3）肾脏调节：肾脏在酸碱平衡调节中是通过改变排酸或保碱量来发挥作用的。其主要调节方式是排出 $H^+$ 和重吸收肾小球滤出液中的 $HCO_3^-$，以维持血浆中 $HCO_3^-$ 浓度在正常范围内，使血浆中的 pH 值保持不变。肾脏排 $H^+$ 保 $HCO_3^-$ 的途径有 3 条，即 $HCO_3$ 重吸收、尿液酸化和远端肾小管泌氨与 $NH_4^+$ 生成。与肺脏的调节方式相比，肾脏的调节酸碱平衡的特点是功能完善但作用缓慢，常需 72 小时才能完成；其次是肾调节酸的能力大于调节碱的能力。

3. 血气监护

血气监护是利用血气监护仪，即一种将传感器放置在患者血管内或血管外不伴液体损失的仪器，间断或连续监测 pH、$PCO_2$、$PO_2$。目前市售的血气监护仪一般包括传感器显示器、定标器三大部分。血管内与血管外血气监护仪的差别在于血管内血气监护仪的传感器置于动脉导管内的光缆顶端，而血管外血气监护仪的传感器则置于便携式传感器盒内，这标志着血气监护技术的新进展。

总之，无论选择哪种方式进行血气分析或血气监护，护士均需从以下几个方面加强护理。

（1）熟练掌握动脉采血方法或血气监护仪：操作规程参照生产厂家仪器使用说明，临床上，凡是需要连续观察血气及酸碱变化的患者均可进行血气监护。但要求每天须进行 4～6 次以上者，方可考虑应用血气监护仪进行连续监护。

（2）严格掌握动脉采血或血气监护时机：一般情况下，需在患者平静状态下采集动脉血标本。当患者吸氧或机械通气时，需标明吸入氧浓度、吸氧或机械通气时间、监护仪显示的指尖脉氧值和患者体温。尽量避免在患者剧烈咳嗽、躁动不安，或翻身、叩背、吸痰等强刺激后进行血气分析。

（3）耐心做好解释：动脉采血不同于静脉采血，较为少见，患者易产生恐惧和紧张的心理。操作前护士需向患者详细说明采血意义、方法和注意事项，使患者有充分的心理准备，密切配合，增加一次采血成功率。

（4）避免影响因素。可能影响血气分析结果的常见因素包括：①肝素浓度不当，一般肝素浓度应为 1 000 U/mL。②采血时肝素湿润注射器管壁未排尽，剩余过量可造成 pH 下降和 $PO_2$ 升高。③标本放置过久，可导致 $PO_2$ 和 pH 值下降。④未对体温进行校正，pH 与温度呈负相关，$PCO_2$ 和 $PO_2$ 与温度成正相关。⑤标本中进入气泡，抽取标本时未排尽标本中的气泡，对低氧血症者影响较大。⑥误抽静脉血，一旦误抽静脉血，须及时发现，正确判断，以免影响医生对检查结果的判定。对上述影响因素，要尽量避免，如选择一次性血气分析专用注射器，标本现抽现送，立即检查。

# 第五章
# 心血管内科疾病的护理

## 第一节 心律失常

心律失常是指心脏冲动的频率、节律、起源部位、传导速度与激动次序的异常。按其发生原理，划分为冲动形成异常和冲动传导异常两大类。

### 一、病因及发病机制

**（一）病因**

1. 心脏病

如冠状动脉粥样硬化性心脏病、风湿性心脏病、心肌炎、高血压心脏病、肺源性心脏病、先天性心脏病等。

2. 非心源性病因

如自主神经功能紊乱，内分泌代谢失常，酸中毒和电解质紊乱，强心苷、抗心律失常等药物过量，以及急性感染、颅脑病变、导管直接刺激等。

正常人在吸烟、饮酒、饱餐、疲劳、紧张、激动等情况下也可发生心律失常。

**（二）发病机制**

1. 冲动形成异常

（1）异常自律性：自主神经系统兴奋性改变或心脏传导系统的内在病变，均可导致窦房结的自律性升高或降低，异位起搏点的自律性增强而发放不适当的冲动；心肌缺血、缺氧、洋地黄类药物中毒等因素可使无自律性的心肌细胞（如心房、心室肌细胞），在病理状态下出现异常自律性，从而引起各种心律失常。

（2）触发活动：指局部儿茶酚胺浓度增高、低血钾、高血钙、洋地黄中毒时，心房、心室与希氏束-浦肯野组织在动作电位后产生除极活动，被称为后除极。若后除极的振幅增高并抵达阈值，则可引起反复激动。触发活动虽与自律性不同，但亦可导致持续性快速性心律失常。

2. 冲动传导异常

折返是所有快速性心律失常最常见的发生机制。产生折返需要以下基本条件。

（1）心脏两个或多个部位的传导性与不应期各不相同，相互联结形成一个闭合环。

（2）其中一条通路可形成单向传导阻滞。

（3）另一通道传导缓慢，使原先发生阻滞的通道有足够时间恢复兴奋性。

（4）原先阻滞的通道再次激动，从而完成一次折返激动。冲动在环内反复循环，从而产生持续而快速的心律失常。

冲动传导至某处心肌，若恰逢生理性不应期，则可形成生理性阻滞或干扰现象。若冲动传导障碍并非由于生理性不应期所引起,则称为病理性传导阻滞。

## 二、常见的心律失常

### (一)窦性心律失常

窦性心律失常主要包括窦性心动过速、窦性心动过缓、窦性停搏、窦性心律不齐和病态窦房结综合征。由窦房结冲动引起的心律,统称为窦性心律,其正常频率成人为 60～100 次/分。窦性心律的频率 > 100 次/分,称为窦性心动过速;< 60 次/分,称为窦性心动过缓;窦性停搏指窦房结不能产生冲动,由低位起搏点(如房室结)发出逸搏或逸搏心律控制心室。当其节律发生快慢不一改变,不同 P-P 或 R-R 间期的差异大于 0.12 秒,称为窦性心律不齐。病态窦房结综合征简称病窦综合征,是由窦房结或其周围组织的器质性病变导致窦房结起搏或传导功能障碍,产生多种心律失常的综合表现。

1. 症状

窦性心动过速可无症状或仅有心悸感;当窦性心动过缓心率过慢时,可引起头晕、乏力、胸痛等。患者可因躯体不适而紧张不安。长时间的窦性停搏如无逸搏,可使患者出现黑矇、头晕或短暂意识障碍,严重时可发生抽搐。病窦综合征患者出现心脑供血不足的症状:头晕、头痛、乏力、心绞痛等,严重者发生阿-斯综合征。

2. 体征

心率可超过 100 次/分(大多在 100～180 次/分之间)或低于 60 次/分,窦性心律不齐时表现为心率快慢稍不规则,常在吸气时心率加快,呼气时心率减慢。

### (二)期前收缩

期前收缩又称过早搏动,由于异位起搏点兴奋性增高,发出的冲动提前使心脏收缩所致,是临床上最常见的心律失常。按其起源部位不同,分为房性、房室交界性、室性三类,其中以室性最为常见。此外,依据期前收缩出现的频度不同,分为偶发和频发;如与正常基础心律交替出现,可呈现二联律、三联律。在同一导联的心电图上室性期前收缩的形态不同,称为多源性室性期前收缩。

1. 症状

偶发期前收缩时,患者可无症状,部分患者有心悸或心跳暂停感;当期前收缩频发或连续出现时,可出现心悸、乏力、头晕、胸闷、憋气、晕厥等症状,并可诱发或加重心绞痛、心力衰竭。如出现上述症状,应观察其程度、持续时间以及给日常生活带来的影响。期前收缩患者易过于注意自己脉搏和心跳的感觉,加之症状引起的不适而紧张、思虑过度。

2. 体征

听诊呈心律不齐,期前收缩后出现较长的间歇,第一心音常增强,第二心音相对减弱甚至消失。

### (三)阵发性心动过速

阵发性心动过速是一种阵发、快速而规律的异位心律,由三个或三个以上连续发生的期前收缩形成,又称异位性心动过速。根据异位起搏点的部位不同,可分为房性、房室交界性和室性阵发性心动过速。由于房性与房室交界性阵发性心动过速在临床上常难以区别,故统称为室上性阵发性心动过速,简称室上速。临床特点为突然发作、突然终止,可持续数秒、数小时甚至数日,自动停止或经治疗后停止。

1. 症状

室上性阵发性心动过速发作时患者可感心悸、头晕、胸闷、心绞痛,严重者发生晕厥、黑矇、心力衰竭、休克。室性阵发性心动过速患者多有低血压、心绞痛、呼吸困难、晕厥、抽搐、甚至猝死等。评估时对有晕厥史的患者应详细询问发作的诱因、时间及过程。阵发性心动过速发作时病情重,患者常有恐惧感。

2. 体征

室上性阵发性心动过速听诊心律规则,心率可达 150～200 次/分,心尖部第一心音强度一致。室性阵发性心动过速听诊心律略不规则,心率多在 140～220 次/分,第一心音强度可不一致。

### (四)扑动与颤动

当自发性异位搏动的频率超过阵发性心动过速的范围时,形成扑动或颤动。根据异位搏动起源的部位不同，可分为心房扑动与颤动、心室扑动与颤动。心房颤动是仅次于期前收缩的常见心律失常，远较心房扑动多见。心室扑动与颤动是极危重的心律失常。

1. 症状

心房颤动多有心悸、胸闷、乏力，严重者可发生心力衰竭、休克、晕厥及心绞痛发作，心房内附壁血栓脱落可引起脑栓塞、肢体动脉栓塞、视网膜动脉栓塞等而出现相应的临床表现。患者可因体循环动脉栓塞致残而忧伤、焦虑。心室扑动与颤动的临床表现无差别，相当于心室停搏。一旦发生，患者立即出现阿－斯综合征，表现为意识丧失、抽搐、心跳呼吸停止。

2. 体征

心房扑动者听诊时心律可规则亦可不规则。心房颤动者查体第一心音强弱不等，心室律绝对不规则，有脉搏短绌。室颤听诊心音消失，脉搏、血压测不到。评估房颤的患者，应仔细测定心率、心律、脉率，时间应在1分钟以上。

### （五）房室传导阻滞

房室传导阻滞是指窦性冲动从心房传入心室过程中受到不同程度的阻滞。阻滞可发生在结间束、房室结、房室束、双侧束支等部位。根据阻滞的程度分为三度，第一度、第二度又称为不完全性房室传导阻滞，第三度称为完全性房室传导阻滞。第二度房室传导阻滞又分为Ⅰ型（文氏现象和莫氏Ⅰ型）和Ⅱ型（莫氏Ⅱ型），Ⅱ型易发展成完全性房室传导阻滞。

1. 症状

第一度房室传导阻滞患者常无症状；第二度Ⅰ型可有心悸与心脏停顿感，第二度Ⅱ型患者有乏力、头晕、胸闷、活动后气急、短暂晕厥感；第三度房室传导阻滞可出现心力衰竭和脑缺血症状，严重时出现阿－斯综合征，甚至猝死。

2. 体征

第二度房室传导阻滞时，脉搏、心律不规则；第三度房室传导阻滞时心率慢而节律规则，心率常为20～50次/分，第一心音强弱不等，可闻及大炮音，血压偏低。

### （六）预激综合征

预激综合征是指心房冲动提前激动部分或全部心室，或心室冲动提前激动部分或全部心房。发生预激的解剖学基础是：房室间除有正常的传导组织以外，还存在附加的房－室肌束连接，称为房室旁路或Kent束。另外尚有房－希束（James束）、结室纤维束（Mahaim束），较为少见。WPW综合征患者除有典型的预激心电图表现外，临床上常有心动过速发作。

1. 症状

预激综合征本身无任何症状，当引起快速室上性心动过速、心房颤动，可诱发心悸、胸闷、心绞痛、休克及心功能不全，甚至发生猝死。

2. 体征

当出现快速室上性心律失常时心率增快；伴房颤时，可检测到脉搏短绌。

## 三、护理

### （一）护理目标

患者活动耐力得到提高，能进行适当的活动；能保持良好的心理状态，焦虑减轻或消失；无心力衰竭、猝死等发生或发生时能得到及时抢救，获得心律失常的有关知识和自我护理技能。

### （二）护理措施

1. 休息与体位

（1）对无器质性心脏病的良性心律失常患者，鼓励其正常工作和生活，建立健康的生活方式，注意劳逸结合，避免过度疲劳。与患者及家属共同制订活动计划，告知患者限制最大活动量的指征。

（2）室性阵发性心动过速、第二度Ⅱ型及第三度房室传导阻滞等严重心律失常发作时，患者应绝对卧床休息。

（3）当心律失常发作导致胸闷、心悸、头晕时，嘱患者采取高枕卧位、半坐位或其他舒适体位，尽量避免左侧卧位，因左侧卧位可使患者感到心脏的搏动而加重不适感。

（4）保持病室安静、温度适宜，协助做好生活护理；关心患者，减少和避免任何不良刺激，促进身心休息。

（5）严格按医嘱给予抗心律失常药物，纠正因心律失常引起的心排血量的减少，改善机体缺氧状况，提高活动耐力。

（6）对伴有气促、发绀等缺氧指征的患者，给予氧气持续吸入，多采用2～4 L/分钟的流量。

2. 心电监护，防治并发症

（1）对出现严重心律失常的患者必须进行心电监护，密切观察并记录有无引起猝死的危险征兆：①潜在的引起猝死危险的心律失常，如频发性、多源性、呈联律或呈 R on T 现象的室性期前收缩、第二度Ⅱ型房室传导阻滞。②随时有猝死危险的严重心律失常，如室性阵发性心动过速、心室颤动、第三度房室传导阻滞等。一旦发现上述情况应立即报告医生，配合紧急处理。

（2）严重心律失常患者突然出现心前区疼痛、心悸、头昏、晕厥、气促、乏力等症状，提示发生猝死先兆。嘱患者立即停止活动，安置半卧位，给予氧气吸入，密切观察患者的意识状态及生命体征变化，进行心电监护并通知医生，做好抢救准备。建立静脉通道，备好纠正心律失常的药物及其他抢救药品、电复律器、临时起搏器等。患者出现意识丧失、抽搐、大动脉搏动消失、呼吸停止、瞳孔散大等猝死表现时，应立即配合医生进行心肺复苏、非同步直流电复律或临时起搏等。

（3）避免劳累、情绪激动、感染等诱发心力衰竭的因素，遵医嘱给予纠正心律失常的药物。

（4）监测生命体征、皮肤颜色、温度、尿量、心电图等，判断心律失常的类型，观察有无头晕、晕厥、气急、烦躁不安等表现。一旦发生心力衰竭，积极采取相应的护理措施。

（5）监测血气分析结果、电解质及酸碱平衡情况。

3. 抗心律失常药物应用的护理

（1）严格遵医嘱给予抗心律失常药物，注意给药途径、剂量、给药速度等。口服药应按时按量服用；静脉注射时速度应缓慢，必要时心电监测。

（2）观察用药过程中及用药后的心率、心律、血压、脉搏、呼吸、意识变化，观察疗效和药物不良反应，及时发现用药而引起的心律失常。①奎尼丁：对心脏的毒性反应较严重，可致心力衰竭、Q-T 间期延长及诱发室速甚至室颤而发生奎尼丁晕厥。有30%的患者因药物不良反应需要停药。故在给药前需测量患者的血压、心率、心律，如血压 < 90/60 mmHg、心率 < 60 次/分或心律不规则时，须与医生联系。因该药毒性反应较重，故一般应白天给药，避免夜间给药。②利多卡因：大剂量使用可引起呼吸抑制、血压下降、房室传导阻滞等，应注意给药的剂量和速度。在治疗室性快速性心律失常时，一般先静脉推注 50～100 mg，有效后再以 2～4 mg/分钟的速度静脉滴注维持。③普萘洛尔：可引起心动过缓、房室传导阻滞等，在给药前应测量患者的心率，当心率缓慢异常时应及时停药。④普罗帕酮：可引起恶心、呕吐、眩晕、视力模糊、房室传导阻滞、诱发和加重心力衰竭等，餐时或餐后服用可减少胃肠道刺激。⑤胺碘酮：可有胃肠反应、肝功能损害、心动过缓、房室传导阻滞、低血压等，久服还可影响甲状腺功能和引起角膜碘沉着，少数患者可出现肺纤维化。⑥莫雷西嗪：可有头晕、头痛、震颤、恶心、呕吐、腹泻、血压下降、房室传导阻滞等。

4. 心理护理

（1）向患者解释焦虑和恐惧情绪不仅加重心脏负荷，更易诱发或加重心律失常；说明心律失常的可治性，解除患者思想顾虑；鼓励患者说出焦虑的原因，评估焦虑程度。

（2）指导患者采用放松技术，如全身肌肉放松、缓慢深呼吸；鼓励患者参加力所能及的活动或适当的娱乐，如读书看报、听音乐等，以分散注意力。嘱患者积极配合治疗，尽早控制病情，从而减轻躯体不适和紧张情绪。

（3）对严重心律失常患者，应加强巡视，给予心理支持，以消除患者的恐惧心理。

（4）因焦虑程度严重而影响休息或加重病情时，按医嘱适当使用镇静、抗焦虑药。

5. 健康指导

（1）向患者及家属讲解心律失常的常见病因、诱因及防治知识。

（2）嘱患者注意劳逸结合、生活规律；无器质性心脏病者，应积极参加体育锻炼，调整自主神经功能；有器质性心脏病者，根据心功能情况适当活动。

（3）指导患者戒烟酒，避免摄入刺激性食物，如咖啡、浓茶等；饮食应低脂、易消化、富营养，少食多餐，避免饱餐，保持大便通畅。心动过缓患者避免排便时屏气，以免兴奋迷走神经而加重病情。

（4）指导患者保持乐观、稳定的情绪，分散注意力，不过分注意心悸的感受，使患者和家属理解良性心律失常对人体的影响主要是心理上的影响。

（5）有晕厥史的患者避免从事驾驶、高空作业等有危险的工作，有头昏、黑蒙时立即平卧，以免晕厥发作时摔伤。

（6）说明服用抗心律失常药物的重要性，告知患者遵医嘱按时按量服药，不可随意增减药量或撤换药物，教会患者观察药物疗效和不良反应，有异常时及时就诊。

（7）教会患者及家属测量脉搏的方法，以利于病情自我监测；嘱患者每日至少测脉搏1次，每次应在1分钟以上；教会患者家属心肺复苏技术，以备紧急需要时应用。

（8）患者定期随访，经常复查心电图，及早发现病情变化。对安装人工心脏起搏器的患者及家属做好相应的指导。

（三）护理评价

通过治疗和护理，患者活动耐力增强；情绪稳定，焦虑或恐惧减轻或消失；获得心律失常的有关知识和自我护理技能；未发生心力衰竭、猝死等，或得到及时抢救。

## 第二节　原发性高血压

原发性高血压系指原因未明的以动脉血压升高为主要临床表现的临床综合征，通常简称为高血压。是多种心、脑血管疾病的重要病因和危险因素，影响心、脑、肾等重要脏器的结构和功能，最终导致这些器官的功能衰竭。目前仍是心血管疾病死亡的主要原因之一。约5%的高血压患者，血压升高是由某些确定的疾病或病因引起，称为继发性高血压。我国流行病学调查显示，高血压患病率呈明显上升趋势，北方高于南方，沿海高于内地，城市高于农村。青年期男性高于女性，中年后女性略高于男性。且高血压患病率、发病率及血压水平随年龄增加而升高。

### 一、病因与发病机制

（一）病因

目前认为原发性高血压是在一定的遗传背景下由于多种后天环境因素作用，使正常血压调节机制失代偿所致。一般认为遗传因素占40%，环境因素约占60%。

1. 遗传因素

高血压具有明显的家族聚集性，父母均有高血压的正常血压子女，以后发生高血压的比例增高。提示其有遗传学基础或伴有遗传生化异常。

2. 环境因素

（1）饮食：流行病学和临床观察均显示食盐摄入量与高血压的发生和血压水平呈正相关。钠盐摄入越多，血压水平和患病率越高。而低钾、低钙、低动物蛋白的膳食更加重了钠对血压的不良影响。

（2）精神应激：人在长期紧张、压力、焦虑或长期环境噪声、视觉刺激下也可引起高血压，因此，城市从事脑力劳动者高血压的患病率超过体力劳动者，从事精神紧张度高的职业和长期噪音环境中工作者患高血压较多。

3. 其他因素

肥胖、服避孕药也与高血压的发生有关，肥胖是血压升高的重要危险因素，一般采用体重指数

（BMI）来衡量肥胖程度，即体重（kg）/身高的平方（$m^2$）（20～24为正常范围）。约1/3高血压患者有不同程度的肥胖。服避孕药的妇女血压升高发生率及程度与服用时间长短有关，口服避孕药引起的高血压一般为轻度，并且可逆转。另外，阻塞性睡眠呼吸暂停综合征（OSAS）亦与高血压有关，50% OSAS患者有高血压。

### （二）发病机制

影响血压的因素众多，从血流动力学角度，主要取决于心排血量及体循环的外周阻力。平均动脉血压（MBP）=心排血量（CO）×总外周阻力（PR）。高血压的血流动力学特征主要是总外周血管阻力相对或绝对增高。高血压的发病机制包括以下几个方面。

1. 交感神经系统活性亢进

各种病因使大脑皮质兴奋与抑制过程失调，皮层下神经中枢功能发生变化，各种神经递质浓度与活性异常，导致交感神经系统活性亢进，血浆儿茶酚胺浓度升高，阻力小动脉收缩增强。

2. 肾性水钠潴留

各种原因引起肾性水钠潴留，机体为避免心输出量增高使组织过度灌注，全身阻力小动脉收缩增强，导致外周血管阻力增高，也可能通过排钠激素分泌释放增加使外周血管阻力增高。

3. 肾素－血管紧张素－醛固酮系统（RAAS）激活

肾小球入球动脉的球旁细胞分泌肾素，作用于肝脏产生的血管紧张素原，生成血管紧张素Ⅰ，再经血管紧张素转换酶（ACE）的作用生成血管紧张素Ⅱ，作用于血管紧张素Ⅱ受体，使小动脉平滑肌收缩，外周血管阻力增加。并可刺激肾上腺皮质分泌醛固酮，使水钠潴留，血容量增加。还可通过交感神经末梢使去甲肾上腺素分泌增加，这些作用均可使血压升高。

4. 胰岛素抵抗

近年认为胰岛素抵抗是2型糖尿病和高血压发生的共同病理生理基础，胰岛素抵抗表现为继发性高胰岛素血症，使肾脏水钠重吸收增加，交感神经系统活性亢进，动脉弹性减退，从而使血压升高。

5. 其他

细胞膜离子转运异常，血管内皮系统生成、激活和释放的各种血管活性物质，代谢异常，饮酒过多等均可导致心排出量及外周血管阻力增加，而引起血压升高。

以上机制主要从总外周血管阻力增高出发，但此机制尚不能解释单纯收缩性高血压和脉压明显增大。通常情况下，收缩压和脉压的主要决定因素是大动脉弹性和外周血管的压力反射波，因而近年来重视动脉弹性功能在高血压发病中的作用。

## 二、血压分类和定义

目前，我国采用国际上统一的血压分类和标准（表5-1），适用于任何年龄的成人。高血压定义为收缩压≥140 mmHg和/或舒张压≥90 mmHg，根据血压升高水平，又进一步将高血压分为1、2、3级。

表5-1 血压水平分类

| 类别 | 收缩压 mmHg（kPa） | | 舒张压 mmHg（kPa） |
|---|---|---|---|
| 理想血压 | <120（16） | | <80（10.7） |
| 正常血压 | <130（17.3） | 和 | <85（11.3） |
| 正常高值 | 130～139（17.3～18.5） | | 85～89（11.3～11.9） |
| 1级高血压（轻度） | 140～159（18.7～21.2） | 和（或） | 90～99（12～13.2） |
| 亚组：临界高血压 | 140～149（18.7～19.9） | 和（或） | 90～94（12～12.5） |
| 2级高血压（中度） | 160～179（21.3～23.9） | 和（或） | 100～109（13.3～14.5） |
| 3级高血压（重度） | ≥180（24） | 和（或） | ≥110（14.7） |
| 单纯收缩期高血压 | >140（18.7） | 和 | <90（12） |
| 亚组：临界收缩期高血压 | 140～149（18.7～19.9） | 和 | <90（12） |

当收缩压和舒张压属于不同分级时，以较高的级别作为标准；既往有高血压病史者，目前正服降压

药,虽然血压 < 140/90 mmHg(18.7/12 kPa)亦应诊断为高血压。

## 三、危险度分层

危险度的分层可根据血压水平、其他心血管危险因素、糖尿病、靶器官损害及并发症情况将高血压患者分为低危、中危、高危和极高危,见表5-2。

表5-2 高血压患者心血管危险分层标准

| 其他危险因素和病史 | 血压水平 | | |
|---|---|---|---|
| | 1级高血压 | 2级高血压 | 3级高血压 |
| 无其他危险因素 | 低危 | 中危 | 高危 |
| 1~2个危险因素 | 中危 | 中危 | 极高危 |
| 3个以上危险因素或糖尿病,或靶器官损伤 | 高危 | 高危 | 极高危 |
| 有并发症 | 极高危 | 极高危 | 极高危 |

心血管疾病危险因素:男性 > 55 岁,女性 > 65 岁;吸烟;血胆固醇 > 5.72 mmol/L;早发心血管疾病家族史。

靶器官的损害:左心室肥厚、蛋白尿和/或血肌酐轻度升高、有动脉粥样斑块、视网膜动脉狭窄。

并发症:心脏疾病、脑血管疾病、肾脏疾病、血管疾病和视网膜病变。

低度危险组:高血压1级,不伴有上列危险因素,以改善生活方式为主的治疗。

中度危险组:高血压1级伴1~2个危险因素或高血压2级不伴或伴有不超过2个危险因素者。除改善生活方式的治疗外,应给予药物治疗。

高度危险组:高血压1~2级伴至少3个危险因素者,必须应用药物治疗。

极高度危险组:高血压3级或高血压1~2级伴靶器官损害及相关的临床疾病者(包括糖尿病),应尽快给予强化治疗。

## 四、临床表现

### (一)一般表现

1. 症状

大多数起病缓慢、渐进,早期症状不明显,一般缺乏特殊的临床表现,只是在精神紧张、情绪激动后才出现血压暂时性升高,随后即可恢复正常;部分患者没有症状,常见症状有头痛、头晕、颈项板紧、疲劳、心悸等,在紧张或劳累后加重,不一定与血压水平有关,多数症状可自行缓解,也可出现视力模糊、鼻出血等较重症状。约1/5患者无症状,仅在测量血压时或发生心、脑、肾等并发症时才被发现。

2. 体征

血压随季节、昼夜、情绪等因素有较大波动。冬季血压较高,夏季较低;血压有明显昼夜波动,一般夜间血压较低,清晨起床活动后血压迅速升高,形成清晨血压高峰。患者在家中的自测血压值往往低于在医院所测的血压值。心脏听诊时可有主动脉瓣区第二心音亢进、收缩期杂音或收缩早期喀喇音。高血压后期的临床表现常与心、脑、肾损害程度有关。

### (二)临床特殊类型

1. 恶性高血压

恶性高血压发病急骤,多见于青、中年。临床特点为血压明显升高,舒张压持续在130 mmHg(17.3 kPa)以上。眼底出血、渗出或视神经盘水肿,出现头痛、视力迅速减退。肾脏损害明显,持续的蛋白尿、血尿及管型尿,可伴有肾功能不全。本病进展快,如不给予及时治疗,预后差,可死于肾衰竭、脑卒中或心力衰竭。

2. 高血压危重症

（1）高血压危象：在高血压病程中，由于血管阻力突然上升，血压明显增高，收缩压达 260 mmHg（34.7 kPa）、舒张压 > 120 mmHg（16 kPa），患者出现头痛、烦躁、心悸、多汗、恶心、呕吐、面色苍白或潮红、视力模糊等症状。伴靶器官损害病变者可出现心绞痛、肺水肿或高血压脑病。控制血压后病情可迅速好转，但易复发。其发生机制是交感神经兴奋性增加导致儿茶酚胺分泌过多。

（2）高血压脑病：是指在高血压病程中发生急性脑血液循环障碍，引起脑水肿和颅内压增高而产生的临床征象。发生机制可能为血压过高超过了脑血管的自身调节机制，使脑灌注过多，导致液体渗入脑血管周围组织，引起脑水肿。临床表现为严重头痛、呕吐、神志改变，重者意识模糊、抽搐、癫痫样发作甚至昏迷。

## 五、并发症

### （一）心脏

血压长期升高使心脏尤其是左心室后负荷过重，致使左心室肥厚、扩大，形成高血压性心脏病，最终导致左心衰竭。高血压可促使冠状动脉粥样硬化的形成，并使心肌耗氧量增加，可出现心绞痛、心肌梗死和猝死。

### （二）脑

长期高血压易形成颅内微小动脉瘤，血压突然增高时可引起破裂而致脑出血。血压急剧升高还可发生一过性脑血管痉挛，导致短暂性脑缺血发作及脑血栓形成，出现头痛、失语、肢体瘫痪。血压极度升高可发生高血压脑病。

### （三）肾脏

长期而持久血压升高，可引起肾小动脉硬化，导致肾功能减退，出现蛋白尿，晚期可出现氮质血症及尿毒症。

### （四）眼底

眼底可反映高血压的严重程度，分为四级。①Ⅰ级：视网膜动脉痉挛、变细、反光增强。②Ⅱ级：视网膜动脉狭窄，动静脉交叉压迫。③Ⅲ级：上述血管病变基础上有眼底出血或棉絮状渗出。④Ⅳ级：出血或渗出伴有视神经盘水肿。

### （五）血管

除心、脑、肾血管病变外，严重高血压可促使主动脉夹层形成并破裂，常可致命。

## 六、护理

### （一）护理目标

患者血压控制在合适的范围，头痛减轻；无意外发生；能增进保健知识，坚持合理用药；无并发症的发生。

### （二）护理措施

1. 用药护理

用药一般从小剂量开始用药，遵医嘱调整剂量，不可自行增减或突然撤换药物，多数患者需长期服用维持量；注意降压不可过快、过低，某些降压药物有体位性低血压反应，应指导患者改变体位时动作宜缓慢，警惕服降压药后可能发生的低血压反应，服药后如有晕厥、恶心、乏力时，立即平卧，头低足高位，以促进静脉回流，增加脑部血流量；服药后不要站立太久，因长时间站立会使腿部血管扩张，血液淤积于下肢，脑部血流量减少；避免用过热的水洗澡或蒸气浴，防止周围血管扩张导致晕厥。

2. 高血压危重症的护理

（1）一旦发生高血压急症，应绝对卧床休息，抬高床头，避免一切不良刺激和不必要的活动，协助生活护理。必要时使用镇静剂。

（2）保持呼吸道通畅，吸氧 4～5 L/分钟。

（3）立即建立静脉通道，遵医嘱尽早准确给药，以达到快速降压和脱水降颅内压的目的。硝普钠静脉滴注过程中应避光，调整给药速度，严密监测血压，脱水剂滴速宜快等。

（4）定期监测血压，严密观察病情变化，做好心电、血压、呼吸监测，一旦发现血压急剧升高、剧烈头痛、呕吐、大汗、视力模糊、面色及神志改变、肢体运动障碍等症状，立即通知医生。

（5）制止抽搐，发生抽搐时用牙垫置于上、下臼齿间防止唇舌咬伤；患者意识不清时应加床栏，防止坠床；避免屏气或用力排便。

3. 健康指导

（1）合理膳食：坚持低盐饮食，减少膳食中脂肪摄入，补充适量蛋白质，多食蔬菜和水果，摄入足量钾、镁、钙。进食应少量多餐，避免暴饮暴食及饮用刺激性饮料，戒烟酒。

（2）预防便秘：采用适当的措施如多食粗纤维食物、饮蜂蜜水等，保持大便通畅。由于便秘会使降压药的吸收增加或变得不规则而引起危险的低血压反应。同时排便时用力，使胸、腹压上升，极易引起收缩压升高，甚至造成血管破裂，因此应预防便秘。

（3）适当运动：可根据年龄及身体状况选择慢跑、太极拳等不同方式的运动，应避免提重物或自高处取物，因会屏气用力，导致血压升高。鼓励患者参加有兴趣的休闲娱乐活动，不应感受到有压力，如养花、养鸟。

（4）指导用药：告诉患者及家属有关降压药的名称、剂量、用法、作用与不良反应和降压药应用注意事项，并提供书面材料。教育患者服药剂量必须遵医嘱执行，不可随意增减药量或突然撤换药物。

（5）自测血压：建议患者自备血压计，教会患者或家属定时测量血压并记录，定期门诊复查。

（6）减少压力，保持情绪稳定：创造安静、舒适的休养环境，避免过度兴奋，减少影响患者激动的因素。教会患者训练自我控制能力，消除紧张和压力，保持最佳心理状态。

（三）护理评价

患者能正确认识疾病，避免加重高血压的诱发因素，懂得自我护理方法，改变不良的生活方式；患者坚持按医嘱服降压药，减少并发症的发生，无高血压急症发生。

## 第三节 冠状动脉粥样硬化性心脏病

冠状动脉粥样硬化性心脏病简称冠心病，指冠状动脉粥样硬化使血管腔狭窄或阻塞，和/或因冠状动脉功能性改变（痉挛）导致心肌缺血、缺氧或坏死而引起的心脏病，统称冠状动脉性心脏病，亦称缺血性心脏病。冠心病是严重危害人民健康的常见病。在我国，本病呈逐年上升趋势。发生年龄多在40岁以后，男性多于女性，脑力劳动者多见。

### 一、临床分型

#### （一）无症状性心肌缺血（隐匿型）

患者无症状，但静息、动态或负荷试验心电图有ST段压低，T波低平或倒置等心肌缺血的客观证据；或心肌灌注不足的核素心肌显像表现。

#### （二）心绞痛

心绞痛有发作性胸骨后疼痛，为一过性心肌供血不足引起。

#### （三）心肌梗死

心肌梗死一般症状严重，由冠状动脉闭塞致心肌急性缺血性坏死所致。

#### （四）缺血性心肌病（心律失常和心力衰竭型）

缺血性心肌病表现为心脏增大、心力衰竭和心律失常，由长期心肌缺血导致心肌纤维化而引起，临床表现与扩张型心肌病类似。

#### （五）猝死

因原发性心脏骤停而猝然死亡，多为缺血心肌局部发生电生理紊乱，引起严重的室性心律失常所致。

## 二、心绞痛

心绞痛是由于冠状动脉供血不足,导致心肌急剧的、暂时的缺血、缺氧所产生的临床综合征。心绞痛可分为稳定型心绞痛和不稳定型心绞痛,本部分重点介绍稳定型心绞痛。

### (一)病因及发病机制

1. 病因

心绞痛最基本的病因是冠状动脉粥样硬化引起血管腔狭窄和/或痉挛。其次有重度主动脉瓣狭窄或关闭不全、肥厚型心肌病、先天性冠状动脉畸形、冠状动脉栓塞、严重贫血、休克、快速心律失常、心肌耗氧量增加等。常因体力劳动、情绪激动、饱餐、寒冷、阴雨天气、吸烟而诱发。

2. 发病机制

当冠状动脉的血液供应与需求之间发生矛盾时,冠状动脉血流量不能满足心肌代谢的需要,引起心肌急剧的、暂时的缺血缺氧,即可发生心绞痛。

正常情况下,冠状循环血流量具有很大的储备力量,其血流量可随身体的生理情况有显著的变化,在剧烈体力活动、情绪激动等对氧的需求增加时,冠状动脉适当扩张,血流量增加(可增加6~7倍),达到供求平衡。当冠状动脉粥样硬化致冠状动脉狭窄或部分分支闭塞时,其扩张性减弱,血流量减少,当心肌的血供减少到尚能应付平时的需要,则休息时无症状。一旦心脏负荷突然增加,如劳累、激动、心力衰竭等使心脏负荷增加,心肌耗氧量增加时,对血液的需求增加,而冠脉的供血已经不能相应增加,即可引起心绞痛。

在缺血缺氧的情况下,心肌内积聚过多的代谢产物,如乳酸、磷酸、丙酮酸等酸性物质,或类似激肽的多肽类物质,刺激心脏内自主神经的传入纤维末梢,经1~5胸交感神经节和相应的脊髓段,传到大脑,可产生疼痛的感觉,即心绞痛。

### (二)临床分型

1. 劳累性心绞痛

劳累性心绞痛发作常由于体力劳动或其他增加心肌需氧量的因素而诱发,休息或含服硝酸甘油后可迅速缓解。其原因主要是冠状动脉狭窄使血流不能按需求相应地增加,出现心肌氧的供需不平衡。

(1)稳定型心绞痛:最常见,指劳累性心绞痛发作的性质在1~3个月内并无改变,即每次发作的诱因、发作次数、程度、持续时间、部位、缓解方式等大致相同。

(2)初发型心绞痛:过去未发作过心绞痛或心肌梗死,初次发生劳累性心绞痛的时间不足一个月者。或既往有稳定型心绞痛已长期未发作,再次发生时间不足一个月者。

(3)恶化型心绞痛:原为稳定型心绞痛的患者,在3个月内疼痛发作的频率、程度、时限、诱因经常变动,进行性恶化,硝酸甘油不易缓解。可发展为心肌梗死或猝死,亦可逐渐恢复为稳定型心绞痛。

2. 自发性心绞痛

自发性心绞痛发作特点为疼痛发生与体力或脑力活动引起心肌需氧量增加无明显关系,常与冠脉血流储备量减少有关。疼痛程度较重,时限较长,不易为硝酸甘油所缓解。

(1)卧位型心绞痛:休息、睡眠时发作,常在半夜、偶在午睡时发生,硝酸甘油不易缓解。本型易发展为心肌梗死或猝死。

(2)变异型心绞痛:与卧位型心绞痛相似,常在夜间或清晨发作,但发作时心电图相关导联ST段抬高,与之对应的导联则ST段下移,主要为冠状动脉痉挛所致,患者迟早会发生心肌梗死。

(3)急性冠状动脉功能不全:亦称中间综合征,常在休息或睡眠时发生,时间可达30分钟至1小时或以上,但无心肌梗死表现,常为心肌梗死的前奏。

(4)梗死后心绞痛:急性心肌梗死发生后一个月内再发的心绞痛。

3. 混合性心绞痛

其特点是患者既可在心肌需氧量增加时发生心绞痛,亦可在心肌需氧量无明显增加时发生心绞痛,为冠状动脉狭窄使冠脉血流储备量减少,而这一血流储备量的减少又不固定,经常波动地发生进一步减少所致。

临床上常将除稳定型心绞痛之外的以上所有类型的心绞痛及冠脉成形术后心绞痛、冠脉旁路术后心绞痛等归入"不稳定型心绞痛"。此外，恶化型心绞痛及各型自发性心绞痛有可能进一步发展为心肌梗死，故又被称为"梗死前心绞痛"。

### （三）临床表现

1. 症状

其症状以发作性胸痛为主要临床表现。典型的疼痛特点如下。

（1）部位：位于胸骨体上段或中段之后，可波及心前区，有手掌大小范围，甚至横贯前胸，界限不很清楚。常放射至左肩、左臂内侧达无名指和小指，或达咽、颈、下颌部等。

（2）性质：典型的胸痛呈压迫性或紧缩性、发闷，也可有堵塞、烧灼感，但不尖锐，不像针刺或刀割样痛，偶伴濒死的恐惧感觉。发作时，患者常不自觉地停止原来的活动。

（3）诱因：体力劳动、情绪激动（如愤怒、焦虑、过度兴奋）、饱餐、寒冷、阴雨天气、吸烟、排便、心动过速、休克等。

（4）持续时间：疼痛出现后逐渐加重，呈阵发性，轻者3~5分钟，重者可达10~15分钟，很少超过30分钟。

（5）缓解方式：一般停止原有活动或含服硝酸甘油后1~3分钟内缓解。

（6）发作频率：疼痛可数天、数周发作一次，亦可一日内多次发作。

2. 体征

一般无异常体征。心绞痛发作时可见面色苍白、皮肤发冷或出汗、血压升高、心率增快，有时闻及第四心音奔马律，可有暂时性心尖部收缩期杂音。

### （四）护理

1. 护理目标

患者疼痛缓解，生活能自理；能叙述心绞痛的诱因，遵守保健措施。

2. 护理措施

（1）一般护理。①休息和活动：一般不需卧床休息，保持适当的体力劳动，以不引起心绞痛为度。但心绞痛发作时应立即休息，不稳定型心绞痛者，应卧床休息。缓解期应根据患者的具体情况制订合理的活动计划，以提高患者的活动耐力，最大活动量以不发生心绞痛症状为度。但应避免竞赛活动和屏气用力动作，并防止精神过度紧张和长时间工作。②饮食：原则为低盐、低脂、高维生素、易消化饮食。控制摄入总热量，热量控制在2 000 kcal左右，主食每日不超过500 g，避免过饱，甜食少食，晚餐宜少；低脂饮食，限制动物脂肪、蛋黄及动物内脏的摄入，其标准是把食物中胆固醇的含量控制在300 mg/d以内（一个鸡蛋约含胆固醇200~300 mg）。少食动物脂肪，常食植物油（豆油、菜油、玉米油等），因为动物脂肪中含较多的饱和脂肪酸，食用过多会使血中胆固醇升高，而植物油含有较多的不饱和脂肪酸，可降低血中胆固醇、防止动脉硬化形成和发展的作用；低盐饮食，通常以不超过4 g/d为宜，若有心功能不全，则应更少；限制含糖食物的摄入，少吃含糖高的糕点、糖果，少饮含糖的饮料，粗细搭配主食，防止热量过剩、体重增加；一日三餐要有规律，避免暴饮暴食，戒烟限酒。多吃新鲜蔬菜、水果以增加维生素的摄取及防止便秘的发生。③保持大便通畅：由于便秘时患者用力排便可增加心肌耗氧量，诱发心绞痛。因此，应指导患者养成按时排便的习惯，增加食物中纤维素的含量，多饮水，增加活动，以防发生便秘。

（2）病情观察：心绞痛发作时应观察胸痛的部位、性质、程度、持续时间，严密监测血压、心率、心律、脉搏、体温，描记疼痛发作时心电图，观察有无心律失常、急性心肌梗死等并发症的发生。

（3）用药护理：注意药物的疗效及不良反应。含服硝酸甘油片后1~2分钟开始起作用，30分钟后作用消失。硝酸甘油可引起头痛、血压下降，偶伴晕厥。使用时注意：①随身携带硝酸甘油片，注意有效期，定期更换，以防药效降低。②对于规律性发作的劳累性心绞痛，可进行预防用药，在外出、就餐、排便等活动前含服硝酸甘油。③胸痛发作时每隔5分钟含服硝酸甘油0.5 mg，直至疼痛缓解。如果疼痛持续 15～30 分钟或连续含服 3 片后仍未缓解，应警惕急性心肌梗死的发生。④胸痛发作含服硝酸甘油后最好平卧，必要时吸氧。⑤静脉滴注硝酸甘油时应监测患者心率、血压的变化，掌握好用药浓度和输液速度，患者及家属不可擅自调整滴速，防止低血压的发生。⑥青光眼、低血压时忌用。

（4）心理护理：心绞痛发作时患者常感到焦虑，而焦虑能增强交感神经兴奋性，增加心肌需氧量，加重心绞痛。因此患者心绞痛发作时应专人守护，安慰患者，增加患者的安全感，必要时可遵医嘱给予镇静剂。

（5）健康指导。①生活指导：合理安排休息与活动，保证充足的休息时间。出院后遵医嘱服药，不要擅自增减药量，自我检测药物的不良反应。外出时随身携带硝酸甘油以备急用。活动应循序渐进，以不引起症状为原则。避免重体力劳动、精神过度紧张的工作或过度劳累。②指导患者防止心绞痛再发作：避免诱发因素，告知患者及家属过劳、情绪激动、饱餐、剧烈运动、受寒冷潮湿刺激等都是心绞痛发作的诱因，应注意尽量避免；减少危险因素，如戒烟；减轻精神压力，选择低盐、低脂、低胆固醇、高纤维素饮食，维持理想的体重，控制高血压，调节血脂，治疗糖尿病等。

3. 护理评价

患者主诉疼痛减轻或消失，能自觉避免诱发因素，未发生并发症或发生后得到了及时的控制；生活需要得到了及时的满足。

## 三、心肌梗死

心肌梗死是指在冠状动脉病变的基础上，发生冠状动脉血供急剧减少或中断，使相应心肌的严重而持久地急性缺血导致心肌坏死。临床表现为持续而剧烈的胸骨后疼痛、特征性心电图动态演变、白细胞计数和血清心肌坏死标记物增高，常可发生心律失常、心力衰竭或心源性休克。属冠心病的严重类型。

### （一）病因及发病机制

本病基本病因是冠状动脉粥样硬化，造成管腔严重狭窄和心肌血液供应不足，而侧支循环尚未充分建立，在此基础上，若发生血供急剧减少或中断，使心肌严重而持久地缺血达 1 小时以上，即可发生心肌梗死。心肌梗死原因绝大多数是由于不稳定粥样斑块破溃，继而出血和管腔内血栓形成，使管腔闭塞。少数情况下粥样斑块内或其下发生出血或血管持续痉挛，也可使冠状动脉完全闭塞。

促使粥样斑块破裂出血及血栓形成的诱因有：休克、脱水、出血、外科手术或严重心律失常，使心排血量骤降，冠状动脉灌流量锐减；饱餐特别是进食多量脂肪后，血脂增高，血黏稠度增高；重体力活动、情绪过分激动、用力排便或血压剧升，致左心室负荷明显加重，儿茶酚胺分泌增多，心肌需氧量猛增，冠状动脉供血明显不足；晨起 6 时至 12 时交感神经活动增加，机体应激反应增强，冠状动脉张力增高。

心肌梗死可由频发心绞痛发展而来，也可原无症状，直接发生心肌梗死。心肌梗死后发生的严重心律失常、休克或心力衰竭，均可使冠状动脉灌流量进一步降低，心肌坏死范围进一步扩大，严重者可导致死亡。

### （二）临床表现

1. 先兆症状

50%～81.2%患者在发病前数日有乏力、胸部不适、活动时心悸、气急、烦躁、心绞痛等前驱症状。心绞痛以新发生或出现较以往更剧烈而频繁的疼痛为突出特征，疼痛持续时间较以往长，诱因不明显，硝酸甘油疗效差，心绞痛发作时伴恶心、呕吐、大汗、心动过缓、急性心功能不全、严重心律失常或血压有较大波动等，心电图示 ST 段一时性明显抬高或压低，T 波倒置或增高。及时处理先兆症状，可使部分患者避免心肌梗死的发生。

2. 主要症状

其症状与心肌梗死面积的大小、部位以及侧支循环情况密切相关。

（1）疼痛：为最早、最突出的症状。疼痛部位和性质与心绞痛相似，但多无明显的诱因。常发生于安静或睡眠时，疼痛程度更重，范围更广，常呈难以忍受的压榨、窒息或烧灼样，伴有大汗、烦躁不安、恐惧及濒死感。疼痛持续时间较长，可达数小时或数日，休息和含服硝酸甘油不能缓解。部分患者疼痛可向上腹部、颈部、下颌和背部放射而被误诊为其他疾病，少数患者无疼痛，一开始即表现为休克或急性心力衰竭。也有患者整个病程都无疼痛或其他症状，后来才发现发生过心肌梗死。

（2）全身症状：一般在疼痛发生后24～48小时出现。表现为发热、白细胞增高和红细胞沉降率增快等，由坏死组织吸收所引起。体温升高至38℃左右，一般不超过39℃，持续大约1周，伴有心动过速或过缓。

（3）胃肠道症状：剧烈疼痛时常伴恶心、呕吐和上腹胀痛，与坏死心肌刺激迷走神经和心排血量降低致组织灌注不足等有关；亦可出现肠胀气，重者可发生呃逆。

（4）心律失常：大部分患者都有心律失常。多发生在起病1～2天内，24小时内最多见。室性心律失常最多，尤其是室性期前收缩，如出现频发（每分钟5次以上）室性期前收缩、成对或呈短阵室性心动过速、多源性室性期前收缩或R on T现象。常为心室颤动的先兆。前壁心肌梗死易发生室性心律失常，下壁心肌梗死易发生房室传导阻滞及窦性心动过缓。前壁心肌梗死如发生房室传导阻滞表明梗死范围广泛，预后较差。

（5）低血压和心源性休克：疼痛发作期间血压下降常见，但未必是休克，如疼痛缓解而收缩压下降仍＜80 mmHg，且患者表现烦躁不安、面色苍白、皮肤湿冷、脉细而快、大汗淋漓、尿量减少（＜20 mL/h）、神志迟钝，甚至昏厥者则为休克表现，多在起病后数小时至1周内发生，主要为心肌广泛坏死、心排血量急剧下降所致。

（6）心力衰竭：主要为急性左心衰竭，为梗死后心脏舒缩力显著减弱或不协调所致。可在起病最初几日内发生，或在疼痛、休克好转阶段出现。发生率32%～48%，表现为呼吸困难、咳嗽、发绀、烦躁等。重者可发生肺水肿，随后可有右心衰竭的表现。右心室心肌梗死者一开始即可出现右心衰竭表现，并伴血压下降。

3. 体征

（1）心脏体征：心脏浊音界可正常或轻至中度增大；心率多增快，也可减慢，心律不齐；心尖区第一心音减弱，可闻第三或第四心音奔马律。部分患者发病后2～3天出现心包摩擦音。亦有部分患者在心前区可闻及收缩期杂音或喀喇音，为二尖瓣乳头肌功能失调或断裂所致。

（2）血压和其他：除急性心肌梗死早期血压可增高外，几乎所有患者都有血压下降。起病前有高血压者，血压可降至正常；起病前无高血压者，血压可降至正常以下。当伴有心律失常、休克或心力衰竭时，可有相应的体征。

（三）并发症

1. 乳头肌功能失调或断裂

二尖瓣乳头肌因缺血、坏死等使收缩功能发生障碍，造成不同程度的二尖瓣脱垂及关闭不全，心尖区可出现粗糙的收缩期杂音或伴收缩中晚期喀喇音。轻者可以恢复，重者可严重损害左心功能致使发生急性肺水肿，在数天内死亡。

2. 心脏破裂

心脏破裂较少见，常在起病1周内出现。多为心室游离壁破裂，偶为心室间隔破裂造成穿孔。

3. 栓塞

栓塞的发生率为1%～6%，见于起病后1～2周。如为左心室附壁血栓脱落所致，则引起脑、肾、脾或四肢等动脉栓塞；由下肢静脉血栓破碎脱落所致，则产生肺动脉栓塞。

4. 心室壁瘤

心室壁瘤主要见于左心室，发生率15%～20%。较大的室壁瘤体检时可见左侧心界扩大，超声心动图可见心室局部有反常运动，心电图ST段持续抬高。

5. 心肌梗死后综合征

心肌梗死后综合征发生率为10%。于心肌梗死后数周至数月内出现，可反复发生，表现为心包炎、胸膜炎或肺炎。有发热、胸痛、气急、咳嗽等症状。可能为机体对坏死组织的过敏反应。

### (四) 护理

**1. 护理目标**

患者主诉疼痛减轻或消失；卧床期间生活需要得到满足，促进身心休息；患者的活动耐力逐渐增加；患者保持排便通畅，无便秘发生。心律失常被及时发现和控制，未发生心力衰竭和心源性休克。

**2. 护理措施**

治疗原则是尽早使心肌血液再灌注（到达医院后30分钟内开始溶栓或90分钟内开始介入治疗）以挽救濒死的心肌，防止梗死面积扩大或缩小心肌缺血范围，保护和维持心脏功能，及时处理严重心律失常、泵衰竭和各种并发症，防止猝死。

（1）一般护理。

①休息与活动：急性期绝对卧床休息12小时，保持环境安静，减少探视，协助患者进食、洗漱及大小便。如无并发症，24小时床上肢体活动，第3天房内走动，第4～5天逐渐增加活动量，以不感到疲劳为限。有并发症者可适当延长卧床时间。

②饮食指导：起病后4～12小时内给予流质饮食，随后用半流质，以减轻胃扩张，2～3天后改为软食，宜进低盐、低脂、低胆固醇、易消化的食物，多吃蔬菜、水果，少量多餐，不宜过饱，禁烟、酒，避免浓茶、咖啡及过冷、过热、辛辣刺激性食物。超重者应控制总热量，有高血压、糖尿病者应进食低脂、低胆固醇及低糖饮食。有心功能不全者，适当限制钠盐。

③保持大便通畅：急性心肌梗死患者由于卧床休息、进食少、使用吗啡等药物易引起便秘，而排便用力易诱发心力衰竭、肺梗死甚至心脏骤停。因此，评估患者日常的排便习惯、排便次数及形态，指导患者养成每日定时排便的习惯，多吃蔬菜、水果等粗纤维食物，或服用蜂蜜水；适当腹部环形按摩，促进排便；也可每日常规给缓泻剂，必要时给予甘油灌肠。以防止便秘时用力排便导致病情加重。

（2）病情观察：进入冠心病监护病房（CCU），严密监测心电图、血压、呼吸、神志、出入量、末梢循环等情况3～5日，如有条件还可进行血流动力学监测。及时发现心律失常、休克、心力衰竭等并发症的早期症状。备好各种急救药品和设备。

（3）疼痛护理：疼痛可使交感神经兴奋，心肌缺氧加重，促使梗死范围扩大，易发生休克和严重心律失常，因此应及早采取有效的止痛措施。遵医嘱给予吗啡或哌替啶止痛时注意呼吸功能的抑制，并密切观察血压、脉搏的变化。一般采用鼻导管或双腔氧气管法吸氧，根据血氧饱和度监测调整氧流量。静脉滴注或用微量泵注射硝酸甘油时，严格控制速度，并注意观察血压、心率变化。

（4）溶栓治疗的护理：溶栓前询问患者有无活动性出血、消化性溃疡、脑血管病、近期手术、外伤史等溶栓禁忌证，检查血小板、出凝血时间和血型，配血；迅速建立静脉通道，遵医嘱准确配制并输注溶栓药物；用药后询问胸痛有无缓解，监测心肌酶、心电图及出凝血时间，以判断溶栓效果；观察有无发热、皮疹等过敏现象，皮肤、黏膜及内脏有无出血，出血严重时，停止治疗并立即处理。

（5）心理护理：心肌梗死的发生不仅使患者产生焦虑、抑郁、恐惧等负性心理反应，还会对整个家庭造成严重的影响，往往导致整个家庭处于危机状态，使得家庭应对能力降低，不能发挥正常家庭功能。因此，护理人员应尽量陪伴在患者身边，加强患者的心理护理，如给患者介绍监护室的环境、治疗方法，解释不良情绪对疾病的负面影响等。指导患者保持乐观、平和的心情。告诉家属对患者要积极配合和支持，并创造一个良好的身心修养环境，生活中避免对其施加压力。及时了解患者家属的需要，并设法予以满足，如及时向家属通告患者的病情和治疗情况，解答家属的疑问等，以协助患者和家属提高应对危机的能力，维持患者和家庭的心理健康。

（6）康复护理：急性心肌梗死患者进行早期康复护理有利于疾病的预后和提高患者的生活质量。优点如下：①改善功能储备，增加运动耐量和肌力。②改善精神、心理状态，减轻症状，减少心绞痛的发生。③增强心肌血液灌注，减少心肌缺血。④延缓动脉粥样硬化的进展，甚至可使之逆转。⑤减少长期卧床所致的血流缓慢、静脉栓塞等并发症。

根据美国心脏康复学会的建议，急性心肌梗死患者的康复可分为以下三期。

①住院期：又可分为监护室抢救期和普通病房期，一般为1～2周。主要护理措施为指导患者进行

低强度的体力活动，实施健康教育，为患者及家属提供心理-社会支持以及制订出院计划等。

②恢复期：即出院后休养阶段，一般为8～12周。康复可在家庭、社区或医院中进行，存在低危因素的患者适合在家庭或社区，而存在中、高危因素的患者则适合在医院，其康复过程需要在医疗监护下，以防止发生意外。主要护理措施为鼓励患者逐步增加体力活动、继续接受健康教育，提供进一步的心理-社会支持等。

③维持期：自发病后数月直到生命终止。主要护理措施为督促患者坚持进行冠心病的二级预防和适当的体育锻炼，以进一步恢复并保持体力与心功能，从而提高生活质量。

（7）健康指导。

①运动指导：患者应根据自身条件，进行适当有规则的运动，适当运动可以提高患者的心理健康水平和生活质量、延长存活时间。运动的内容应视病情、年龄、性别、身体状况等选择一个或多个项目进行，根据运动中的反应，掌握运动强度，避免剧烈运动，防止疲劳。运动中以达到患者最大心率的60%～65%的低强度长期锻炼是安全有效的。

②生活指导：合理膳食，均衡营养，防止过饱。戒烟限酒，保持理想体重。根据天气变化适当增减衣服，防止感冒受凉。

③避免危险因素：积极治疗梗死后心绞痛、高血压、糖尿病、高脂血症，控制危险因素；保持情绪稳定，避免精神紧张、激动；避免寒冷；保持大便通畅，防止排便用力。

④用药指导：坚持按医嘱服药，注意药物不良反应，定期复查。

⑤心肌梗死发作时自救：a. 立刻就地休息，保持靠坐姿势，心情放松，保持环境安静而温暖。b. 积极与急救站或医院联系，呼叫救护车或用担架将患者送往医院，切忌扶患者勉强步行。c. 如有条件，立刻吸入氧气。d. 舌下含服硝酸甘油、异山梨酯，可连续多次服用，亦可舌下含服速效救心丸、复方丹参滴丸等扩张冠状动脉的药物。

3. 护理评价

患者的疼痛缓解；卧床休息期间患者的生活需要得到满足；生命体征稳定，能进行循序渐进的运动；大便正常，并能说出预防便秘的方法；未发生心律失常、心力衰竭、心源性休克等并发症。

心脏瓣膜病是由于炎症、黏液瘤样变性、退行性改变、缺血性坏死、先天性畸形、创伤等原因引起的单个或多个瓣膜（包括瓣叶、瓣环、腱索、乳头肌等）的功能或结构异常，导致瓣口狭窄和/或关闭不全。二尖瓣最常受累，约占70%，二尖瓣并主动脉病变者占20%～30%，单纯主动脉病变约占2%～5%，而三尖瓣和肺动脉瓣病变者少见。其次为主动脉瓣。

风湿性心脏病简称风心病，是风湿性炎症过程所致瓣膜损害，主要累及40岁以下人群，女性多于男性。近年发病率已有所下降，但仍是我国常见的心脏病之一。老年人的瓣膜钙化和瓣膜黏液瘤样变性在我国日渐增多。

# 第六章
# 血液内科疾病护理

## 第一节 血液系统疾病常见症状体征的护理

### 一、出血

(一) 护理评估

1. 病史

注意询问患者出血的表现形式、发生的急缓、主要部位和范围及伴随的症状与体征，有无明显的诱因，有无内脏出血及出血的程度，有无发生颅内出血的危险因素及早期表现，家族史，出血后患者的心理反应等。

2. 体格检查

重点评估与出血相关的体征和特点，包括有无皮肤黏膜、鼻腔及口腔牙龈出血等。对自诉头痛者，要注意监测生命体征与意识状态，检查瞳孔变化和脑膜刺激征。

3. 辅助检查

血小板计数、出凝血时间、凝血因子等有关出凝血的实验室检查指标。

(二) 主要护理问题

1. 有组织完整性受损的危险

与血小板减少、血管壁异常、凝血因子缺乏引起的出血有关。

2. 恐惧

与出血量大、反复出血有关。

(三) 护理目标

(1) 出血减轻或停止。

(2) 恐惧程度减轻或消失。

(四) 护理措施

1. 病情观察

注意患者出血发生的部位、发展和消退情况。观察患者有无皮肤瘀斑瘀点、鼻腔出血、牙龈出血、球结膜出血、血尿、咯血、便血、呕血等，女患者注意月经量、有无血凝块及月经期限。注意观察各种脏器出血的表现，及时报告医生，协助医生进行处理并做好详细记录。

2. 监测生命体征及实验室检查

血小板计数 $\leq 50 \times 10^9/L$，采取预防出血措施，指导患者减少活动。血小板计数 $\leq 20 \times 10^9/L$ 或有明显出血征象时，患者应绝对卧床休息，并监测生命体征、神志变化，密切观察出血的部位及出血量，出血停止后可适当增加活动。

3. 预防出血

指导患者做好自我防护，避免不必要的身体损伤。指导患者勿用手搔抓皮肤、挖鼻孔、错误修剪指甲等。高热时禁止使用乙醇擦浴，以免毛细血管扩张导致出血。指导患者进食温、软饮食，保持大便通畅，勿用力排便。鼻腔黏膜干燥者可使用清鱼肝油润鼻腔。用软毛牙刷刷牙，勿剔牙，有明显口腔黏膜血疱或牙龈出血者暂停使用牙刷刷牙，以生理盐水或漱口液漱口，定时给予口腔护理，必要时可使用去甲肾上腺素稀释液或凝血酶帮助止血。

4. 遵医嘱使用止血药物

必要时输注血小板、凝血因子、新鲜冰冻血浆等。

5. 避免医源性损伤

各种护理操作动作轻柔，减少或避免不必要的穿刺和侵入性检查，如导尿、安置胃管等。骨穿和腰穿后用敷料加压包扎，必要时使用冰袋加压止血。

6. 关节腔出血

早期应局部冷敷，避免热敷，协助患者抬高患肢，减少活动，使出血关节处于功能位。

7. 颅内出血的防护

避免剧烈咳嗽、情绪激动、过度用力排便，保证睡眠。若患者突然出现剧烈头痛、视物模糊、瞳孔不等大、对光反射迟钝等提示颅内出血，应积极配合抢救。

（1）立即去枕平卧，头偏向一侧。

（2）保持呼吸道通畅，吸出分泌物，及时吸氧。

（3）建立静脉通路保证药物及时有效到达体内。

（4）观察记录生命体征、意识状态、瞳孔、尿量的变化，做好床边交接。

8. 安抚和支持

关心同情患者，避免不良刺激的影响，耐心倾听及时沟通，给予必要的解释和疏导。

## 二、贫血

### （一）护理评估

1. 病史

注意询问患者与贫血相关的病因、诱因或有关因素，如年龄、饮食习惯、特殊药物使用情况、物理化学接触史、家族史等。

2. 体格检查

重点评估与贫血相关的体征和特点，如皮肤黏膜的苍白程度、心率的变化、反甲、黄疸、肝脾大、淋巴结肿大。

3. 辅助检查

血、尿、粪三大常规，肝、肾功能，骨髓检查等。

### （二）主要护理问题

1. 营养失调（低于机体需要量）

与摄入不足、需要量增加、丢失过多、吸收障碍等有关。

2. 活动无耐力

与贫血引起组织缺氧有关。

3. 知识缺乏

缺乏与疾病相关治疗和护理方面的知识。

4. 有感染的危险

与贫血引起营养缺乏、机体抵抗力降低有关。

5. 有受伤的危险

与贫血引起的头晕、乏力有关。

### (三) 护理目标

(1) 患者的营养状况恢复或接近正常。

(2) 患者的缺氧症状得到改善,活动耐力逐渐恢复正常水平。

(3) 患者了解相关疾病知识,能进行很好的自我防护并配合治疗。

(4) 患者没有发生因贫血所致的受伤。

### (四) 护理措施

1. 病情观察

密切观察患者的神志、生命体征、贫血进展的程度,注意皮肤黏膜、尿色、尿量的变化。倾听患者主诉,有无头晕眼花、头痛、耳鸣、食欲缺乏、恶心、全身乏力、四肢酸痛、活动后心悸气促,女患者有无月经紊乱、停经等表现,并做好详细记录。

2. 生活护理

与患者共同制订活动计划,量力而行,循序渐进,提高生活质量。慢性期及中度贫血的患者应增加卧床休息的时间,减少活动。严重贫血患者应绝对卧床休息,限制活动,变换体位应缓慢,避免发生直立性低血压、晕厥、跌倒受伤;保持病室的安静及床单元的舒适整洁,护理人员做好生活护理。

3. 饮食指导

给予高蛋白、高热量、高维生素易消化的饮食,少食多餐。根据贫血的不同病因提供合理的饮食,纠正偏食的不良习惯,有针对性地提供缺乏的营养成分,避免进食某些可能诱发或加重患者贫血的饮食。强调食物多样性、均衡饮食及适宜的进食方法,养成良好的饮食习惯。

4. 输血护理

严格执行输血制度,认真做好查对工作。对于严重贫血患者,在输血过程中,输血速度不宜过快,以免发生心力衰竭;加强巡视,密切观察有无输血反应,如输血过程中出现脉搏加快、胸闷、咳嗽、气促等左心衰竭表现时,应立即停止或减慢输血速度,给予吸氧,端坐位休息,并通知医生。

## 三、感染

### (一) 护理评估

1. 病史

询问患者症状出现的急缓、热度及其热型的特点,注意询问相关的病因、诱因或有关因素,如过劳、受凉、感冒等;有无相关感染的临床表现,如咳嗽、牙痛、腹痛、肛周疼痛等。

2. 体格

检查观察患者的生命体征,尤其是体温;观察感染征象,皮肤、黏膜有无破溃,咽部和扁桃体有无充血肿大及化脓;肺部有无啰音;腹部有无压痛等。

3. 辅助检查

血、尿、粪三大常规、X线检查、血培养、分泌物细菌涂片或培养等。

### (二) 主要护理问题

体温异常:体温过高与感染有关。

### (三) 护理目标

(1) 体温降至正常。

(2) 感染得到控制。

### (四) 护理措施

1. 病情观察

密切观察患者神志、生命体征,如出现畏寒、发热、咽喉疼痛、口腔牙龈肿痛、咳嗽、咳痰、尿频、尿急、尿痛、肛周红肿疼痛等,即提示患者可能发生感染,应通知医生并协助医生处理。

2. 发热的护理

监测体温变化,每日测量体温4～6次,以及早发现感染征象。发热时,观察患者有无畏寒、咽痛、咳嗽等伴随症状,酌情予温水擦浴或冰块物理降温,必要时遵医嘱予药物降温。有出血倾向的患者禁用阿司匹林及乙醇擦浴,避免加重出血。观察降温效果,及时更换汗湿的衣服。注意患者安全,防止跌倒坠床。

3. 改善环境

保持病室安静整洁,定时通风,保持室内空气流通,温度在18～22℃,湿度在60%,定时清扫消毒。限制陪伴和探视人员的人数和探视时间,患有感冒的人员勿探视,防止交叉感染。进行超大剂量化疗或造血干细胞移植期间患者免疫力低,应采取保护性隔离,入住单人间或无菌层流病房。

4. 预防感染

(1)嘱患者根据天气变化及时加减衣物,进行操作时注意不要裸露患者过多躯体,防止受凉感冒。

(2)操作时严格遵守无菌原则,接触患者前后应洗手避免交叉感染。

(3)指导患者睡前及便后用温水清洁外阴及肛周,预防感染,有痔疮或肛裂等时使用艾利克(聚维酮碘溶液)稀释液坐盆。

(4)指导患者养成良好的个人卫生习惯,注意用物清洁,定期洗澡、更衣及更换床单被罩。

(5)保持口腔的清洁卫生。

(6)危重患者做好生活护理,预防压疮。

(7)指导患者佩戴口罩,避免去人员密集的公众场合。

5. 饮食护理

鼓励患者进食,注意饮食卫生,不吃生、冷、硬、粗糙、刺激性大、不易消化的食物或饮料;食物以高热量、高维生素、高蛋白、易消化、无刺激为宜。多饮水,每日2 000～3 000 mL,保持水、电解质平衡,防止发生脱水,必要时给予静脉营养支持。

## 第二节 血液系统疾病心理护理和饮食指导

### 一、心理护理

血液系统疾病是一种恶性程度高、病死率高、治愈率低、治疗成本高且过程漫长的疾病。治疗过程中疾病本身的临床表现、药物不良反应对患者造成的不适、疾病的反复及对死亡的恐惧,严重地影响患者情绪及治疗效果。因此,心理护理对血液系统疾病患者非常重要。

(一)护理评估

(1)注意观察患者的言谈举止和面部表情。

(2)了解患者对疾病的认识、自我感觉。

(3)掌握患者的心理状态,对治疗的态度。

(4)了解家庭、社会支持情况。

(二)主要护理问题

1. 恐惧

与疾病有关。

2. 预感性悲哀

与担心疾病恶性程度及预后有关。

(三)护理目标

(1)患者能正确面对疾病。

(2)患者的恐惧感减轻或消失。

(3)患者的悲观情绪减轻或消失。

## （四）护理措施

（1）患者入院时，护士热情耐心地介绍病区环境、住院规则、探视制度、主管医生及主管护士等，使患者尽快熟悉院区环境。

（2）住院期间护士应注意观察和了解患者的心理状态，耐心倾听患者的诉说，根据患者的自身需要对其进行心理上的指导。

（3）理解、关心患者，向患者及家属介绍本病的相关知识，提供疾病的相关资料、国内外治疗此病的最新进展及成功病例，帮助患者消除心理负担，安心配合治疗和护理。

（4）了解患者的性格特点、对疾病的了解程度及其社会支持情况，有针对性地进行心理疏导。对病情重或难治性患者，注意患者的情绪变化，及时发现存在的心理问题，给予个体化的心理护理和支持，热情、耐心地做好解释工作，关心、体贴患者，稳定患者情绪，减少紧张焦虑，进行适当的心理调节，提高患者的生活质量，延长存活时间，杜绝自伤、自杀等意外事件。

（5）与家属多沟通，指导家属保持良好的心态，关心照顾患者，并了解其家庭及经济状况，避免不良刺激的影响，支持鼓励患者建立社会支持网。

（6）鼓励患者树立战胜疾病的信心，克服消极情绪，保持积极乐观的心态，身心舒畅。

（7）在治疗结束后，可逐步恢复患者社会工作，让患者体会自身的社会价值，形成心理上的良性循环。

## 二、饮食指导

（1）增强患者体抗力，加强营养，应根据患者实际情况，指导患者进食高蛋白、高热量、高维生素易消化的饮食。

（2）强调食物多样性，合理搭配均衡饮食，多吃蔬菜水果。

（3）饮食以清淡为主，对于进食困难、食欲缺乏的患者可以少量多餐，经常变换食品种类、烹饪方法，做到色、香、味俱全，避免进食辛辣、煎炸、油腻、生、冷、硬、粗糙及刺激性大的食物，提供安静舒适的环境以利患者进餐。

（4）指导患者养成良好的进食习惯，不偏食，定时、定量、细嚼慢咽。

（5）了解患者的饮食情况，鼓励患者进食，注意保证足够的饮食量，若出现摄入不足时及时报告医生，必要时可进行静脉营养支持。

（6）便秘患者指导多食新鲜绿叶蔬菜及粗纤维饮食，避免吃易产气的食物，如豆类及其制品，必要时使用缓泻药物及灌肠。

（7）注意饮食卫生，选择易清洁去皮的水果，避免不洁食物，禁止吃剩菜剩饭及变质的食物。

# 第三节　血液系统疾病化疗护理和成分输血护理

化疗是指使用作用于不同细胞周期的化学药物杀死白血病细胞和淋巴瘤细胞等治疗恶性肿瘤的一种方法。

## 一、化疗护理

1. 化疗期间的护理

（1）指导患者多休息，以减少机体消耗。

（2）鼓励患者进食，可少食多餐，给予高热量、富含蛋白质与维生素、纤维素的食物，以清淡、易消化、无刺激为宜，注意食物的色、香、味，鼓励患者进食。多饮水，每日 2 000～3 000 mL；必要时给予静脉营养支持。

（3）病室保持整洁，空气流通，减少流动人员。

（4）加强皮肤、口鼻及会阴部的清洁，便后可予艾利克稀释液坐盆；口腔溃疡的患者可选择合适的漱口水或局部使用促进溃疡面愈合的药物。

（5）指导患者监测体温，及早发现感染征兆。

（6）遵医嘱监测血常规及肝肾功能变化。

（7）严密观察患者皮肤、黏膜有无出血表现，提防颅内出血。

（8）化疗前，患者在知情前提下签署化疗同意书；化疗时，选择并建立合适的静脉通路如留置针穿刺或PICC置管等；尽可能避免化疗药物渗漏到皮下组织，尤其是长春碱类及蒽环类强刺激性化疗药，一旦发生渗漏，应及时恰当处理。

（9）注意化疗药物使用过程中的不良反应，及时处理（表6-1）。

表6-1 化疗药的不良反应及处理

| 不良反应 | 临床表现 | 代表药 | 处理 |
| --- | --- | --- | --- |
| 消化系统不良反应 | 食欲减退、恶心、呕吐、腹痛、腹泻、便秘 | 多柔比星、柔红霉素、阿糖胞苷、依托泊苷、环磷酰胺、达卡巴嗪、米托蒽醌、长春新碱 | 化疗前遵医嘱予止吐药，必要时予补液支持治疗 |
| 造血系统不良反应 | 白细胞尤其是中性粒细胞减少，血小板减少，红细胞减少，并发感染、出血、贫血 | 化疗药大多都有，其中较明显的有蒽环类化疗药，环磷酰胺，依托泊苷、甲氨蝶呤 | 化疗前后监测血常规变化，必要时给予集落刺激因子；预防感染、出血等 |
| 泌尿系统不良反应 | 肾实质损坏，泌尿道刺激反应，出血性膀胱炎 | 顺铂、甲氨蝶呤、环磷酰胺等 | 以预防为主，注意水化及碱化尿液，应用解救剂，严密监测肾功能 |
| 肝脏毒性反应 | 肝细胞功能障碍、静脉阻塞性肝病、慢性肝纤维化，表现为转氨酶升高、肝大、腹水等 | 化疗药大多都有，以甲氨蝶呤、阿糖胞苷、依托泊苷、长春新碱、门冬酰胺酶、达卡巴嗪等为甚 | 观察有无黄疸，定期监测肝功能，必要时使用保肝药物 |
| 心脏毒性反应 | 急性毒性：用药后数小时或数天后发生，窦性心动过速、心律失常、传导阻滞、ST段下移。慢性毒性：数月或数年后出现，以充血性心肌病为主要表现，心动过速、心律失常、呼吸困难、心脏扩大 | 蒽环类化疗药致心脏毒性作用最为突出，其他还有顺铂、环磷酰胺、博来霉素、长春植物碱类等 | 化疗前后及化疗期间注意监测心率、心律及血压，必要时监测心电图、心脏生化指标 |
| 肺毒性反应 | 间质性肺炎和肺纤维化，常见症状为干咳、呼吸困难、疲乏不适等，重则气紧、发绀 | 博来霉素、白消安、甲氨蝶呤、环磷酰胺、阿糖胞苷等 | 对于化疗药的肺毒性，目前尚缺乏肯定有效的治疗手段，对已出现者，立即停药，予对症处理 |
| 神经系统毒性反应 | 感觉异常、感觉障碍、神经反射减弱或消失、肌无力、肠麻痹、尿潴留、嗜睡、谵妄、视觉障碍、面瘫等 | 长春新碱、甲氨蝶呤、环磷酰胺、阿糖胞苷、顺铂等 | 维生素B族对症治疗及中医中药治疗，预防重度神经毒性的发生 |
| 血管外渗（漏）性皮肤损伤 | 局部疼痛、肿胀、静脉炎，重则皮肤水疱、溃疡、皮下组织坏死，甚至功能障碍 | 以长春碱类及蒽环类化疗药等最为严重（坏死性）；其次为顺铂、环磷酰胺、依托泊苷、米托蒽醌等（炎症性） | 及时发现，及时处理，停止输注化疗药，保留通道，抽出残留药液，以生理盐水冲洗，局部予冷敷或冰敷12小时，必要时予封闭 |
| 其他 | 口腔炎、脱发、色素沉着、过敏反应、性功能障碍、致癌等 | | 指导患者使用相应的漱口水；脱发严重者可以佩戴假发，做好心理护理，化疗结束后可以恢复 |

2. 日常生活照顾

（1）休息与活动：化疗期间患者多卧床休息，以减少机体的消耗；化疗后间隙期患者保持积极的心态，鼓励适当参加社交活动及身体锻炼，但应避免劳累；自觉不适时，以卧床休息为主；坚持室内运动及床上锻炼，防止发生肌肉萎缩及下肢静脉血栓。

（2）饮食指导：由于发热及化疗等因素，导致患者机体消耗大、食欲缺乏，其营养原则为高热量、高蛋白、高维生素，少食多餐，避免高糖、高脂、产气过多和辛辣的食物，多饮水，避免饭后立即平卧。

（3）就诊指导：遵医嘱按时服药，定期复查血常规，按期到医院化疗，如出现发热、出血、肿块等不适时及时就诊。

## 二、成分输血护理

1. 输血原则

（1）输血前需检验血型及做交叉配血试验。

（2）输血应选用同型血液输注。

（3）再次输血，必须重新做交叉配血试验。

2. 注意要点

（1）严格遵医嘱。

（2）严格查对制度（双人交叉三查八对）。

（3）用带滤网的标准输血器输注。

（4）血袋内不得加入除生理盐水以外的任何溶液和药物，不得与其他药物共用静脉通道。

（5）连续输用不同供血者的血液时，前一袋血输尽后，用生理盐水冲洗输血器，再接下一袋血继续输注。

（6）输血时应先慢后快，根据患者贫血程度、心功能等，调整输注速度。

（7）输注过程中密切观察患者有无输血反应，一旦出现异常情况应立即减慢或停止输血，用生理盐水维持静脉通路。

（8）血液从血库取出后应在半小时内输注。

（9）每4小时更换一次输血装置。

# 第四节　缺铁性贫血

## 一、定义

缺铁性贫血（iron deficient anemia，IDA）是指体内可用来制造血红蛋白的贮存铁缺乏，血红蛋白合成减少而引起的一种小细胞、低色素性贫血，是最常见的一种贫血，以生育年龄的妇女（特别是孕妇）和婴幼儿发病率较高。

## 二、临床表现

### （一）贫血表现

常见乏力、易倦、头昏、头痛、耳鸣、心悸、气促、纳差等，伴苍白、心率增快。

### （二）组织缺铁表现

精神行为异常，如烦躁、易怒、注意力不集中、异食癖；体力、耐力下降，易感染；儿童生长发育迟缓、智力低下；口腔炎、舌炎、舌乳头萎缩、口角炎、缺铁性吞咽困难（称 Plummer-Vinson 征）；毛发干枯、脱落；皮肤干燥、皱缩；指（趾）甲缺乏光泽、脆薄易裂，重者指（趾）甲变平，甚至凹下呈勺状（匙状甲）。

### (三)缺铁原发病表现

如消化性溃疡、肿瘤或痔疮导致的黑便、血便、腹部不适,肠道寄生虫感染导致的腹痛或大便性状改变,妇女月经过多,肿瘤性疾病的消瘦,血管内溶血的血红蛋白尿等。

## 三、诊断

（1）患者具有缺铁性贫血的症状及体征：乏力、易倦、气促、纳差等，注意患者是否存在精神行为异常和缺铁原发病表现。

（2）根据国内的诊断标准，缺铁性贫血的诊断标准符合以下3条：①贫血为小细胞低色素性。男性 Hb < 120 g/L，女性 Hb < 110 g/L，孕妇 Hb < 100 g/L；MCV < 80 fl，MCH < 27 pg，MCHC < 32%。②有缺铁的依据：符合贮铁耗尽（ID）或缺铁性红细胞生成（IDE）的诊断。

ID 符合下列任一条即可诊断。①血清铁蛋白 < 12 μg/L。②骨髓铁染色显示骨髓小粒可染铁消失，铁粒幼红细胞少于 15%。

IDE：①符合 ID 诊断标准。②血清铁低于 8.95 μmol/L，总铁结合力升高 > 64.44 μmol/L，转铁蛋白饱和度 < 15%。③FEP/Hb > 4.5 μg/Hb。

（3）存在铁缺乏的病因，铁剂治疗有效。

## 四、治疗

### （一）病因治疗

IDA 的病因诊断是治疗 IDA 的前提，只有明确诊断后方有可能去除病因。如婴幼儿、青少年和妊娠妇女营养不足引起的 IDA，应改善饮食；胃、十二指肠溃疡伴慢性失血或胃癌术后残胃癌所致的 IDA，应多次检查大便潜血，做胃肠道 X 线或内镜检查，必要时手术根治。月经过多引起的 IDA，应调理月经；寄生虫感染者应驱虫治疗等。

### （二）补铁治疗

首选口服铁剂，如琥珀酸亚铁 0.1 g，3 次/天，餐后服用胃肠道反应小且易耐受。应注意，进食谷类、乳类和茶等会抑制铁剂的吸收，鱼、肉类、维生素 C 可加强铁剂的吸收。口服铁剂后，先是外周血网织红细胞增多，高峰在开始服药 5~10 天，2 周后血红蛋白浓度上升，一般 2 个月左右恢复正常。铁剂治疗在血红蛋白恢复正常至少持续 4~6 个月，待铁蛋白正常后停药。若口服铁剂不能耐受或吸收障碍，可用右旋糖酐铁（iron dextran）肌内注射，每次 50 mg，每日或隔日 1 次，缓慢注射，注意变态反应。注射用铁的总需量（mg）=（需达到的血红蛋白浓度 − 患者血红蛋白浓度）× 0.33 × 患者体重（kg）。

## 五、护理措施

### （一）一般护理措施

**1. 休息活动**

轻度的缺铁性贫血症可适当活动，一般生活基本能自理，但不宜进行剧烈运动和重体力劳动；严重的缺铁性贫血多存在慢性出血性疾病，体质虚弱，活动无耐力，应卧床休息，给予生活协助。患者调整变换体位时要缓慢并给予扶持，防止因体位突变发生晕厥、摔伤。

**2. 皮肤毛发**

保持皮肤、毛发的清洁，除日常洗漱，如洗脸、洗手、泡足、洗外阴、刷牙漱口之外，定时周身洗浴、洗头、更衣，夏日每日 1~2 次洗澡，春秋每周 1~2 次，冬日每周 1 次，每月理发一次。重度卧床患者可在床上洗头、擦浴、更衣、换被单。长期卧床者要有预防压疮的措施，如定时翻身、变换卧位，同时对受压部位给予温水擦拭及压疮贴贴敷，保持床位平整、清洁、干燥、舒适。

**3. 营养**

给予高蛋白、富含铁的饮食，纠正偏食不良习惯。除谷物主食外，多选用动物肝、肾、瘦肉、蛋类、鱼类、菌藻类，增加维生素 C 含量，食用新鲜蔬菜和水果，以利于铁的吸收。

4. 心理

主动关心、体贴患者，做好有关疾病及其自我护理知识的宣传教育。多与患者沟通交谈，了解和掌握其心理状态，特别是久病的重症者，要及时发现其情绪上的波动，并给予有针对性的帮助，疏导解除其不良心态使之安心疗养。

### （二）重点护理措施

1. 疲乏、无力、心悸、气短者

应卧床休息以减少耗氧量，必要时给予吸氧疗法。

2. 皮肤干皱，指（趾）甲脆薄者

注意保护，应用维生素A软膏或润肤霜涂擦，滋润皮肤防止干裂出血、疼痛；不留长指（趾）甲，定时修剪，防止折断损伤；选用中性无刺激性洗涤剂，不用碱性皂类。

3. 口腔炎、舌炎疼痛者

给予漱口液漱口，餐后定时进行特殊口腔护理，有溃疡时可用1%甲紫涂抹创面或贴敷溃疡药膜。

4. 出现与缺铁有关的异常行为者

及时与医师联系给予合理的处理。

5. 药物护理

按医嘱给患者服用铁剂，并向患者说明服用铁剂时的注意事项：①为避免胃肠道反应，铁剂应进餐后服用，并从小剂量开始。②服用铁剂时忌饮茶，避免与牛奶同服，以免影响铁的吸收。③可同服维生素C以增加铁的吸收。④口服液体铁剂时，患者必须使用吸管，避免牙齿染黑。⑤要告诉患者对口服铁剂疗效的观察及坚持用药的重要性。治疗后网织红细胞数开始上升，1周左右达高峰，血红蛋白于2周后逐渐上升，1~2个月后可恢复正常。在血红蛋白完全正常后，仍需继续补铁3~6个月，待血清铁蛋白>50μg/L后才能停药。

### （三）治疗过程中可能出现的情况及应急措施

1. 贫血性心脏病

心率增加，心前区可闻及收缩期杂音，心脏扩大，心功能不全。向家属讲解引起贫血性心脏病的原因及如何预防其发生。保持病室安静、舒适，尽量减少不必要的刺激。卧床休息，减轻心脏负担。密切观察心率、呼吸、血压及贫血的改善状况。必要时吸氧。控制输液速度及输液的总量，必要时记录24小时出入水量。

2. 活动无耐力

活动后乏力、虚弱、气喘、出汗、头晕、眼前发黑、耳鸣。注意休息，适量活动，贫血程度轻的可参加日常活动，无须卧床休息。对严重贫血者，应根据其活动耐力下降程度制订休息方式、活动强度及每次活动持续时间。增加患者的营养，提供高蛋白、高维生素、易消化饮食，必要时静脉输血、血浆、清蛋白。

3. 有感染的危险

体温高于正常范围。病室每天通风换气，限制探视人员，白细胞过低者给予单独隔离房间。医务人员严格执行无菌操作规程。保持床单清洁、整齐，衣被平整、柔软。保持口腔卫生，指导年长者、儿童晨起、饭后、睡前漱口，避免用硬毛牙刷。气候变化，要及时添减衣服，预防呼吸道感染。向患者及家属讲解导致感染发生的危险因素，指导家属掌握预防感染的方法与措施。

4. 胃肠道反应

服用铁剂的护理，铁剂对胃肠道的刺激可引起胃肠不适、疼痛、恶心、呕吐及便秘或腹泻。口服铁剂从小剂量开始，在两餐之间服药，可与维生素C同服，以利吸收；服铁剂后，牙往往黑染，大便呈黑色，停药后恢复正常，应向家属说明其原因，消除顾虑。铁剂治疗有效者，于服药3~4天网织红细胞上升，1周后可见血红蛋白逐渐上升。如服药3~4周无效，应查找原因。注射铁剂时应精确计算剂量，分次深部肌肉注射，更换注射部位，以免引起组织坏死。

5. 营养失调的护理

及时添加含铁丰富的食物，帮助纠正不良饮食习惯。合理搭配患者的膳食，让患者了解动物血、黄豆、肉类含铁较丰富，是防治缺铁的理想食品；维生素C、肉类、氨基酸、果糖、脂肪酸可促进铁吸收，茶、咖啡、牛奶等抑制铁吸收，应避免与含铁多的食物同时食用。

6. 局部疼痛及静脉炎

肌内注射铁剂时，因其吸收缓慢且疼痛，应在不同部位轮流深部注射。治疗中应密切观察可能出现注射铁剂部位的疼痛、发热、头痛、头昏、皮疹，甚至过敏性休克等不良反应，应及时到医院进行对症处理。在注射铁剂时，应常规备好肾上腺素。有肝肾功能严重受损者禁用。静脉滴注铁剂反应多而严重者一般不用。一旦静脉注射铁剂时，应避免外渗，以免引起局部疼痛及静脉炎。注射时不可与其他药物混合配伍，以免发生沉淀而影响疗效。

### （四）健康教育

1. 介绍疾病知识

缺铁性贫血是指由于各种原因使机体内贮存铁缺乏，导致血红蛋白合成不足，红细胞的成熟受到影响而发生的贫血。红细胞的主要功能是借助所含的血红蛋白把氧运输到各组织器官，所以缺铁性贫血主要表现是与组织缺氧有关的系列症状和体征。血红蛋白又是血液红色来源，故贫血患者可有不同程度的外观皮肤黏膜苍白、毛发干枯无华，同时可有疲乏、无力、心慌、气短等症状，个别的有异食癖。如果患者存在原发疾病，还应介绍相关的疾病知识，令其了解缺铁性贫血是继发引起，应积极配合诊治原发疾病。一般的缺铁性贫血通过合理的治疗是可以缓解和治愈的。

2. 心理指导

缺铁性贫血病程长，患者多有焦虑情绪，应鼓励患者安心疗养。对于可能继发某种疾病引起的缺铁性贫血患者，在原发性疾病未查清之前患者疑虑重的，给予安慰和必要的解释，使之减少顾虑，指导其积极配合检查以明确诊断，有利于更合理的治疗。

3. 检查治疗指导

常用检查项目有血液化验和骨髓穿刺检查，以确定是否为缺铁引起的贫血。检查操作前向患者做解释，如检查目的、方法、采血或采骨髓的部位、体位及所需的时间等。在接受治疗的过程中，有些检查要重复做，以观察疗效或确诊，这一点需向患者做详细说明，减少患者顾虑，使之愿意配合。对于缺铁原因不明的还须进行其他检查，如胃肠内窥镜、X线、粪潜血检验等，也要向患者说明查前、查中如何配合医护人员及检查后的注意事项。治疗过程中，尤其铁剂治疗，要向患者说明用药方法和可能的不良反应，让患者有心理准备，一旦出现不良反应能主动及时地向医护反映，尽早得到处置。

4. 饮食指导

（1）选用高蛋白含铁丰富的食物：谷类，如小米、糯米、高粱、面粉等；肉禽蛋类，如羊肝、羊肾、牛肾、猪肝、鸡肝、鸡肫、鸭蛋、鸡蛋等；水产类，如黑鱼、咸带鱼、蛤蜊、海蜇、虾米、虾子、虾皮、鲫鱼等；蔬菜，如豌豆苗、芹菜、小白菜、芥菜、香菜、金花菜、太古菜、苋菜、辣椒、丝瓜等；豆类及其制品，如黄豆、黑豆、芝麻、豇豆、蚕豆、毛豆、红腐乳、豆腐、腐竹、豆腐干、豆浆等；菌藻类（含铁非常丰富），如黑木耳、海带、紫菜、蘑菇等；水果，如红果（大山楂）、橄榄、海棠、桃、草莓、葡萄、樱桃等；硬果类，如西瓜子、南瓜子、松子仁、葵花子、核桃仁、花生仁等；调味品，如芝麻酱、豆瓣酱、酱油等。其中动物性食物铁的吸收率较高，故当首选动物性食物。

（2）多食含维生素C的食物有利于铁的吸收：新鲜蔬菜和水果含维生素C丰富，应多选用。茶叶含鞣酸能使铁沉淀而影响铁的吸收，故纠正贫血阶段忌用浓茶。

（3）克服偏食：从多种食物中获取全面的营养，制订食谱，有计划地将饮食多样化；改进烹调技巧，促进食欲。

（4）用铁锅烹调。

5. 休息、活动指导

病情危重者绝对卧床休息，避免活动时突然变换体位而致体位性低血压头晕而摔倒损伤。生活规律、睡眠充足、休养环境安静、舒适，病情许可的可适当娱乐，如看电视、听广播、读书、看报。根据病情设定活动强度，病情好转过程中逐渐加大活动量。

# 第五节 巨幼细胞贫血

## 一、定义

叶酸、维生素 $B_{12}$ 缺乏或某些药物影响核苷酸代谢导致细胞核脱氧核糖核酸（DNA）合成障碍所致的贫血称巨幼细胞贫血（megaloblastic anemia，MA）。

## 二、临床表现

### （一）血液系统表现

起病缓慢，常有面色苍白、乏力、耐力下降、头昏、心悸等贫血症状。重者全血细胞减少，反复感染和出血。少数患者可出现轻度黄疸。

### （二）消化系统表现

口腔黏膜、舌乳头萎缩，舌面呈"牛肉样舌"，可伴舌痛。胃肠道黏膜萎缩可引起食欲缺乏、恶心、腹胀、腹泻或便秘。

### （三）神经系统表现和精神症状

因脊髓侧束和后束有亚急性联合变性，可出现对称性远端肢体麻木，深感觉障碍如震动感和运动感消失；共济失调或步态不稳；锥体束征阳性、肌张力增加、腱反射亢进。患者味觉、嗅觉降低，视力下降，黑蒙征；重者可有大、小便失禁。叶酸缺乏者有易怒、妄想等精神症状。维生素 $B_{12}$ 缺乏者有抑郁、失眠、记忆力下降、谵妄、幻觉、妄想甚至精神错乱、人格变态等。

## 三、诊断

### （一）症状及体征

（1）消化道症状最早为舌炎，舌质鲜红伴剧痛，舌乳头呈粗颗粒状，晚期舌乳头萎缩，舌面光滑如镜，同时存在消化不良、腹泻。

（2）患者贫血貌，皮肤轻度黄染、水肿。

（3）神经系统症状以手足麻木、肢端刺痛多见。

（4）维生素 $B_{12}$ 缺乏者还表现为震动感和位置觉的消失，行走异常步态，共济失调，视力障碍等。

（5）叶酸缺乏者多有狂躁、抑郁、定向力和记忆力减退等精神症状，称为"巨幼细胞性痴呆"。黏膜和皮肤可有出血点。免疫力低下，易感染。

### （二）实验室检查

1. 血常规

呈大细胞性贫血，MCV、MCH 均增高，MCHC 正常。网织红细胞计数可正常。重者全血细胞减少。血片中可见红细胞大小不等、中央淡染区消失，有大椭圆形红细胞、点彩红细胞等；中性粒细胞核分叶过多（5 叶核占 5% 以上或出现 6 叶以上的细胞核），亦可见巨杆状核粒细胞。

2. 骨髓象

增生活跃或明显活跃，骨髓铁染色常增多。造血细胞出现巨幼变：红系增生显著，胞体大，核大，核染色质疏松细致，胞质较胞核成熟，呈"核幼浆老"状；粒系可见巨中、晚幼粒细胞，巨杆状核粒细胞，成熟粒细胞分叶过多；巨核细胞体积增大，分叶过多。

3. 血清维生素 $B_{12}$、叶酸及红细胞叶酸含量测定

血清维生素 $B_{12}$ 缺乏，低于 74 nmol/L（100 ng/mL）。血清叶酸缺乏，低于 6.8 nmol/L（3 ng/mL），红细胞叶酸低于 227 nmol/L（100 ng/mL），若无条件测血清维生素 $B_{12}$ 和叶酸水平，可给予诊断性治疗，

叶酸或维生素 $B_{12}$ 治疗一周左右网织红细胞上升者，应考虑叶酸或维生素 $B_{12}$ 缺乏。

4. 其他

（1）胃酸降低、恶性贫血时内因子抗体及 Schilling 试验（测定放射性核素标记的维生素 $B_{12}$ 吸收情况）阳性。

（2）维生素 $B_{12}$ 缺乏时伴尿高半胱氨酸 24 小时排泄量增加。

（3）血清间接胆红素可稍增高。

## 四、治疗

### （一）原发病的治疗

有原发病（如胃肠道疾病、自身免疫病等）的 MA，应积极治疗原发病；用药后继发的 MA，应酌情停药。

### （二）补充缺乏的营养物质

1. 叶酸缺乏

口服叶酸，每次 5～10 mg，2～3 次/日，用至贫血表现完全消失。若无原发病，不需维持治疗；如同时有维生素 $B_{12}$ 缺乏，则需同时注射维生素 $B_{12}$，否则可加重神经系统损伤。

2. 维生素 $B_{12}$ 缺乏

肌内注射维生素 $B_{12}$，每次 500μg，每周 2 次；无维生素 $B_{12}$ 吸收障碍者可口服维生素 $B_{12}$ 片剂 500μg，1 次/天；若有神经系统表现，治疗维持半年到 1 年；恶性贫血患者，治疗维持终生。

## 五、护理措施

### （一）一般护理措施

1. 休息活动

根据病情适当休息，重度营养不良或有明显神经系统受影响者绝对卧床休息，给予生活照顾。经治疗症状缓解后可做轻度活动，但注意安全防摔倒、损伤。

2. 皮肤毛发

保持皮肤、毛发清洁。除日常漱洗外，定时洗澡、洗头、理发、更衣。重症卧床者要在床上洗头、擦浴、更衣及换被单，长期卧床者要有预防压疮的措施，特别是有神经系统症状者，可有肢体麻木、感觉异常的情况，应定时翻身、变换体位，同时对受压部位及肢体给予温水擦拭及按摩，保持床位平整、清洁、干燥、舒适。

3. 营养

摄取富含维生素 $B_{12}$ 及叶酸的食品，如肝、肾、瘦肉及新鲜绿叶蔬菜等，纠正不正确的烹调习惯，烧煮时间不宜过长，否则蔬菜中叶酸损失过大。鼓励患者多吃水果以增加维生素 C 的摄入量，因为维生素 C 参与叶酸还原合成 DNA，维生素 C 缺乏亦能导致叶酸缺乏。婴儿期合理增加辅食。克服偏食，鼓励多种营养摄入。

4. 心理

主动关心、体贴患者，做好有关疾病及其自我护理知识的宣传教育。特别对于有精神、神经症状的患者，更应给予关照，关注其情绪变化，及时疏导其不良心理状态，使之安心疗养。

### （二）重点护理措施

（1）舌炎患者给予特殊口腔护理，可用 0.1% 红霉素液或 0.1% 新霉素液漱口，局部溃疡可用锡类散或 1% 甲紫涂抹，局部疼痛影响进食者可在饭前用 1% 普鲁卡因漱口，待止痛后再进食，饭后用漱口水漱口或行口腔护理。

（2）胃肠道症状明显，如食欲差、腹胀、腹泻等，酌情改用半流食，每日 5～6 餐，少食多餐，忌油腻。根据情况给予助消化药物缓解胃肠消化不良症状。

（3）神经系统症状者减少活动，必要时卧床休息。需用拐杖的患者，要耐心指导其使用拐杖的方法，防止跌伤。

（4）观察用药反应，服用叶酸期间观察疗效的同时，注意观察不良反应，如变态反应，表现为红斑、皮疹、瘙痒、全身不适、呼吸困难、支气管痉挛。大剂量（15 mg/d 连用一个月或更长时间）可引起胃肠不适，食欲缺乏、恶心、腹胀、胃肠胀气、口内不良气味等；还可出现睡眠不佳、注意力分散、易激动、兴奋或精神抑郁、精神错乱、判断力减弱等征象，一旦发生不良反应征象及时与医师联系给予处理。应用维生素 $B_{12}$ 治疗时，大量新生红细胞生成，细胞外钾迅速移到细胞内，血钾下降，应按医嘱口服钾盐。治疗过程中还应注意观察肾功能变化，因为维生素 $B_{12}$ 治疗可引起血清和尿中的尿酸水平升高以致肾脏损害，所以随时了解患者有无肾功能不全的征象。此外，由于维生素 $B_{12}$ 治疗后血小板骤增，还须注意观察患者有无发生血栓栓塞，特别在治疗第一周时更要随时警惕。

### （三）治疗过程中可能出现的情况及应急措施

1. 心力衰竭

应排除其他原因引起的心力衰竭，因为本病严重的贫血可使心肌缺氧而发生心力衰竭，所以使患者采取端坐位或倚靠坐位，双下肢下垂，以减少回心血量，并给予持续高流量氧气吸入，氧流量 5~6 L/分钟，同时联系输注红细胞，并给予利尿、强心剂等药物，以防心衰加重。

2. 出血

由于血小板计数减少及其他凝血因子的缺乏，本病出血也不少见。出血严重者，可输注血小板，并选用止血剂，如卡巴克洛 5 mg，3 次/天，口服。

3. 痛风

严重的巨幼细胞贫血可见骨髓内无效造血引起的血细胞破坏亢进，致使血清内尿酸增高，引起痛风的发作，但极为罕见。发生痛风，应卧床休息，抬高患肢，直至缓解后 72 小时开始恢复活动，并多饮水，可给予别嘌呤醇口服。

4. 精神抑郁症

严重的巨幼细胞贫血不仅可发生外周神经炎，亦有发生精神异常者，这可能与维生素 $B_{12}$ 缺乏有关。需加大维生素 $B_{12}$ 的剂量，500~1 000 μg/（次·周）。精神抑郁明显者，给予多塞平 25 mg/次，3 次/天，口服。

5. 溶血

本病并发溶血，应考虑巨幼样变的红细胞遭破坏发生了溶血，所并发的急性溶血，以适量输血治疗为及时有效的方法。

6. 低血钾症

严重巨幼细胞性贫血患者在补充治疗后，血钾可突然降低，要及时补钾盐，尤其对老年患者及原有心血管病患者、食欲缺乏者要特别注意。

### （四）健康教育

1. 简介疾病的知识

巨幼细胞贫血是由于维生素 $B_{12}$、叶酸缺乏所引起的一组贫血病，我国的营养不良引起的营养性巨幼细胞贫血多见，且多见于儿童和孕妇。另一类是恶性贫血以北欧、北美等地老人多见，有遗传倾向和种族差异，我国罕见。一般营养性巨幼细胞贫血经过适当治疗可迅速治愈。恶性贫血需要终身治疗，疗效甚佳。

2. 心理指导

鼓励安慰患者安心疗养，消除不良情绪，积极配合诊疗和护理。有神经症状者，活动受限制而沮丧，焦虑，应给予精神安慰和支持，多与之交谈，掌握心理状态、消除消极心理。

3. 检查治疗指导

除常规一般检查外，血液化验和骨髓穿刺检查、24 小时留尿化验等也必不可少。检查前向患者解释检查目的、方法、所需时间及注意事项。接受治疗过程中有些检查需重复做以观察疗效或出于诊断目的，均要耐心说明，减少患者顾虑，使其能积极配合。治疗过程中，特别是补充维生素 $B_{12}$ 或叶酸制剂之前应向患者说明用药的目的、方法和可能的不良反应，使其有心理准备，一旦发生不良反应可主动向医生、护士说，以得到及时处理。

4. 饮食指导

（1）进食叶酸和维生素 $B_{12}$ 含量丰富的食物：叶酸在新鲜绿叶蔬菜或水果中含量最多，如胡萝卜、菠菜、土豆及苹果、西红柿等，而大豆、牛肝、鸡肉、猪肉、鸡蛋中含量亦不少。维生素 $B_{12}$ 在动物食品中含量较多，如牛肝、羊肝、鸡蛋、牛肉、羊乳、干酪、牛奶、鸡肉等，臭豆腐、大豆和腐乳中含量亦很丰富。

（2）母乳、羊乳中维生素 $B_{12}$ 含量不高，所以婴儿喂养要及时添加辅助食品。

（3）食物烹调后叶酸含量的损失在50%以上，尤其加水煮沸后更甚，因此，烧煮食物不要时间过长。

（4）克服偏食，从多种食物中获取营养。制订食谱，有计划地将饮食品种多样化。改进烹调技巧，促进食欲，以利于纠正贫血。

（5）维生素C参与叶酸代谢，多食维生素C含量丰富的食物有助于纠正叶酸缺乏。

5. 休息、活动指导

病情重的、有神经、精神症状者限制活动，卧床休息。病情允许的可在床上听广播，看电视或读书、报等，但要适度，要保证充足的睡眠。病情转好的过程中逐渐加大活动量，制订活动计划，保证活动量的渐进性。休养环境安静、舒适。有周围神经炎症状的要注意肢体的保暖。如果用热水袋须注意水温不超过60℃，且热水袋外加套，以防烫伤。

6. 出院指导

营养性巨幼细胞贫血大多数可以预防，注意进食含叶酸及维生素 $B_{12}$ 的食物，纠正偏食及不正确的烹调方法。胃全切或次全切者按医嘱补充维生素 $B_{12}$。恶性贫血患者终生维持治疗，不可随意停药。患者出院后半年复查一次。

# 第七章
# 肛肠科疾病护理

## 第一节 结肠癌

结肠癌（carcinoma of colon）是消化道常见的恶性肿瘤，以 41～65 岁发病率高。在我国近 20 年来尤其是在大城市，发病率明显上升，有多于直肠癌的趋势。而直肠癌的发病率基本稳定。

### 一、病因与发病机制

结肠癌的发病因素目前尚未明了，根据流行病学调查和临床观察分析，可能与下列因素有关。

1. 饮食因素

结肠癌的发病与摄入过多的动物脂肪及动物蛋白质，缺乏新鲜蔬菜及含膳食纤维的食品有一定的相关性，加之缺乏适度的体力活动，导致肠道蠕动功能减弱，肠道菌群改变，使粪便通过肠道的速度减慢，致癌物质与肠黏膜接触时间延长；此外，过多摄入腌制食品可增加肠道中的致癌物质，诱发结肠癌；而维生素、微量元素及矿物质的缺乏均可能增加结肠癌的发病概率。

2. 遗传因素

遗传易感性在结肠癌的发病中具有重要地位，临床上 10%～15% 的患者为遗传性结直肠肿瘤，如家族性腺瘤性息肉病（familial adenomatous polyposis，FAP）及遗传性非息肉性结肠癌。

3. 癌前病变

多数结肠癌来自腺瘤癌变，其中家族性息肉病和结肠绒毛状腺瘤癌变率最高，已被公认为癌前病变；而近年来结肠的某些慢性炎症改变，如溃疡性结肠炎、克罗恩病及血吸虫病肉芽肿与大肠癌的发生有密切关系，已被列为癌前病变。

### 二、病理生理和分型

1. 根据肿瘤的大体形态分型

（1）隆起型：肿瘤向肠腔内生长，呈结节状、菜花状或息肉样隆起，大的肿块表面易发生溃疡。好发于右半结肠，尤其是盲肠。

（2）溃疡型：肿瘤向肠壁深层生长且向四周浸润，中央形成较深的溃疡，溃疡基底部深达或超过肌层，是结肠癌常见的类型。

（3）浸润型：肿瘤沿肠壁环状浸润生长，局部肠壁增厚，易引起肠腔狭窄和肠梗阻。多发生于左半结肠，尤其是乙状结肠。

（4）胶样型：部分黏液腺癌的肿瘤组织可形成大量黏液，使得肿瘤剖面呈半透明的胶状，故称为胶样型。外形不一，既可呈隆起型，也可呈溃疡型，或表现为浸润性生长。

2. 组织学分型

显微镜下组织学常见分型：①腺癌，可进一步分为管状腺癌、乳头状腺癌、黏液腺癌、印戒细胞癌及未分化癌，其中管状腺癌为最多见的组织学类型。②腺鳞癌，肿瘤由腺癌细胞及鳞状细胞构成，分化程度为中度至低度。

3. 临床病理分期

国内一般应用我国1984年推出的Dukes改良分期方法，较为简单实用。

A期：癌肿仅限于肠壁，未超出浆膜层。又分为三期：A1，癌肿侵及黏膜或黏膜下层；A2，癌肿侵及肠壁浅肌层；A3，癌肿侵及肠壁深肌层，但未达浆膜。

B期：癌肿穿透肠壁浆膜或侵及肠壁浆膜外组织、器官，无淋巴结转移。

C期：癌肿侵及肠壁任何一层，但有淋巴转移。可分为两期：C1，淋巴转移仅限于癌肿附近；C2，癌肿转移至系膜和系膜根部淋巴结。

D期：有远处转移或腹腔转移或广泛侵及邻近脏器而无法切除者。

4. 扩散和转移方式

（1）直接浸润：癌细胞可向3个方向浸润生长，环状浸润、肠壁深层及沿纵轴浸润，穿透肠壁后即可侵犯周围的组织器官。

（2）淋巴转移：这是大肠癌最主要的转移途径。可沿结肠上淋巴结、结肠旁淋巴结、系膜周围的中间淋巴结和系膜根部的中央淋巴结依次转移。

（3）血行转移：癌肿向深层浸润后，常侵入肠系膜血管。常见为癌细胞沿门静脉转移至肝，甚至进入体循环向远处转移至肺，少数可侵犯脑或骨骼。

（4）种植转移：癌细胞穿透肠壁后，脱落的癌细胞可种植在腹膜和腹腔其他器官表面，以盆腔底部、直肠前陷窝最常见。

当发生广泛腹腔转移时，可形成腹水，多为血性，并可在腹水中找到癌细胞。

## 三、临床表现

结肠癌早期常无明显特异性表现，容易被忽视。常可出现下列表现。

1. 排便习惯与粪便性状的改变

排便习惯与粪便性状的改变常为最早出现的症状，多表现为大便次数增多、大便不成形或稀便；当出现不全肠梗阻时，可表现为腹泻与便秘交替出现；由于癌肿表面已发生溃疡、出血及感染，所以患者常表现为便中带血、脓性或黏液性粪便。

2. 腹痛

腹痛也是早期常见的症状之一。腹部疼痛部位不确定，亦不剧烈，多表现为慢性隐痛或仅为腹部不适或腹部胀痛，易被忽视。当癌肿穿透肠壁引起局部炎症时，具有定位压痛及包块，腹痛常较明显；出现肠梗阻时，腹痛加重或阵发性腹部绞痛。

3. 腹部肿块

腹部肿块以右半结肠癌多见。肿块大多坚硬，位于横结肠或乙状结肠的癌肿可有一定活动度。若癌肿穿透肠壁并发感染，可表现为固定压痛的肿块。

4. 肠梗阻

肠梗阻多为结肠癌的中晚期症状。一般表现为慢性低位不全性肠梗阻，主要表现是腹胀和便秘，腹部胀痛或阵发性绞痛，进食后症状加重。当发生完全梗阻时，症状加剧，部分患者出现呕吐，呕吐物为粪样物。

5. 全身症状

由于患者长期慢性失血，癌肿表面溃烂、感染、毒素吸收等，可出现贫血、消瘦、乏力、低热等全身性表现。病情晚期可出现肝大、黄疸、腹水及恶病质表现等。

由于结肠癌的部位不同，临床表现也有区别。一般右半结肠癌多以肿块型伴溃疡为主，临床上以全身症状如贫血、消瘦、全身乏力及腹部包块为主；左半结肠癌多以浸润型为主，极易引起肠腔环形狭窄，因此左半结肠癌以肠梗阻、便秘、腹泻、便血等症状为显著。

## 四、实验室及其他检查

1. 实验室检查

（1）粪潜血试验：高危人群的初筛方法及普查手段，对结果呈阳性者进一步检查，可帮助及时发现早期病变。

（2）肿瘤标记物检查：癌胚抗原测定对结肠癌的诊断和术后监测较有意义，主要用于监测结肠癌的复发。

2. 影像学检查

（1）X线钡剂灌肠或气钡双重对比造影检查：是结肠癌的重要检查方法，可观察到结肠壁僵硬、皱襞消失、存在充盈缺损及龛影。

（2）B超和CT检查：有助于了解腹部肿块、腹腔内肿大淋巴结及有无肝转移等。

3. 内镜检查

内镜检查包括直肠镜、乙状结肠镜或纤维结肠镜检查，可观察病灶的部位、大小、形态、肠腔狭窄的程度等，并可在直视下取活组织做病理学检查，以明确诊断。是诊断大肠癌最有效、最可靠的方法。

## 五、治疗要点

治疗原则是以手术切除为主，同时配合化学治疗、放射治疗等方法的综合治疗。

1. 手术治疗

手术方式的选择应综合考虑癌肿的部位、范围、大小、活动度及细胞分化程度等因素。

（1）根治性手术。

①结肠癌根治术：切除范围包括癌肿在内的两端肠管，一般要求距肿瘤边缘10 cm，以及所属系膜和区域淋巴结。a. 右半结肠切除术：适用于盲肠、升结肠、结肠肝曲癌。对于盲肠和升结肠癌，切除范围包括10～20 cm的回肠末段、盲肠、升结肠、右半横结肠和大网膜，以及相应的系膜、淋巴结，做回肠与横结肠端-端或端-侧吻合。对于结肠肝曲的癌肿，除上述范围外，须切除横结肠和胃网膜右动脉组的淋巴结。b. 横结肠切除术：适用于横结肠中部癌。切除范围包括全部横结肠、部分升结肠、降结肠及其系膜、血管、淋巴结和大网膜，行升结肠和降结肠端-端吻合。c. 左半结肠切除术：适用于结肠脾曲癌、降结肠癌和乙状结肠癌。切除范围包括左半横结肠、降结肠、乙状结肠及其所属系膜、左半大网膜和淋巴结。d. 单纯乙状结肠切除术：适用于乙状结肠癌，若癌肿小，位于乙状结肠中部，而且乙状结肠较长者，同时切除所属系膜及淋巴结，做结肠、直肠端-端吻合术。

②经腹腔镜行结肠癌根治术：腹腔镜手术可减小创伤，减轻患者痛苦，减少术后并发症，从而加快患者康复，且有与传统手术方式相同的疗效，现已逐步在临床推广应用。

（2）结肠癌并发急性肠梗阻的手术：需在进行胃肠减压、纠正水和电解质紊乱以及酸碱平衡失调等积极术前准备后行急诊手术，解除梗阻。若为右半结肠癌可行一期切除；如患者全身情况差，则先作肿瘤切除、盲肠造口或短路手术以解除梗阻，待病情稳定后行二期根治性切除手术。若为左半结肠癌并发急性肠梗阻时，一般应在梗阻部位的近侧作横结肠造口，在肠道充分准备的条件下，再二期手术行根治性切除。

（3）姑息性手术：适用于局部癌肿尚能切除，但已有广泛转移，不能根治的晚期结肠癌病例，可根据患者全身情况和局部病变程度，作癌肿所在肠段局部切除及肠吻合术。晚期局部癌肿已不能切除时，为解除梗阻，可将梗阻近端肠管与远端肠管做端侧或侧-侧吻合术，或梗阻近端做结肠造口。

2. 非手术治疗

（1）化学治疗：这是结肠癌综合治疗的一部分，也是根治术后的辅助治疗。术前化疗有助于缩小原发灶，使肿瘤降期，降低术后转移发生率，但不适用于Ⅰ期结肠癌；术后化疗则有助于控制体内潜在的血行转移，可提高5年生存率。目前多采用以5-氟尿嘧啶为基础的联合化疗方案。

（2）放射治疗：术前放疗可缩小癌肿体积、降低癌细胞活力及淋巴结转移，使原本无法手术的癌肿得以手术治疗，提高手术切除率及生存率，降低术后复发率。术后放疗仅适用于晚期癌肿、手术无法根治或局部复发的患者。

（3）中医中药治疗：应用补益脾肾、调理脏腑、清肠解毒、扶正的中药制剂。

（4）其他治疗：有基因治疗、导向治疗、免疫治疗等，但尚处于探索阶段。

## 六、常见护理诊断／问题

1. 焦虑、恐惧

与患者对癌症治疗缺乏信心，担心治疗效果及预后有关。

2. 营养失调（低于机体需要量）

与恶性肿瘤高代谢及手术后禁食有关。

3. 知识缺乏

对诊断性检查认识不足，对术前肠道准备及术后注意事项（卧位、活动、饮食等）缺乏了解，缺乏大肠癌综合治疗、护理等方面的知识。

4. 潜在并发症

切口感染、吻合口瘘、肠粘连等。

## 七、护理措施

1. 术前护理

（1）心理护理：结肠癌患者对治疗及预后往往存在诸多顾虑，对疾病的康复缺乏信心。因此，术前应了解患者对疾病的认知程度，鼓励患者诉说自己的感受，暴露自己的心理，耐心倾听其因疾病所致的恐惧和顾虑。根据患者的心理承受能力，与家属协商寻求合适时机帮助其尽快面对疾病，介绍疾病的康复知识和治疗进展以及手术治疗的必要性，使其树立战胜疾病的信心，能积极配合治疗和护理。

（2）营养支持：术前鼓励患者进食高蛋白、高热量、高维生素易消化的少渣饮食，如鱼、蛋、瘦肉及乳制品等，根据患者的饮食习惯制订合理的食谱，保障患者的饮食营养供给。必要时，根据医嘱给予少量多次输血、白蛋白等，以纠正贫血和低蛋白血症。若患者出现明显脱水及急性肠梗阻，应及早给予静脉补液，纠正体内水、电解质紊乱及酸碱平衡失调，提高其对手术的耐受力。

（3）肠道准备：充足的肠道准备可以减少或避免术中污染，防止术后腹腔和切口感染，增加手术的成功率。具体做法包括以下几个方面。

①饮食准备。a. 传统饮食准备：术前3日进少渣半流质饮食，如稀粥、面片汤等，术前1～2天起进无渣流质饮食，并给予番泻叶6 g泡茶或蓖麻油30 mL饮用，每日上午1次，以软化粪便促进排出。具体做法应视患者有无长期便秘及肠道梗阻等情况而定。b. 肠内营养：一般术前3天开始口服要素膳，每天4～6次，至术前12小时。要素膳的主要特点是化学成分明确，无须消化、可直接被胃肠道吸收利用、无渣。此种方法既可满足患者机体的营养需求，又可减少肠道粪渣形成，同时有利于肠黏膜的增生、修复，保护肠道黏膜屏障，避免术后因肠道细菌移位引发肠源性感染等并发症。

②肠道清洁：肠道清洁一般在术前1日进行，现临床上多采用全肠道灌洗法，若患者年老体弱无法耐受或灌洗不充分时，可考虑配合洗肠。

导泻法。a. 高渗性导泻：常用制剂有甘露醇、硫酸镁等。主要利用其在肠道几乎不被吸收，口服后使肠腔内渗透压升高，吸收肠壁水分，使肠腔内容物剧增，肠蠕动增加，从而达到导泻的目的。因此，口服高渗性制剂后，一定要在1～2小时内饮水1 500～2 000 mL，以达到清洁肠道的效果，否则易导致血容量不足。使用过程中要注意对年老体弱、心肾功能不全和肠梗阻者禁用。b. 等渗性导泻：临床常用复方聚乙二醇电解质散溶液。聚乙二醇是一种等渗、非吸收性、非爆炸性液体，通过分子中的氢键与肠腔内水分子结合,增加粪便含水量及灌洗液的渗透浓度,刺激小肠蠕动增加,导致腹泻。

灌肠法:可用1%~2%肥皂水、磷酸钠灌肠剂、甘油灌肠剂及等渗盐水等。其中肥皂水灌肠由于护理工作量大、效果差、易导致肠黏膜充血等,已逐渐被其他方法取代,或采用洗肠机洗肠。

③口服肠道抗菌药物:多采用不能被肠道吸收的药物,如新霉素、甲硝唑等,抑制肠道细菌,预防术后并发症。同时因控制饮食及服用肠道抗菌药,使维生素K的合成和吸收减少,需补充维生素K。

(4)做好健康宣教及术前常规准备。

2. 术后护理

(1)病情观察:术后严密观察生命体征变化,早期每半小时测量一次血压、脉搏、呼吸,待病情稳定后改为每1~2小时监测一次或根据医嘱给予心电监护,术后24小时病情平稳后可延长间隔时间。

(2)体位与活动:清醒血压平稳后改半卧位,以利腹腔引流。术后早期,鼓励患者可在床上多翻身、活动四肢;2~3天后病情许可的情况下,协助患者下床活动,以促进肠蠕动的恢复,减轻腹胀,避免肠粘连及下肢静脉血栓的形成。

(3)引流管的护理:首先要保持各引流管通畅,防止受压、扭曲、堵塞,严密观察引流液的颜色、性质及量并详细记录,发现异常及时通知医师。

(4)做好基础护理:禁食期间口腔护理、雾化吸入每日2次,会阴护理每日1~2次,每1~2小时协助患者翻身拍背一次,防止并发症发生。

(5)饮食与营养。

①传统方法:禁食期间,根据医嘱给予静脉补充水、电解质及营养物质。术后48~72小时待肠功能恢复,肛门排气,拔除胃管后方可进食,先流质饮食,若无不良反应,改为半流食,术后1周可进少渣饮食,2周左右可进软食,继而普食,应给予高热量、高蛋白、丰富维生素、低渣的食物。

②肠内营养:大量研究表明,术后早期(术后24小时)开始应用肠内营养支持,对改善患者的全身营养状况、维持胃肠道屏障结构和功能、促进肠功能恢复、增加机体的免疫功能、促进伤口及吻合口的愈合等均有益处。应根据患者个体情况,合理制订营养支持方案。

(6)术后并发症的观察、预防及护理。

①切口感染:术后监测患者体温变化及切口局部情况,如术后3~5天体温不但不降反而升高,局部切口疼痛、红肿,应警惕切口感染,要及时通知医生并协助处理。预防及处理:保持切口周围清洁、干燥,换药时严格无菌操作,敷料浸湿后应及时更换;根据医嘱预防性应用抗生素;若有感染发生,则应开放伤口,彻底清创,定时换药直至愈合。

②吻合口瘘:术后严密观察患者有无腹痛、腹膜炎、腹腔脓肿等吻合口瘘的表现。预防及处理:积极改善患者营养状况;术后7~10天内禁忌灌肠,以避免刺激手术切口和影响吻合口的愈合;一旦发生,应立即报告医生并协助处理,包括禁食、胃肠减压、腹腔灌洗和引流,同时给予肠外营养支持。必要时做好急诊手术准备。

## 八、健康指导

1. 疾病预防

定期进行体格检查,包括粪潜血试验、肠道内镜检查等,做到早发现、早诊断、早治疗;积极预防和治疗结肠的各种慢性炎症及癌前病变,如结肠息肉、腺瘤、溃疡性结肠炎等;警惕家族性腺瘤性息肉病、遗传性非息肉病性结肠癌;保持饮食卫生,防止肠道感染;避免可诱发结肠癌的因素,多进食新鲜蔬菜、水果等多纤维素饮食,减少食物中的脂肪摄入量。

2. 活动

参加适量体育锻炼,注意劳逸结合,保持良好的体质,以利于手术及术后恢复,预防并发症的发生。

3. 环境与健康

建议患者戒烟,讲述吸烟对自己和他人的危害,保持环境空气清新。

4. 复查

每3~6个月定期门诊复查，行放、化疗的患者，要定期检查常规，当出现血白细胞和血小板计数减少时，应暂停放、化疗。

## 第二节  直肠癌

直肠癌（carcinoma of rectum）是乙状结肠与直肠交界处至齿状线之间的癌，是消化道的常见恶性肿瘤之一。流行病学特点为：①我国直肠癌的发病率比结肠癌高，直、结肠癌发病比率为（1.2∶1）~（1.5∶1），最近的资料显示结肠癌、直肠癌发病率逐渐靠近，主要是结肠癌发病率增高所致。②中低位直肠癌所占的比例高，约占直肠癌的70%。③年轻人（<30岁）直肠癌比例高，占12%~15%。

### 一、病因

直肠癌的病因尚不明确，其可能的相关因素如结肠癌所述，包括：饮食及致癌物质，直肠慢性炎症，遗传易感性，以及癌前病变如家族性腺瘤病、直肠腺瘤，尤其是绒毛状腺瘤。腺瘤超过1.5 cm癌变可能性升高。

### 二、病理生理与分型

1. 大体分型

大体分型可分为肿块型、溃疡型、浸润型三型。

（1）肿块型：亦称髓样癌或菜花型癌。向肠腔内生长，瘤体较大，呈球形或半球形，似菜花样，向周围浸润少，预后较好。

（2）溃疡型：多见，占50%以上。形状为圆形或卵圆形，中心凹陷，边缘凸起，向肠腔深层生长并向周围浸润。早期可有溃疡，易出血，此型分化程度较低，转移较早。

（3）浸润型：亦称硬癌或狭窄型癌。癌肿沿肠壁浸润，使肠腔狭窄，分化程度低。转移早而预后差。

2. 组织学分型

①腺癌：占75%~85%。癌细胞排列呈腺管或腺泡状。腺癌还可继续分为乳头状腺癌和管状腺癌。②黏液癌：由分泌黏液的癌细胞构成，癌组织内有大量黏液为其特征，预后较腺癌差。③未分化癌：癌细胞弥漫成片，呈团块状或不规则形，细胞较小，排列不整齐，形态较一致，预后差。

3. 临床病理分期

参照结肠癌分期。

4. 扩散与转移

（1）直接浸润：癌肿直接向肠管周围及肠壁深层浸润生长，癌肿浸润肠壁一周需1.5~2年。穿透肠壁后即可侵犯周围的组织器官，如膀胱、子宫等，下段直肠癌由于缺乏浆膜层的屏障保护，易向四周浸润，侵入附近脏器如前列腺、精囊腺、阴道、输尿管等。

（2）淋巴转移：是直肠癌主要的转移途径。上段直肠癌向上沿直肠上动脉、肠系膜下动脉及腹主动脉周围淋巴结转移。下段直肠癌（以腹膜反折为界）向上方和侧方转移为主。

（3）血行转移：癌肿侵入静脉后沿门静脉转移至肝；也可由髂静脉转移至肺，少数可侵犯脑或骨骼。

（4）种植转移：直肠癌种植转移的机会较小，上段直肠癌偶有种植转移发生。

### 三、临床表现

1. 症状

直肠癌早期多无明显特异性表现，仅有少量便血或排便习惯改变，易被忽视。当病情发展至癌肿破溃形成溃疡或感染时，才出现症状。

(1) 直肠刺激症状：癌肿直接刺激直肠产生频繁便意，引起排便习惯改变，便前肛门下坠感、里急后重、排便不尽感；晚期可出现下腹痛。

(2) 癌肿破溃感染症状：为直肠癌患者最常见的临床症状，80%~90%的患者在早期即出现便血。癌肿破溃后，可出现血性或黏液性大便，多附于大便表面；感染严重时出现脓血便。

(3) 肠腔狭窄症状：癌肿增大和/或累及肠管全周造成肠腔狭窄，初时大便变形、变细，癌肿造成肠管部分梗阻后，可表现为腹胀、阵发性腹痛、肠鸣音亢进，排便困难等。

(4) 转移症状：当癌肿穿透肠壁，侵犯前列腺、膀胱时可发生尿道刺激征、血尿、排尿困难等；侵犯骶前神经则发生骶尾部、会阴部持续性剧痛、坠胀感。女性直肠癌侵犯阴道后壁，引起白带增多；若穿透阴道后壁，则可导致直肠阴道瘘，可见粪便及血性分泌物从阴道排出。发生远处转移时，可出现相应脏器的病理生理改变及临床症状。

2. 体征

低位直肠癌患者可通过直肠指检扪及肿块，质地较硬，不可推动。

## 四、实验室及其他检查

1. 粪潜血试验

简便易行，可作为高危人群的初筛方法及普查手段，对结果持续阳性者应进一步检查。

2. 直肠指检

直肠指检是诊断直肠癌最重要和最直接的方法之一。凡遇患者有便血、大便习惯改变、大便变形等症状，均应行直肠指检。直肠指检可检查癌肿的部位，距肛缘的距离及癌肿的大小、范围、固定程度与周围组织的关系等。

3. 内镜检查

可通过直肠镜、乙状结肠镜或结肠镜检查。观察病灶的部位、大小、形态、肠腔狭窄的程度等，并可在直视下取活组织做病理学检查，是诊断直肠癌最有效、最可靠的方法。有泌尿系统症状的男性患者，则应行膀胱镜检查，以了解肿瘤浸润程度。

4. 影像学检查

(1) B超和CT检查：有助于了解直肠癌的浸润深度及淋巴转移情况。还可提示癌肿是否侵犯邻近组织器官或有无肝、肺转移等。

(2) MRI检查：对直肠癌的分期及术后盆腔、会阴部复发的诊断较CT优越。

## 五、治疗要点

手术切除仍是直肠癌的主要治疗手段，同时配合化疗、放疗等综合治疗可在一定程度上提高疗效。

1. 手术治疗

(1) 直肠癌根治术：切除的范围包括癌肿及足够的两端肠段、已侵犯的邻近脏器的全部或部分、四周可能被浸润的组织及全直肠系膜和淋巴结。根据直肠癌肿所在部位、大小、活动度及细胞分化程度等，选择不同的手术方式。

①局部切除术：适用于瘤体直径≤2 cm、分化程度高、局限于黏膜或黏膜下层的早期直肠癌。手术方式主要有：a. 经肛门局部切除术。b. 经骶后径路局部切除术。c. 经前路括约肌途径局部切除术。

②腹会阴联合直肠癌根治术（abdominal perineal resection，APR）：即Miles手术，原则上适用于腹膜反折以下的直肠癌。切除范围包括乙状结肠远端、全部直肠、肠系膜下动脉及其区域淋巴结、全直肠系膜、肛提肌、坐骨直肠窝内脂肪、肛管及肛门周围约5 cm直径的皮肤、皮下组织及全部肛门括约肌，乙状结肠近端在左下腹做永久性人工肛门。

③经腹腔直肠癌切除术：或称直肠低位前切除术（low anterior resection，LAR），即Dixon手术，原则上适用于腹膜反折以上的直肠癌。一般要求癌肿距肛缘5 cm以上，远端切缘距癌肿下缘3 cm以上。切除乙状结肠和直肠大部，做直肠和乙状结肠端端吻合。由于吻合器和闭合器的使用，亦有更近距离的

直肠癌行 Dixon 手术的报道。

④经腹直肠癌切除、近端造口、远端封闭手术（Hartmann 手术）：适用于因全身一般情况差，不能耐受 Miles 手术或急性梗阻不易行 Dixon 手术的直肠癌患者。

⑤其他：近年来，腹腔镜下行 Miles 手术和 Dixon 手术已逐步在临床推广，腹腔镜手术具有创伤小、恢复快的优点，但对淋巴结清扫，周围被侵犯脏器的处理尚有争议。直肠癌侵犯子宫时，一并切除受侵犯的子宫，称为后盆腔清扫；若直肠癌浸润膀胱，可行直肠和膀胱（男性）或直肠、子宫和膀胱切除，称为全盆腔清扫。

（2）姑息性手术：晚期直肠癌患者发生排便困难或肠梗阻时，可行乙状结肠双腔造口，以缓解症状，延长患者生存时间。

2. 非手术治疗

（1）化疗：作为根治性手术后的辅助治疗。用于处理残存癌细胞或隐性病变，以提高术后 5 年生存率。目前多采用以 5-氟尿嘧啶为基础的联合化疗方案。

（2）放疗：术前放疗可缩小癌肿体积、降低癌细胞活力及减少淋巴结转移，使原本无法手术的癌肿得以手术治疗，提高手术切除率及生存率。术后放疗仅适用于晚期患者、手术无法根治或局部复发者。

（3）局部治疗：对于低位直肠癌造成肠管狭窄且不能手术切除的患者，可采用电灼、液氮冷冻及激光烧灼等方法治疗，以改善症状。

（4）其他治疗：中医中药、基因治疗、导向治疗、免疫治疗及生物治疗等方法。

## 六、常见护理诊断/问题

1. 焦虑/恐惧

与对癌症治疗缺乏信心及担心结肠造口影响生活、工作有关。

2. 营养失调（低于机体需要量）

与恶性肿瘤慢性消耗、手术创伤及放、化疗反应有关。

3. 自我形象紊乱

与做永久结肠造口及控制排便能力丧失有关。

4. 知识缺乏

缺乏有关术前准备、术后注意事项及结肠造口自我护理知识。

## 七、护理措施

1. 术前护理

（1）心理护理：直肠癌患者往往对治疗存在很多顾虑，对疾病的康复缺乏信心。因此，应关心体贴患者，指导患者及家属通过各种途径了解疾病的发生、发展及治疗护理方面的新进展，树立其战胜疾病的勇气和信心。对需做结肠造口者，术前可通过图片、模型或实物等向患者解释造口的目的、部位、功能、术后可能出现的情况以及相应的处理方法，说明造口手术只是将排便出口由肛门转移到了左下腹，对消化功能并无影响，只要学会如何护理造口，正确使用相关护理器材，保持乐观态度，不会影响工作和生活；必要时，可安排治疗有效的同种病例患者与之交谈，寻求可能的社会支持以帮助患者增强治疗疾病的信心，提高其适应能力。同时，争取家人及亲属的配合，从多方面给予患者关心及心理支持。

（2）营养支持：鼓励患者进食高蛋白、高热量、高维生素、易消化的少渣饮食，或根据医嘱给予肠内或肠外营养，并做好相应护理；也可少量多次输血、输蛋白等，以纠正贫血和低蛋白血症。

（3）肠道准备：参见结肠癌患者术前肠道准备。

（4）阴道冲洗：女患者若肿瘤已侵犯阴道后壁，术前 3 天每晚需冲洗阴道。

2. 术后护理

（1）体位及活动：病情平稳后取半卧位，以利于呼吸和腹腔引流。术后早期，鼓励患者可在床上多翻身、活动四肢，预防压疮及下肢静脉血栓的形成；后期在病情许可的情况下，鼓励并协助患者下床活动,以促进肠蠕动的恢复,减轻腹胀,避免肠粘连。

(2)病情观察:术后严密观察患者生命体征变化,根据病情定时监测或根据医嘱给予心电监护,待病情平稳后可延长间隔时间;同时,观察腹部及会阴部伤口敷料,注意有无渗血、渗液,若渗血较多,应估算渗出量并做好记录,及时通知医师给予处理。

(3)引流管的护理。

①胃肠减压管一般放置48~72小时,至肛门排气或结肠造口开放时可拔管。

②留置导尿管:注意保持尿道口清洁,每日进行会阴护理1~2次;留置导尿管期间应保持导尿管通畅,避免扭曲、受压,并观察尿液颜色、性状和量,若出现脓尿、血尿等,要及时处理;直肠癌术后导尿管放置时间一般为1~2周,拔管前先试行夹管,每4~6小时或患者有尿意时开放,以训练膀胱舒缩功能,防止排尿功能障碍。

③骶前腹腔引流管一般引流5~7天,引流量少、色清后方可拔除,周围敷料有湿透时及时换药。

(4)饮食与营养:见结肠癌患者护理。

(5)结肠造口的护理。

①造口开放前护理:肠造口周围用凡士林纱条保护,一般术后3天予以拆除,护理时要及时擦洗肠道分泌物、渗液等,外层敷料浸湿后及时更换,防止感染。同时观察造口黏膜血运情况,注意有无造口出血、坏死及造口回缩等。

②观察造口情况。a. 造口活力:造口的活力是根据造口黏膜的颜色来判断的,正常造口的颜色呈牛肉色或粉红色,表面平滑且湿润。如果造口颜色苍白,可能患者的血红蛋白低;造口暗红色或淡紫色可能是造口黏膜早期缺血的表现;若外观局部或完全肠管变黑,表示肠管发生了缺血坏死。b. 高度:造口理想的高度为1~2 cm,这样在粘贴造口用品时能较好地将造口周围皮肤保护周密,且易于排泄物的收集。c. 形状及大小:造口的形状一般为圆形或椭圆形,个别为不规则形。造口的大小可用尺子或造口量度板测量,圆形测量直径,椭圆形测量最宽和最窄点,不规则形可用图形表示。

③指导造口护理用品的使用方法。a. 造口袋的选择:根据患者情况和造口大小选用适宜的造口袋,乙状结肠或小肠单端造口患者,选用普通一件式或二件式造口袋;横结肠或结肠襻式造口患者,选用底盘足够大的造口袋。b. 造口袋的正确使用与更换:自上而下取下造口袋,动作轻柔,以免损伤皮肤;用等渗盐水或温开水清洁造口及其周围皮肤,用清洁柔软的毛巾或纱布轻柔擦拭并抹干,测量造口大小、形状,裁剪合适的造口底盘,开口一般比造口大1~2 mm即可;同时观察造口黏膜情况,有异常情况及时处理。如造口局部有出血或皮肤有过敏、溃破情况,可先用造口护肤粉适量喷洒,再用纸巾将多余的保护粉扫除。撕去底盘粘胶保护纸,按照造口位置由下而上将一件式或二件式造口袋底盘紧密贴在造口周围皮肤上,关闭造口袋底部排放口。如为二件式造口袋,贴好底盘后,对准连接环,手指沿着连接环由下而上将袋子与底盘按紧,当听到轻轻的"咔嗒"声,说明袋子与底盘已安全连接好。如果有锁扣的造口袋,安装前使锁扣处于开启状态,装上袋子后,两指捏紧锁扣,然后轻拉袋子,检查是否扣牢。c. 造口袋的清洁:当造口袋内充满三分之一的排泄物时,须及时更换清洁袋。用等渗盐水或温开水清洁皮肤,擦干后涂上皮肤保护膜,以保护皮肤,防止局部炎症、糜烂;同时观察造口周围皮肤有无湿疹、充血、水泡、破溃等。

④培养患者的自理能力:与患者及家属共同讨论进行造口护理时可能出现的问题及解决方法,并适时予以鼓励,增强其自信心,促使其逐步获得独立护理造口的能力;在进行造口护理时,鼓励家属在旁边协助,以消除其厌恶情绪。当患者及家属熟练掌握造口护理技术后,应进一步引导其自我认可,以逐渐恢复正常生活、参加适量的运动和社交活动。

⑤饮食指导:造口患者无须忌食,均衡饮食即可。但要注意以下几点:a. 进食易消化的饮食,防止因饮食不洁导致食物中毒或细菌性肠炎等引起腹泻。b. 调节饮食结构,少食洋葱、大蒜、豆类、碳酸饮料等可产生刺激性气味或胀气的食物,以免因频繁更换造口袋影响日常生活和工作。c. 应以高蛋白、高热量、丰富维生素的少渣食物为主,以使大便成形。d. 避免食用导致便秘的食物。

(6)预防造口及其周围并发症。

①造口出血：多为肠造口黏膜与皮肤连接处的毛细血管及小静脉出血或肠系膜小动脉结扎线脱落所致。少量出血时，可用棉球或纱布稍加压迫止血，或用1%肾上腺素溶液浸湿的纱布压迫或用云南白药粉外敷；如肠系膜小动脉出血，应拆开1~2针黏膜皮肤缝线，找寻出血点加以钳扎，彻底止血。

②造口缺血性坏死：往往发生在术后24~48小时。多由于损伤结肠边缘动脉，提出肠管时牵拉张力过大、扭曲及压迫肠系膜血管导致供血不足，造口孔太小或缝合过紧所致。所以，造口术后48小时内，要密切观察造口血运情况，如发现造口黏膜呈暗红色或紫色时，应及时通知医师，协助处理。

③皮肤黏膜分离：常由于造口局部缺血性坏死、缝线脱落所致。对于分离表浅、渗液少的造口，用等渗盐水清洁后，可给予粉状水胶体涂上后再用防漏膏遮挡后贴上造口袋；如分离部分较深，渗液多宜选用藻酸盐敷料填塞再用防漏膏遮挡后贴上造口袋。

④粪水性皮炎：多由于造口位置差、造口护理技术不恰当等导致大便长时间刺激皮肤所致。检查刺激源并去除原因，针对个体情况，指导患者使用合适的造口用品及采用正确的护理方法。

### 八、健康指导

（1）给予患者饮食指导无须忌食，均衡饮食即可；多食新鲜蔬菜水果，少吃易产生气体和气味大的食物。

（2）指导结肠造口患者学会造口的自我护理及造口用品的正确使用方法。

（3）尽量活动，为了保持身体健康及生理功能，可维持适度的运动，如游泳、跑步等。但要避免碰撞类及剧烈运动，如打篮球、踢足球、举重等。必要时在患者运动时要用造口腹带约束，以增加腹部支撑力。

（4）定期复查。

出院后3~6个月复查一次，指导患者坚持术后治疗。造口患者最少每3个月复诊一次，由造口治疗师评估肠造口有无改变。

## 第三节 痔

痔（hemorrhoid）是常见的肛肠疾病，任何年龄均可发病，但随年龄增长，发病率增高。

### 一、病因及发病机制

常由多种因素引起，目前得到广泛认可的主要学说如下。

1. 肛垫下移学说

肛垫是位于肛管和直肠黏膜下的组织垫，起着肛门垫圈的作用，可协助肛管闭合，调节排便。正常情况下，肛垫在排便时被推挤下移，排便后可自行回缩至原位；若存在反复便秘、妊娠等引起腹内压增高的因素，则肛垫中的纤维间隔逐渐松弛，逐渐向远侧移位，并伴有静脉丛充血、扩张、融合，从而形成痔。

2. 静脉曲张学说

直肠静脉是门静脉的属支，其解剖特点是无静脉瓣，血液易于淤积而使静脉扩张，加之直肠上下静脉丛壁薄、位置表浅，末端直肠黏膜下组织松弛，都有利于静脉扩张。任何引起腹内压增高的因素，如经常便秘、妊娠、前列腺肥大及盆腔内巨大肿瘤等均可阻滞直肠静脉回流，导致血液淤滞、静脉扩张以及痔的形成。

此外，长期饮酒和进食大量刺激性食物可使局部充血，肛腺及肛周感染也可引起静脉周围炎使肛垫肥厚，营养不良可使局部组织萎缩无力，以上因素均可诱发痔的发生。

### 二、病理及分类

根据痔所在部位的不同可分为内痔（internal hemorrhoid）、外痔（external hemorrhoid）和混合痔

（mixed hemorrhoid）（图7-1）。

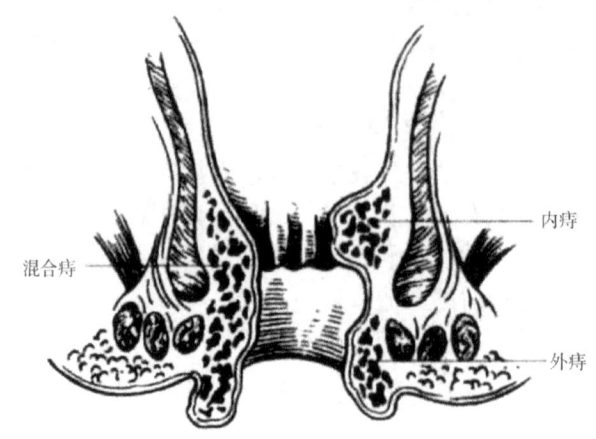

图7-1 痔的分类

1. 内痔

由齿状线上方的直肠上静脉丛形成，表面有直肠黏膜覆盖。内痔的好发部位为截石位3、7、11点处，基底较宽，常有便血及脱垂史。

2. 外痔

由齿状线下方的直肠下静脉丛形成，表面有肛管皮肤覆盖。常见的有血栓性外痔、结缔组织性外痔、静脉曲张性外痔及炎性外痔。

3. 混合痔

混合痔位于齿状线附近，由直肠上静脉和直肠下静脉丛之间彼此吻合相通的静脉丛形成。

## 三、临床表现

1. 内痔

内痔主要表现为便血及痔块脱出。无痛性间歇性便血是其特点，便血较轻时表现为粪便表面附血或便纸带血，出血量小；严重者出现喷射状出血，长期出血患者可发生贫血；若发生痔脱出嵌顿，出现水肿、感染时，则有不同程度的疼痛。内痔分为4度。Ⅰ度：无明显自觉症状，排便时出血，便后出血自行停止，无痔块脱出。Ⅱ度：常有便血，排便时痔块脱出肛门外，排便后自行回复。Ⅲ度：偶有便血，排便时痔块脱出，或在劳累后、步行过久、咳嗽时也脱出，不能自行还纳，需用手辅助。Ⅳ度：偶有便血，痔块长期脱出肛门外，不能还纳或还纳后又脱出。

2. 外痔

外痔主要表现为肛门不适感、常有黏液分泌物流出、有时伴有局部瘙痒。若形成血栓性外痔，则有剧烈性疼痛，排便、咳嗽时加剧，数日后可减轻；在肛门表面可见红色或暗红色硬结，表面皮肤水肿、质硬、压痛明显。

3. 混合痔

混合痔兼有内痔和外痔的表现，严重时可呈环形脱出肛门，呈梅花状，又称环状痔；若发生嵌顿，可引起充血、水肿甚至坏死。

## 四、实验室及其他检查

肛门镜检查可确诊，不仅可见肛管齿状线附近突出的痔，还可观察到直肠黏膜有无充血、水肿、肿块等。

## 五、治疗要点

无症状痔无须治疗。有症状痔的治疗，目标在于减轻及消除症状而非根治。首选保守治疗，无效或不宜保守治疗时才考虑手术治疗。

1. 非手术治疗

（1）一般治疗：适用于初期无症状的痔。主要措施：①养成良好的饮食习惯，增加膳食纤维的摄入，改变不良的排便习惯，保持大便通畅。②便后热水坐浴改善局部血液循环。③肛门内注入消炎止痛的油膏或栓剂，以润滑肛管、促进炎症吸收、减轻疼痛。④血栓性外痔可先局部热敷，再外敷消炎止痛药物，若疼痛不缓解再行手术。⑤嵌顿痔初期，应尽早手法复位，将痔核还纳肛门内。

（2）注射疗法：用于Ⅱ、Ⅲ度出血性内痔的治疗效果较好。方法为将硬化剂注射入痔基底部的黏膜下层，产生无菌性炎症反应、组织纤维化，使痔核萎缩。

（3）胶圈套扎疗法：适用于Ⅱ、Ⅲ度内痔的治疗，通过器械在内痔根部套入一特制的胶圈，利用胶圈的弹性回缩力将痔的血液供应阻断，使痔缺血、坏死、脱落而治愈。

（4）红外线凝固治疗：适用于治疗Ⅰ、Ⅱ度内痔。通过红外线直接照射痔块的基底部，产生黏膜下纤维化，固定肛垫，减少脱出。术后常有少量出血，且复发率高，临床少用。

（5）多普勒超声引导下痔动脉结扎治疗：适用于Ⅱ、Ⅲ、Ⅳ度内痔。采用带有多普勒超声探头的直肠镜，于齿状线上方探测痔上方的动脉并进行结扎，通过阻断痔的血液供应达到缓解症状的目的。

（6）其他治疗：包括冷冻疗法、枯痔钉疗法等。

2. 手术治疗

当保守治疗不满意、痔核脱出严重、套扎治疗失败时，手术切除是最好的治疗方法。手术方法包括：痔单纯切除术、外剥内扎术、痔环行切除术、吻合器痔上黏膜环切术和血栓性外痔剥离术。

## 六、常见护理诊断/问题

1. 疼痛

与血栓形成、痔块嵌顿、术后创伤等有关。

2. 便秘

与不良饮食及排便习惯等有关。

3. 潜在并发症

尿潴留、贫血、肛门狭窄、创面出血、切口感染等。

## 七、护理措施

1. 非手术治疗的护理、术前护理

（1）饮食与活动：指导患者调整饮食结构，嘱患者多吃新鲜水果、蔬菜及含粗纤维食物，增加饮水量，少吃辛辣食物及少饮酒；保持规律的生活起居，养成定时排便的习惯，适当增加活动量，以促进肠蠕动，避免久站、久坐、久蹲。

（2）热水坐浴：保持局部清洁舒适，便后及时清洁，必要时可用温热水或1:5000的高锰酸钾溶液坐浴，温度控制在43～46℃，每次20～30分钟，每日2～3次。可有效改善局部血液循环，减轻疼痛症状，预防病情恶化及并发症。

（3）痔块回纳：嵌顿性痔应及早进行手法复位，注意动作轻柔，避免损伤；血栓性外痔者局部应用消炎止痛栓或软膏。

（4）纠正贫血：观察排便时有无出血，出血量、颜色、便血持续时间。长期反复出血会导致贫血，严重贫血者遵医嘱给予输血。患者在排便或坐浴时应有人陪护，以免因贫血头晕而跌倒受伤。

（5）术前准备：给予心理支持，缓解患者紧张情绪，指导患者进少渣饮食，术前排空大便，根据医嘱服用导泻剂，必要时灌肠，做好常规术前准备。

2. 术后护理

（1）病情观察：由于创面容易渗血或因结扎线脱落造成出血，需定时观察患者意识、面色、脉搏及血压变化，并观察伤口敷料是否干燥整洁，如有渗液、渗血，应记录其量和颜色，渗血较多时及时通知医生，协助处理。

（2）饮食及活动：术后1~2天应以无渣或少渣流食为主，如藕粉、莲子羹、稀粥、面条等。术后24小时后鼓励患者可在床上多翻身、活动四肢，预防压疮及下肢静脉血栓的形成，后期在病情许可的情况下，鼓励并协助患者下床活动，以促进肠蠕动的恢复，减轻腹胀，避免肠粘连。伤口愈合后可恢复正常工作、学习和劳动，但要避免久站或久坐。

（3）控制排便：告知患者术后早期会存在肛门下坠感或有便意，这是敷料刺激所致；术后3天内尽量避免解大便，促进伤口愈合，可于术后48小时内口服阿片酊以减少肠蠕动，控制排便。之后要保持大便通畅，防止用力排便，崩裂伤口。若有便秘，可口服液体石蜡或其他缓泻剂，但忌灌肠。

（4）疼痛护理：由于肛周神经末梢丰富，或因肛门括约肌痉挛、排便时粪便对创面的刺激、敷料填塞过紧等，所以大多数肛门手术患者创面疼痛剧烈，护理时应判断疼痛原因，给予相应处理，如使用止痛药、去除多余敷料，给予患者心理安慰，分散其注意力，以减轻疼痛。

（5）并发症的观察及护理。

①尿潴留：术后24小时内，每4~6小时嘱患者排尿一次。避免因手术、麻醉、肛门内敷料填塞过紧或术后伤口疼痛等因素造成尿潴留。若术后8小时患者仍未排尿且感下腹胀满、隆起时，可行诱导排尿，或肌注胺甲酰胆碱、针刺等，必要时给予导尿。

②创面出血：术后24小时内，患者可在床上翻身、适当活动四肢等，但不宜过早下床，以免创面疼痛及出血。术后24小时之后可适当下床活动，逐渐延长活动时间，并指导患者进行轻体力活动。伤口愈合后可恢复正常工作、学习和劳动，但要避免久站或久坐。

③术后切口感染：术前完善肠道准备；及时纠正贫血，提高机体免疫力；加强术后会阴部护理，保持肛门周围清洁，每次排便后可用1:5 000的高锰酸钾溶液温水坐浴。

④肛门狭窄：多为术后瘢痕挛缩所致。术后应注意观察患者有无排便困难及大便变细，以排除肛门狭窄。为防止狭窄，术后5~10天内可行扩肛治疗。

## 八、健康指导

（1）养成良好的饮食和定时排便习惯，平时多吃新鲜蔬菜、水果，保持大便通畅。忌酒和辛辣食物。

（2）出院时如创面尚未完全愈合，应坚持每日温水坐浴，保持创面干净，促进伤口早日愈合。

（3）若出现排便困难，应及时去医院就诊，有肛门狭窄者行肛门扩张。

# 第四节 肛裂

肛裂（anal fissure）是指齿状线以下肛管皮肤全层裂伤后形成的经久不愈的小溃疡，是一种常见的肛管疾病之一，多见于青、中年人。

## 一、病因及发病机制

病因尚未明确，可能与多种因素有关，但直接的原因大多是由于慢性便秘、粪便干结导致排便时肛管及其皮肤层的损伤。肛裂好发部位为肛管后正中线，此处肛管外括约肌浅部在肛管后方形成的肛尾韧带较坚硬，伸缩性差，且排便时肛管后壁承受压力最大。

## 二、临床表现

急性肛裂大多病程短，裂口新鲜，边缘整齐，底浅、色红、无瘢痕；而慢性肛裂因反复发作、感染，基底深且不整齐，呈灰白色，质硬，边缘纤维化增厚。肛裂常为单发的纵行、梭形溃疡或感染裂口，裂口上端的肛瓣和肛乳头水肿，形成肥大肛乳头；下端皮肤因炎性水肿及静脉、淋巴回流受阻，形成袋状皮垂突出于肛门外，形似外痔，称"前哨痔"。肛裂、"前哨痔"、肥大肛乳头常同时存在，称肛裂"三联征"（图7-2）。

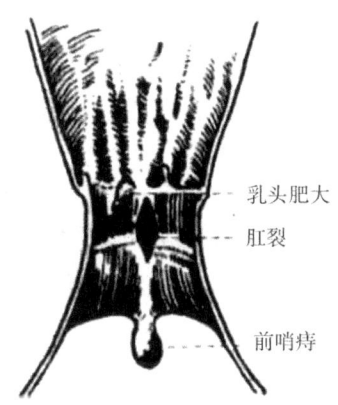

图7-2 肛裂"三联征"

1. 症状

肛裂患者大多有长期便秘病史，典型的临床表现为疼痛、便秘和便血。

（1）疼痛：为肛裂主要症状，疼痛剧烈，有典型的周期性。由于排便时干硬粪块刺激神经末梢，立刻引起肛门烧灼样或刀割样疼痛，称为排便时疼痛。便后数分钟疼痛缓解，称疼痛间歇期。随后因肛门括约肌出现反射性痉挛，再次发生剧痛，时间较长，持续30分钟至数小时，直到括约肌疲劳、松弛后疼痛缓解，以上称肛裂疼痛周期。

（2）便秘：肛裂形成后患者因惧怕疼痛而不愿排便，故而加重便秘，粪便更加干结，便秘又可使肛裂加重，形成恶性循环。

（3）便血：由于排便时粪便擦伤溃疡面或撑开撕拉裂口，故创面常有少量出血，可见粪便表面有少量新鲜血迹或滴血，大出血少见。

2. 体征

典型体征是肛裂"三联征"，若在肛门检查时发现此体征，可明确诊断。已确诊者一般不宜行直肠指诊或肛门镜检查，以免增加患者痛苦，如确需检查时，需在局部麻醉下进行。

## 三、治疗要点

软化大便，保持大便通畅；解除肛门括约肌痉挛，缓解疼痛，中断恶性循环，促使创面愈合。

1. 非手术治疗

具体措施：服用通便药物，如口服缓泻剂或液状石蜡，润滑干硬的粪便；局部坐浴，用1∶5 000的高锰酸钾溶液温热水坐浴，保持肛门周围清洁，改善局部血液循环，解除括约肌痉挛及其所致疼痛，促进炎症吸收；肛管扩张，方法为局部麻醉后，用示指和中指循序渐进、持续地扩张肛管，使括约肌松弛，疼痛消失，创面扩大，促进溃疡愈合。

2. 手术治疗

手术治疗适用于经久不愈、非手术治疗无效且症状较重的陈旧性肛裂，手术方法包括肛裂切除术和肛管内括约肌切断术（internal anal sphincterotomy），现临床上已较少使用肛裂切除术。

## 四、常见护理诊断/问题

1. 疼痛

与排便时肛门扩张及肛管括约肌痉挛、手术创伤有关。

2. 便秘

与患者惧怕疼痛不愿排便有关。

3. 潜在并发症

出血、尿潴留、大便失禁等。

## 五、护理措施

1. 给予心理支持

向患者讲解肛裂相关知识，给予患者安慰及心理支持，鼓励患者克服因惧怕疼痛而不敢或不愿排便的情绪，使其能配合治疗。

2. 保持大便通畅

长期便秘是肛裂的主要原因，因此，应鼓励并指导患者养成每日定时排便的习惯，进行适量的户外锻炼，必要时可服用缓泻剂，服用缓泻剂，如液状石蜡、果导片等，也可选用中药大黄、番泻叶等泡茶饮用，以润滑、松软大便并促进排便。

3. 饮食调整

鼓励患者多饮水，增加膳食中新鲜水果、蔬菜及含粗纤维食物，少饮酒，少吃或忌食辛辣和刺激性食物，少食高热量零食，以促进胃肠蠕动，防止便秘。

4. 术后常见并发症的预防和护理

（1）切口出血：多发生于术后 1～7 天，多因术后便秘、猛烈咳嗽等导致创面裂口、出血。预防措施：保持大便通畅，防止便秘；注意保暖，预防感冒；避免腹内压升高的因素如剧烈咳嗽、用力排便等。同时观察伤口敷料是否有渗血，渗血较多时应紧急压迫止血并及时通知医生。

（2）尿潴留：鼓励患者术后尽早自行排尿，对尿潴留的患者应给予诱导排尿，或肌注胺甲酰胆碱、针刺等，必要时给予导尿。

（3）排便失禁：注意观察患者每天排便次数、量及性状。若有肛门括约肌松弛，可于术后第 3 天开始指导患者进行提肛运动；如为完全大便失禁，则应做好臀部皮肤护理，保持局部清洁、干燥，及时更换床单位，避免压疮发生，必要时行肛门成形手术。

## 六、健康指导

（1）养成良好的饮食和定时排便习惯，平时多吃新鲜蔬菜、水果，保持大便通畅，忌酒和辛辣食物。

（2）出院时如创面尚未完全愈合，应坚持每日热水坐浴，保持创面干净，促进伤口早日愈合。

（3）出院后发现异常，应及时去医院就诊。

# 第五节　肛瘘

肛瘘（anal fistula）是肛管或直肠与肛周皮肤相同的肉芽肿性管道，由内口、瘘管和外口三部分组成，是常见的直肠肛管疾病之一，多见于青壮年男性。

## 一、病因及发病机制

肛瘘绝大多数由直肠肛管周围脓肿发展而来，多为化脓性感染所致。肛瘘有原发性内口、瘘管和外口。内口即原发感染灶，多在肛窦内及其附近，后正中线的两侧多见，也可在直肠下部或肛管的任何部位。外口即脓肿溃破处或切开引流的部位，内、外口之间由脓腔周围增生的纤维组织包绕的管道即瘘管，近管腔处有炎性肉芽组织。由于致病菌不断经内口进入，且外口皮肤愈合较快，常致引流不畅而发生假性愈合并再次形成脓肿；脓肿可从原外口溃破，也可从另处穿出形成新的外口，反复发作，可发展为瘘管迂曲、少数存在分支、有多个瘘口的复杂性肛瘘。

## 二、分类

1. 按瘘口与瘘管的数目分类

（1）单纯性肛瘘：只存在一个内口、一个瘘管和一个外口。

（2）复杂性肛瘘：存在多个瘘口和瘘管，甚至有分支。

2. 按瘘管所在的位置分类
（1）低位肛瘘：瘘管位于肛管外括约肌深部以下，包括低位单纯性肛瘘和低位复杂性肛瘘。
（2）高位肛瘘：瘘管位于外括约肌深部以上，包括高位单纯性肛瘘和高位复杂性肛瘘。

### 三、临床表现

1. 症状

肛门部潮湿、瘙痒，甚至出现湿疹。较大的高位肛瘘外口可排出粪便或气体。若外口假性愈合而暂时封闭时，脓液积存，可再次形成脓肿，出现局部红肿、胀痛等直肠肛管周围脓肿症状；脓肿破溃后脓液排出，则症状缓解。上述症状反复发作是肛瘘的特点。

2. 体征

（1）肛门视诊：可见肛门周围有单个或多个外口，呈乳头状突起或肉芽组织隆起，压之有少量脓性、血性或黏液性分泌物流出，可有压痛。
（2）直肠指诊：在瘘管位置表浅时可以摸到硬结样内口和硬条索状瘘管，在内口处有轻度压痛。

### 四、实验及其他检查

确定内口位置对肛瘘诊断非常重要，常用的辅助检查如下。①X线造影：自瘘管内注入30%~40%碘油，进行碘油造影可明确瘘管分布，多用于高位及蹄铁形肛瘘。②内镜检查：肛门镜检查有时可发现内口。③特殊检查：若无法判断内口位置，可将白色纱条填入肛管及直肠下端，并从外口注入亚甲蓝溶液，根据染色部位确定内口。④实验室检查：当发生直肠肛管周围脓肿时，患者可出现血白细胞计数及中性粒细胞比例增高。

### 五、处理原理

肛瘘不能自愈，只能手术治疗（包括挂线疗法）以避免反复发作。原则是切开瘘管，敞开创面，促进愈合。手术方式包括以下3种。

1. 肛瘘切开术

肛瘘切开术适用于低位肛瘘。瘘管全部切开，并取出切口两侧边缘的瘢痕组织，保持引流通畅。

2. 肛瘘切除术

肛瘘切除术适用于低位单纯性肛瘘。全部切除瘘管壁直至健康组织，创面敞开，使其逐渐愈合。

3. 肛瘘挂线疗法（图7-3）

肛瘘挂线疗法适用于高位单纯性肛瘘，是利用橡皮筋或有腐蚀作用的药线的机械性压迫作用，使结扎处组织发生血运障碍而坏死，以缓慢切开肛瘘。优点是随着缓慢切割过程，其基底部创面已开始愈合，因此括约肌不会因过度收缩而发生移位，可有效避免术后肛门失禁。

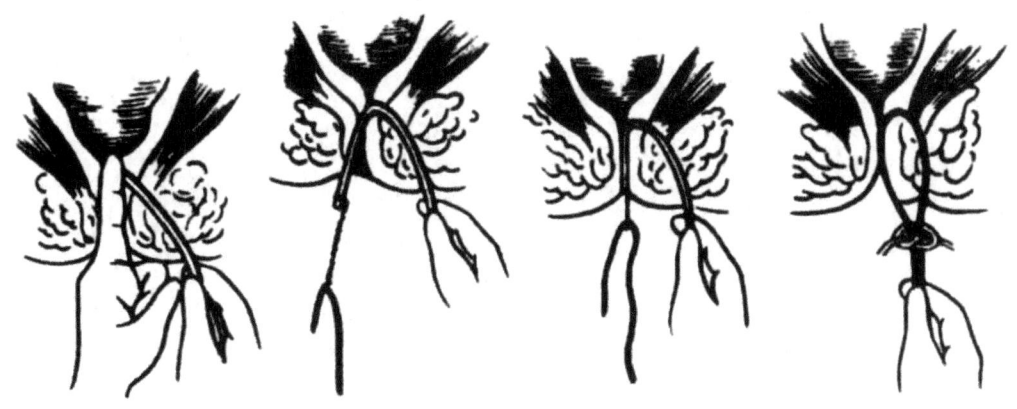

图7-3　肛瘘挂线疗法

## 六、常见护理诊断／问题

1. 急性疼痛

与肛周炎症及手术创伤有关。

2. 皮肤完整性受损

与肛周脓肿破溃穿透皮肤、皮肤瘙痒及手术治疗有关。

3. 潜在并发症

肛门狭窄、肛门失禁等。

## 七、护理措施

1. 挂线疗法护理

（1）温热水坐浴，缓解疼痛：术前及术后第2日开始每日早晚及便后采用1:5 000的高锰酸钾溶液或中药坐浴，以缓解疼痛，促进局部炎症消退、吸收。

（2）饮食：挂线治疗前1天晚进半流食，术日晨可进流食。术后给予清淡、易消化食物，保持大便通畅。

（3）皮肤护理：保持肛周皮肤清洁、干燥，嘱患者局部皮肤瘙痒时不可搔抓，避免皮肤损伤和感染；术前清洁肛门及周围皮肤；术后每次排便后或换药前均用1:5 000的高锰酸钾溶液温热水坐浴，创面换药至药线脱落后1周。

（4）术后并发症的预防及护理：定期进行直肠指诊，以便及时观察伤口愈合情况；为防止肛门狭窄，术后5～10日内可用示指扩肛，每日一次。肛门失禁的观察及护理：手术中如切断肛门直肠环，将造成肛门失禁，肛门失禁后粪便自行外溢，粪便及分泌物刺激肛周引起局部皮肤潮湿、糜烂。一旦发生应保持肛周清洁、干燥，局部涂氧化锌软膏保护，勤换内裤。轻度失禁者，手术3天起指导患者进行提肛运动。严重失禁者，行肛门成形术。

2. 围术期护理

同痔围术期护理。

## 八、健康指导

（1）术后由于创面容易渗血或结扎线脱落造成出血，故应注意观察伤口敷料渗液、渗血情况。嘱患者每5～7天到门诊收紧药线，脱落后局部可涂生肌散或抗生素软膏，以促进其愈合。

（2）扩肛或提肛运动为防止肛门狭窄，术后5～10天内可用示指扩肛，每日一次；肛门括约肌松弛者，术后3天起可指导患者进行提肛运动。

# 第八章
# 肾内科疾病的护理

## 第一节 肾盂肾炎

肾盂肾炎是由各种病原微生物感染所引起的肾盂、肾盏及肾实质的感染性炎症，是泌尿系感染中最常见的临床类型。肾盂肾炎为上尿路感染，尿道炎和膀胱炎为下尿路感染，而肾盂肾炎常伴有下尿路感染，临床上在感染难以定位时可统称为尿路感染。本病好发于女性，尤多见于育龄期妇女、女婴、老年女性和免疫功能低下者。

### 一、病因及诊断检查

#### （一）致病因素

1. 病因

尿路感染最常见的致病菌是肠道革兰阴性杆菌，其中以大肠埃希菌最常见，占70%以上，其次为副大肠杆菌、变形杆菌、克雷白杆菌、产气杆菌、沙雷杆菌、产碱杆菌和葡萄球菌等。致病菌常为1种，极少数为两种以上细菌混合感染。偶可由真菌、病毒和原虫感染引起。

2. 易感因素

由于机体具有多种防御尿路病原微生物感染发生的机制，所以，正常情况下细菌进入膀胱不会引起肾盂肾炎的发生。主要易感因素如下。

（1）尿路梗阻和尿流不畅：是最主要的易感因素，以尿路结石最常见。尿路不畅时，尿路的细菌不能被及时冲刷清除出尿道，在局部生长和繁殖，易引起肾盂肾炎。

（2）解剖因素：女性尿道短、直而宽，尿道口距肛门、阴道较近，易被细菌污染，故易发生上行感染。

（3）尿路器械操作：应用尿道插入性器械时，如留置导尿管和膀胱镜检查、尿道扩张等可损伤尿道黏膜，或使细菌进入膀胱和上尿路而致感染。

（4）机体抵抗力低下：糖尿病、重症肝病、癌症晚期、艾滋病、长期应用激素和免疫抑制药等均易发生尿路感染。

3. 感染途径

（1）上行感染：为最常见的感染途径，病原菌多为大肠埃希菌，以女性多见。细菌由尿道外口经膀胱、输尿管逆流上行到肾盂，引起肾盂炎症，再经肾盏、肾乳头至肾实质。

（2）血行感染：致病菌多为金黄色葡萄球菌。病原菌从体内感染灶如扁桃体炎、鼻窦炎、龋齿或皮肤化脓性感染等侵入血流，到达肾皮质引起多发性小脓肿，再沿肾小管向下扩散至肾乳头、肾盂及肾盏，引起肾盂肾炎。

（3）淋巴道感染：病原菌从邻近器官的病灶经淋巴管感染。

（4）直接感染：外伤或肾、尿路附近的器官与组织感染，细菌直接蔓延至肾引起肾盂肾炎。

### （二）身体状况

按病程和病理变化可将肾盂肾炎分为急性和慢性两型。

1. 急性肾盂肾炎

（1）起病急剧，病程不超过半年。

（2）全身表现：常有寒战、高热，体温升高达38.5～40℃，常伴有全身不适、头痛、乏力、食欲缺乏、恶心呕吐等全身毒血症状。

（3）泌尿系统表现：可有腰痛、肾区不适和尿路刺激征，上输尿管点或肋腰点压痛，肾区叩击痛。重者尿外观浑浊，呈脓尿、血尿。

2. 慢性肾盂肾炎

急性肾盂肾炎反复发作，迁延不愈，病程超过半年即转为慢性肾盂肾炎。慢性肾盂肾炎症状一般较轻，或仅有低热、倦怠，无尿路感染症状，但多次尿细菌培养均呈阳性，称"无症状菌尿"。急性发作时与急性肾盂肾炎症状相似，如不及时治疗可导致肾功能减退，最终可发展为肾衰竭。

3. 并发症

常见有慢性肾衰竭、肾盂积水、肾盂积脓、肾周围脓肿等。

### （三）心理社会状况

由于起病急，症状明显，女性患者羞于检查，或反复发作迁延不愈，患者易产生焦虑、紧张和悲观情绪。

### （四）实验室及其他检查

1. 尿常规

尿液外观浑浊；急性期尿沉渣镜检可见大量白细胞和脓细胞，如出现白细胞管型，对肾盂肾炎有诊断价值；少数患者有肉眼血尿。

2. 血常规

急性期白细胞总数及中性粒细胞增高。

3. 尿细菌学检查

是诊断肾盂肾炎的主要依据。新鲜清洁中段尿细菌培养，菌落计数不低于$10^5$/mL为阳性，菌落计数低于$10^4$/mL为污染，如介于两者之间为可疑阳性，需复查或结合病情判断。

4. 肾功能检查

急性肾盂肾炎肾功能多无改变，慢性肾盂肾炎可有夜尿增多、尿比重低而固定，晚期可出现氮质血症。

5. X线检查

X线腹部平片及肾盂造影可了解肾的大小、形态、肾盂肾盏变化以及尿路有无结石、梗阻、畸形等情况。

6. 超声检查

可准确判断肾大小、形态以及有无结石、囊肿、肾盂积水等。

## 二、护理诊断及医护合作性问题

1. 体温过高

与细菌感染有关。

2. 排尿异常

与尿路感染所致的尿路刺激征有关。

3. 焦虑

与症状明显或病情反复发作有关。

4. 潜在并发症

有慢性肾衰竭、肾盂积水、肾盂积脓和肾周围脓肿。

## 三、治疗及护理措施

### （一）治疗要点

1. 一般治疗

急性期全身症状明显者应卧床休息，饮食应富有热量和维生素并易于消化，高热脱水时应静脉补液，鼓励患者多饮水、勤排尿，促使细菌及炎性渗出物迅速排出。

2. 抗菌药物治疗

原则上应根据致病菌和药敏试验结果选用抗菌药，但由于大多数病例为革兰阴性杆菌感染，急性型患者常不等尿培养结果，即首选对此类细菌有效，而且在尿中浓度高的药物治疗。

（1）常用药物：①喹诺酮类。如环丙沙星、氧氟沙星，为目前治疗尿路感染的常用药物，病情轻者，可口服用药；较严重者宜静脉滴注，环丙沙星 0.25 g，或氧氟沙星 0.2 g，每 12 小时 1 次。②氨基糖苷类。庆大霉素肌内注射或静脉滴注。③头孢类。头孢唑啉肌内或静脉注射。④磺胺类。复方磺胺甲基异噁唑（复方新诺明）口服。

（2）疗效与疗程：若药物选择得当，用药 24 小时后症状即可好转，如经 48 小时仍无效，应考虑更换药物。抗菌药用至症状消失，尿常规转阴和尿培养连续 3 次阴性后 3～5 天为止。急性肾盂肾炎一般疗程为 10～14 天，疗程结束后每周复查尿常规和尿细菌培养 1 次，共 2～3 周，若均为阴性，可视为临床治愈。慢性肾盂肾炎疗程应适当延长，选用敏感药物联合治疗，疗程 2～4 周；或轮换用药，每组使用 5～7 天查尿细菌，如连续 2 周（每周 2 次）尿细菌检查阴性，6 周后再复查 1 次仍为阴性，则为临床治愈。

### （二）护理措施

1. 病情观察

观察生命体征，尤其是体温变化；观察尿路刺激征及伴随症状的变化，有无并发症等。

2. 生活护理

（1）休息：为患者提供安静、舒适的环境，增加休息和睡眠时间。高热患者应卧床休息，体温超过 39℃时需行冰敷、乙醇擦浴等措施进行物理降温。

（2）饮食护理：给予高蛋白、丰富维生素和易消化的清淡饮食，鼓励患者多饮水，每日饮水量不少于 2 000 mL。

3. 药物治疗的护理

（1）遵医嘱用药，轻症者尽可能单一用药，口服有效抗生素 2 周；严重感染宜联合用药，采用肌内注射或静脉给药；已有肾功能不全者，则避免应用肾毒性抗生素。

（2）观察药物疗效，协助医师判断停药指征。

（3）注意药物的不良反应：诺氟沙星、环丙沙星可引起轻微消化道反应、皮肤瘙痒等；氨基糖苷类药物对肾脏和听神经有毒性作用，可引起耳鸣、听力下降，甚至耳聋；磺胺类药物服药期间要多饮水和服用碳酸氢钠以碱化尿液，增强疗效和减少磺胺结晶的形成。

4. 尿细菌学检查的标本采集

（1）宜在使用抗生素前或停药 5 天后留取尿标本。

（2）留取清洁中段尿标本前用肥皂水清洗外阴部，不宜用消毒剂，指导患者留取尿标本于无菌容器内，于 1 小时内送检。

（3）最好取清晨第 1 次（尿液在膀胱内停留 6～8 小时或以上）的清洁、新鲜中段尿送检，以提高阳性率。

（4）尿标本中注意勿混入消毒液；女性患者留取尿标本时应避开月经期，防止阴道分泌物及经血混入。

5. 心理护理

向患者说明紧张情绪不利于尿路刺激征的缓解，指导患者放松身心，消除紧张情绪及恐惧心理，树立战胜疾病的信心，共同制订护理计划，积极配合治疗。

6. 健康教育

（1）向患者及家属讲解肾盂肾炎发病和加重的相关因素，积极治疗和消除易感因素。尽量避免导尿及尿道器械检查，如果必须进行，应严格无菌操作，术后应用抗菌药以防泌尿系感染。

（2）指导患者保持良好的生活习惯，合理饮食，多饮水，勤排尿，尽量不留残尿；保持外阴清洁，女性患者忌盆浴，注意月经期、妊娠期、产褥期卫生。

（3）加强身体锻炼，提高机体抵抗力。

（4）育龄妇女患者，急性期治愈后 1 年内应避免妊娠。与性生活有关的反复发作患者，应于性生活后立即排尿和行高锰酸钾坐浴。

（5）告知患者遵医嘱坚持按疗程应用抗菌药物是最重要的治疗措施，嘱患者不可随意增减药量或停药，以达到彻底治愈的目的，避免因治疗不彻底而演变为慢性肾盂肾炎。慢性肾盂肾炎应按医嘱用药，定期检查尿液，出现症状立即就医。

# 第二节　急性肾小球肾炎

急性肾小球肾炎（acute glomerulonephritis，AGN）简称急性肾炎，是以急性肾炎综合征为主要表现的一组疾病。其特点为起病急，患者出现血尿、蛋白尿、水肿和高血压，可伴有一过性氮质血症。本病好发于儿童，男性居多。常有前驱感染，多见于链球菌感染后，其他细菌、病毒和寄生虫感染后也可引起。本部分主要介绍链球菌感染后的急性肾炎。

## 一、病因及发病机制

急性肾小球肾炎常发生于 β-溶血性链球菌"致肾炎菌株"引起的上呼吸道感染（多为扁桃体炎）或皮肤感染（多为脓疱疮）后，感染导致机体产生免疫反应而引起双侧肾脏弥漫性的炎症反应。目前多认为，链球菌的主要致病抗原是胞质或分泌蛋白的某些成分，抗原刺激机体产生相应抗体，形成免疫复合物沉积于肾小球而致病。同时，肾小球内的免疫复合物可激活补体，引起肾小球内皮细胞及系膜细胞增生，并吸引中性粒细胞及单核细胞浸润，导致肾脏病变。

## 二、临床表现

### （一）症状与体征

1. 尿异常

几乎所有患者均有肾小球源性血尿，约 30% 出现肉眼血尿，且常为首发症状或患者就诊的原因。可伴有轻、中度蛋白尿，少数（< 20%）患者可呈大量蛋白尿。

2. 水肿

80% 以上患者可出现水肿，常为起病的初发表现，表现为晨起眼睑水肿，呈"肾炎面容"，可伴有下肢轻度凹陷性水肿，少数严重者可波及全身。

3. 高血压

约 80% 患者患病初期水钠潴留时，出现一过性轻、中度高血压，经利尿后血压恢复正常。少数患者可出现高血压脑病、急性左心衰竭等。

4. 肾功能异常

大部分患者起病时尿量减少（40 ~ 700 mL/d），少数为少尿（< 400 mL/d）。可出现一过性轻度氮质血症。一般于 1 ~ 2 周后尿量增加，肾功能于利尿后数日恢复正常，极少数出现急性肾衰竭。

## （二）并发症

前驱感染后常有 1～3 周（平均 10 d 左右）的潜伏期。呼吸道感染的潜伏期较皮肤感染短。本病起病较急，病情轻重不一，轻者仅尿常规及血清补体 C3 异常，重者可出现急性肾衰竭。大多预后良好，常在数月内临床自愈。

## 三、辅助检查

（1）尿液检查：均有镜下血尿，呈多形性红细胞。尿蛋白多为（+）～（++）。尿沉渣中可有红细胞管型、颗粒管型等。早期尿中白细胞、上皮细胞稍增多。

（2）血清 C3 及总补体：发病初期下降，于 8 周内恢复正常，对本病诊断意义很大。血清抗链球菌溶血素"O"滴度可增高，部分患者循环免疫复合物（circulating immune complex，CIC）阳性。

（3）肾功能检查：内生肌酐清除率（endogenous creatinine clearance rate，CC）降低，血尿素氮（bloodurea nitrogen，BUN）、血肌酐（creatinine，Cr）升高。

## 四、诊断要点

（1）链球菌感染后 1～3 周出现血尿、蛋白尿、水肿、高血压，甚至少尿及氮质血症。

（2）血清补体 C3 降低（8 周内恢复正常），即可临床诊断为急性肾小球肾炎。

（3）若肾小球滤过率进行性下降或病情 1～2 个月尚未完全好转的应及时做肾活检，以明确诊断。

## 五、治疗要点

治疗原则：以休息、对症处理为主，缩短病程，促进痊愈。本病为自限性疾病，不宜用肾上腺糖皮质激素及细胞毒药物。急性肾衰竭患者应予透析。

### （一）对症治疗

利尿治疗可消除水肿，降低血压。利尿后高血压控制不满意时，可加用其他降压药物。

### （二）控制感染灶

以往主张使用青霉素或其他抗生素 10～14 d，现其必要性存在争议。对于反复发作的慢性扁桃体炎，待肾炎病情稳定后，可作扁桃体摘除术，手术前后 2 周应注射青霉素。

### （三）透析治疗

对于少数发生急性肾衰竭者，应予血液透析或腹膜透析治疗，帮助患者度过急性期，一般不需长期维持透析。

## 六、护理评估

（1）健康史：询问发病前 2 个月有无上呼吸道和皮肤感染史，起病急缓，就诊原因等。既往呼吸道感染史。

（2）身体状况：评估水肿的部位、程度、特点，血压增高程度，有无局部感染灶存在。

（3）心理及社会因素：因患者多为儿童，对疾病的后果常不能理解，因而不重视疾病，不按医嘱注意休息，家属则往往较急，过分约束患者，年龄较大的患者因休学、长期休息而产生焦虑、悲观情绪。评估患者及家属对疾病的认识，目前的心理状态等。

（4）辅助检查：周围血象有无异常，淋巴细胞是否升高。

## 七、护理目标

（1）能自觉控制水、盐的摄入，水肿明显消退。

（2）患者能逐步达到正常活动量。

（3）无并发症发生，或能早期发现并发症并积极配合抢救。

## 八、护理措施

### (一) 一般护理

急性期患者应绝对卧床休息,以增加肾血流量和减少肾脏负担。应卧床休息6周~2个月,尿液检查只有蛋白尿和镜下血尿时,方可离床活动。病情稳定后逐渐增加运动量,避免劳累和剧烈活动,坚持1~2年,待完全康复后才能恢复正常的体力劳动。存在水肿、高血压或心力衰竭时,应严格限制盐的摄入,一般进盐应低于3 g/d,特别严重的病例应完全禁盐。在急性期,为减少蛋白质的分解代谢,限制蛋白质的摄取量为0.5~0.8 g/(kg·d)。当血压下降,水肿消退,尿蛋白减少后,即可逐渐增加食盐和蛋白质的量。除限制钠盐外,也应限制液体摄入量,进水量的控制本着宁少勿多的原则。每日进水量应为不显性失水量(约500 mL)加上24 h尿量,此进水量包括饮食、饮水、服药、输液等所含水分的总量。另外,饮食应注意热量充足、易于消化和吸收。

### (二) 病情观察

注意观察水肿的范围、程度,有无胸腔积液、腹水,有无呼吸困难、肺部湿啰音等急性左心衰的征象;监测高血压动态变化,监测有无头痛、呕吐、颈项强直等高血压脑病的表现;观察尿的变化及肾功能的变化,及早发现有无肾衰竭的可能。

### (三) 用药护理

在使用降压药的过程中,要注意一定要定时、定量服用,随时监测血压的变化,还要嘱患者服药后在床边坐几分钟,然后缓慢站起,防止眩晕及直立性低血压。

### (四) 心理护理

患者尤其是儿童对长期的卧床会产生忧郁、烦躁等心理反应,加上担心血尿、蛋白尿是否会恶化,会进一步会加重精神负担。故应尽量多关心、巡视患者,随时注意患者的情绪变化和精神需要,按照患者的要求予以尽快解决。关于卧床休息需要持续的时间和病情的变化等,应适当予以说明,并要组织一些有趣的活动活跃患者的精神生活,使患者能以愉快、乐观的态度安心接受治疗。

## 九、护理评价

(1) 能否接受限制钠、水的治疗和护理,尿量已恢复正常,水肿有减轻甚至消失。
(2) 能正确面对患病现实,说出心理感受,保持乐观情绪。
(3) 无并发症发生。

## 十、健康指导

(1) 预防指导:平时注意加强锻炼,增强体质。注意个人卫生,防止化脓性皮肤感染。有上呼吸道或皮肤感染时,应及时治疗。注意休息和保暖,限制活动量。
(2) 生活指导:急性期严格卧床休息,按照病情进展调整作息制度。掌握饮食护理的意义及原则,切实遵循饮食计划。指导患者及其家属掌握本病的基本知识和观察护理方法,消除各种不利因素,防止疾病进一步加重。
(3) 用药指导:遵医嘱正确使用抗生素、利尿药及降压药等,掌握不同药物的名称、剂量、给药方法,观察各种药物的疗效和副作用。
(4) 心理指导:增强战胜疾病的信心,保持良好的心境,积极配合诊疗计划。

## 第三节 慢性肾小球肾炎

慢性肾小球肾炎(CGN)系指各种病因引起的两侧肾脏弥漫性或局灶性炎症反应。其基本发病机理为免疫反应。主要病理改变随病因病程和类型不同而异,可表现为不同程度的膜性、局灶硬化、系膜增生和早期固缩肾。临床表现为起病隐匿,程度轻重不一,病程冗长,多有一个相当长的无症状尿异常期，然后出现高血压、水肿和肾功能减退，经历一个漫长的过程后，逐渐不停顿地破坏肾单位，出现贫血、视网膜病变，最终导致慢性肾衰竭。治疗以保护肾功能和防治影响肾功能恶化的各种因素。护理重点为饮食疗法，预防感染，提高患者对长期疗养的认识，做好生活指导。

## 一、病因及发病机制

### （一）病因

（1）绝大多数 CGN 由其他原发性肾小球疾病直接迁延发展而成，例如 IgA 肾病，非 IgA 肾病、系膜增生性肾炎，局灶性肾小球硬化、膜增生性肾炎、膜性肾病等。其起病多因上呼吸道感染或其他感染，出现慢性肾炎症状。

（2）少数 CGN 由急性链球菌感染后肾炎演变而来。由于当时的急性肾炎不典型或患者忘记急性肾炎的既往史。据报道，大约 10% 本病患者有明确的急性肾炎既往史。

### （二）发病机制

慢性肾炎的发病机制系免疫介导的炎症反应。病变累及双侧肾脏的大部分肾小球，根据电镜和免疫荧光检查，发现慢性肾炎患者的肾小球内有免疫复合物和补体成分沉积，抗原经过激活补体系统使肾小球产生一系列炎症或变态反应。由于免疫复合物的电荷、分子量和沉积部位的不同，所引起的肾小球病变亦不完全相同。病程后期绝大部分肾小球被破坏时，可导致肾功能不全或尿毒症。关于 CGN 不停顿破坏肾单位的机制，目前已知的是：①根底疾病持续进行活动。②肾实质性高血压引起肾小动脉硬化。③肾小球血流动力学介导的肾小球硬化症。

### （三）病理改变

病理改变视病因、病程和类型不同而异。

1. 增生性

系膜增生性，膜增生性或半月体肾小球肾炎，以及局灶、节段性增生性肾小球肾炎。

2. 硬化性

局灶性或弥漫性肾小球硬化。

3. 膜性肾病

以上病理改变至后期肾脏明显萎缩，肾小球大部分硬化，且有明显的肾小管损害和间质纤维化。

## 二、临床表现

### （一）临床分型

临床分型为传统分型方法，目前较少应用，仅在未行肾穿刺者或无条件行肾穿刺时参考。大多数隐匿起病，病情进展缓慢。早期表现为尿蛋白增加，尿沉渣轻度异常，轻度高血压及水肿，甚者有轻微氮质血症。而在晚期，则表现为贫血、慢性肾衰竭。从早期至晚期，可经历数年至几十年不等。根据临床表现不同，可分为下述类型。

1. 普通型

普通型较多见。①持续中等度的蛋白尿，定量在 1.5 ~ 2.5 g/d。②尿沉渣异常，可见颗粒管型和离心尿红细胞 > 10 个 / 高倍视野。③轻中度水肿。④轻、中度高血压。

2. 高血压型

高血压型除具有普通型的表现外，以高血压为突出表现，舒张压常为中度以上升高，当舒张压超过 13.3 kPa 以上时，会进一步加重肾血管痉挛、肾血流量下降、肾功能急骤变化。此型常伴有肾病眼底，眼底视网膜动脉细窄，迂曲和动、静脉交叉压迫现象及絮状渗出物或出血。此型易误诊为原发性高血压。

3. 肾病型

肾病型除具有普通型表现外，主要表现为肾病综合征。①大量蛋白尿，24 h 尿蛋白定量 > 3.5 g。②低血浆蛋白症，血清蛋白低于 3 g/dL。③高度水肿，严重时可伴有浆膜腔（胸膜腔、腹膜腔）积液。

④部分患者有高脂血症。

4. 急性发作型

在病情相对稳定或持续进展过程中，由于细菌或病毒等感染或过劳等因素，经较短的潜伏期（1~3d），出现蛋白尿和尿沉渣异常的加重，肾功能恶化，经过一段时日后，常会自动地减轻，恢复至原来的情况。临床表现上有时颇似急性肾炎（蛋白尿、血尿、尿少、水肿、高血压、短暂肾功能损害和全身症状）。

### （二）病理分型

1. 增殖性肾炎

（1）病理改变：系膜细胞增殖，系膜区和肾小球血管襻有免疫球蛋白和补体沉积。

（2）临床表现：尿蛋白、血压和肾功能改变的各种表现。对糖皮质激素治疗略有反应。10年后发展为肾功能不全的约占10%~15%。

2. IgA 肾病

（1）病理改变：系膜细胞增殖，系膜区有IgA沉着。

（2）临床表现：潜在期有镜下血尿，血清IgA有时增高。进行期可有镜下血尿，亦可出现肉眼血尿。80%患者出现蛋白尿和肾小球疾病的各种临床表现。

3. 膜性肾病

（1）病理改变：肾小球血管襻壁肥厚，肾小球基膜肥厚。肾小球血管襻有免疫球蛋白和补体沉着。

（2）临床表现：尿蛋白多，反复出现水肿、低蛋白症，肾上腺皮质激素治疗无效。较少发展至肾功能不全。

4. 膜性增殖性肾炎

（1）系膜细胞增殖和肾小球血管襻肥厚，系膜细胞和基质增生伸入基膜内或其内侧。肾小球血管襻和系膜区有补体沉着。

（2）临床表现：蛋白尿、血尿、血压升高、肾功能不全。肾上腺皮质激素治疗多无效。10年内80%患者发展为肾功能不全。

临床和病理分型不是绝对的，各类型之间可以相互转化。在有条件时，力求行肾穿刺，进行病理分型。病理分型科学、准确，对指导用药及估计预后意义重大。

## 三、实验室检查

### （一）肾活检

肾活检为确定慢性肾小球肾炎病损的性质程度和病理类型，最好尽早适时作此项检查，以便指导用药及估计预后。

### （二）肾小球滤过功能测定

血肌酐（Cr）和尿素氮（BUN）测定。内生肌酐清除率：动态观察肾功能损害程度。

### （三）尿液检查

1. 尿常规

尿常规可见管型颗粒，持续性蛋白尿，尿中红细胞形态变形率 > 30%。

2. 尿蛋白

一般在1~3 g/d，亦可 > 3.5 g/d。肾小球性蛋白尿为中分子或中高分子蛋白尿，每日量常超过3 g/d；而肾小管性蛋白尿为中低分子蛋白尿，量一般低于2 g/d。

## 四、诊断要点

病程较长，有不同程度的蛋白尿、血尿、高血压、贫血、肾功能损害，可按上述临床表现做出临床分型。肾组织活检则可明确病理类型。

## 五、治疗原则

### （一）一般治疗

（1）饮食治疗：根据水肿及高血压情况决定对水和钠盐的限制，有肾功能不全时，限制蛋白质摄入，一般不超过 0.5～0.75 g/(kg·d)。肾病综合征较明显者，可增加优质蛋白质的摄入量，1.0～2.0 g/(kg·d)。目前肾病饮食治疗多主张低蛋白饮食以延缓肾功能减退。没有肾衰的患者，不需限制钾的摄入。

（2）禁用肾毒性药物，如氨基甙类抗生素，两性霉素B。

（3）治疗预防感染，如上呼吸道感染，尿路感染等。

### （二）药物治疗

**1. 血管紧张素转换酶抑制剂**

此类药药理作用是：①抑制转换酶Ⅰ的活性，减少血管紧张素Ⅱ的生成，舒张小动脉。②抑制缓激肽的降解而产生血管扩张作用，并可排钠排水。③降低肾小球囊内压。④保护心脏。在一定程度上能延缓肾衰的发生。常用药物卡托普利 12.5～50 mg，3 次/天。

**2. 肾上腺皮质激素**

肾上腺皮质激素作用机制是抑制免疫反应，作用于多个环节：①激素能使血循环内T淋巴细胞和单核-巨噬细胞减少，这是由于"再分布"，分布的去向为骨髓、脾及淋巴组织。②激素能使淋巴和单核细胞功能降低，通过了T抑制细胞和T辅助细胞的调节，可影响B细胞的抗体生成。③大剂量激素可使免疫球蛋白的合成下降而分解增多，以致血免疫球蛋白水平轻度下降。④降低血补体水平。⑤激素虽然增加血循环中的白细胞数，但游集至炎症区者明显减少，此种抑制游集至炎症区的作用，亦见于单核-巨噬细胞及淋巴细胞。由于单核细胞向炎症区的趋化性减低，减少了肉芽肿的形成。常用药物泼尼松，泼尼松龙（有肝功能损害者）和甲泼尼龙。首始治疗阶段的剂量要足够大，成人用每日 1 mg/kg，每日激素量清晨顿服，以便符合皮质激素昼夜分泌节律性。有效病例服药 8 周后逐渐减量，每周减量为原先每日剂量的 10%，成人一般为每周 5 mg。由大剂量撤减至小剂量后（成人约为每日 0.5 mg/kg，小儿为每日 1 mg/kg），将两日药量，隔日晨顿服，作较长期的持续治疗，12～18 个月。在持续治疗期间，应监测激素不良反应，定期检查尿常规和肾功能。合并活动性感染、严重高血压、氮质血症的患者不宜激素治疗。

**3. 细胞毒类药物**

细胞毒类药物常与激素同时应用，其目的在于：①减少激素的用量和疗程，从而减轻激素的不良反应。②经激素治疗不能缓解者或不能完全缓解者。此类药物主要是通过杀伤免疫细胞，阻止其繁殖而抑制免疫反应。繁殖旺盛细胞对本药特别敏感，能较快杀灭抗原敏感性小淋巴细胞，主要杀灭B细胞，还能抑制T细胞。主要用于经常复发的肾炎和激素依赖型者。主要药物有：环磷酰胺和苯丁酸氮芥。前者临床应用较为广泛，其合理剂量是：每日 2～3 mg/kg，分两次口服或将 2 d 剂量加入注射用生理盐水 20 mL 内，隔日静脉注射，累积总剂量为 150 mg/kg。环磷酰胺常见副反应为：严重骨髓抑制、脱发、出血性膀胱炎、睾丸损害、发生恶性肿瘤。当周围血白细胞 ≤ $3 \times 10^9$/L，应减量或停药。另外，对未发育的儿童使用时应慎重。苯丁酸氮芥用量每日 0.2 mg/kg，分 2 次服用，累积总剂量 < 10 mg/kg。常见副反应为：白细胞减少，严重感染，胃肠道症状。一旦出现，则减量或停药。

**4. 抗凝药物和抑制血小板凝集药物**

其目的是治疗和防止肾脏血栓形成和肾小球硬化，延缓肾衰竭发生。常用于顽固性且有高凝表现病例，如局灶性肾小球硬化，膜性肾小球肾炎。常用药物：肝素、双嘧达莫、阿司匹林。肝素 50～100 mg/d，溶于 5% 葡萄糖溶液作缓慢静脉滴注，10 d 1 个疗程。双嘧达莫 50～75 mg，3 次/天口服。使用时需注意血液学监测和出血倾向，一旦出现异常应该减量或停药。

**5. 利尿剂**

首选呋塞米，它的主要作用机制是抑制髓袢升支对氯和钠的重吸收，是治疗肾性水肿最强有力的利尿药。常用20 mg，2次/天口服。无效时可递增至60～120 mg/d。长期持续药物利尿作用大为减弱，故宜采用间歇用药，即用药7～10 d，停药3～5 d后再用。呋塞米的不良反应有：低钾血症，低血氯性碱中毒、高尿酸血症、血浆容量减少和耳毒性。呋塞米是偏酸性化合物，在血中几乎全部与清蛋白结合而运输。当血清蛋白低于20 g/L时，没有与清蛋白结合的呋塞米就会不受限制地进入各种组织内，引起药物毒性，故在进行大剂量利尿疗法时，应静滴清蛋白，提高血浆胶体渗透压，减轻药物毒性。新近研究告知，在使用排钾强利尿剂时，不需常规补钾，只需劝告患者多食含钾丰富的食物，如蘑菇、马铃薯、冬笋、油菜、肉类、橙、桃、红枣等，以避免口服补钾所致小肠溃疡甚至小肠穿孔。

6. 中药治疗

可用大黄、雷公藤、冬虫夏草、保肾丸、益肾丸、清肾丸等中成药辅助治疗。

（三）特殊治疗

对顽固的肾病型肾炎，可试用血浆置换疗法。

## 六、护理

（一）观察要点

（1）观察尿量和性质，体重变化。

（2）观察血压波动。

（3）观察肾功能不全，尿毒症症状和体征。

（4）观察并发症：心肌炎、感染、高血压脑病。

（5）观察药物疗效及反应。

（6）观察感染的前趋表现。

（7）观察饮食疗法执行情况。

（8）观察肾穿刺后并发症。

（二）具体措施

1. 一般护理

慢性肾炎急性发作，血压高肾病综合征和并发心肾不全者需卧床休息，给予一级护理。每日测量血压、尿量、体重并作记录，如血压波动明显、体重增加应及时报告医师调整药物。病情稳定者可进行室内活动。

2. 病情观察

观察肾功能不全、尿毒症的症状与体征，进行性贫血，蛋白尿减少而其他症状未改变，血肌酐升高，内生肌酐清除率下降等。有下述情况会加速慢性肾炎进入肾功能不全：①逐渐加重的高血压。②饮食上未恰当控制好蛋白质摄入。③饮食中未注意磷摄入。④合并感染。⑤使用肾毒性药物。护士应指导患者避免上述诱因。

3. 观察并发症

慢性肾炎可有下列并发症。①心脏并发症：心脏扩大，心律失常，严重致心力衰竭。由于高血压、动脉硬化、贫血等因素导致。②感染：以泌尿道、呼吸道感染为多见。因为尿中长期丢失蛋白，引起低蛋白血症，使机体抵抗力减低，易并发感染。③高血压脑病：表现为头痛、呕吐、抽搐，甚至昏迷。多因血压骤然升高所致。

4. 观察药物疗效及反应

慢性肾炎治疗药物较多，其中需主要观察的药物为肾上腺皮质激素和细胞毒类药物。①肾上腺皮质激素：有效表现在用药两周左右开始尿量增加、水肿消退、尿蛋白减少。常见反应有：并发或加重感染，神经精神症状（激动、失眠、精神病）、抑制生长发育、库欣样状态（向心性肥胖、满月脸、痤疮、多毛）、骨质疏松等。服药时间以清晨顿服为佳，其理由是：首先符合激素昼夜分泌节律性；其次减轻肾上腺皮质抑制从而减轻激素微减综合征；再次减少肾上腺皮质功能亢进的临床表现。故护士补服时亦应安排在上午进行。②细胞毒类药物：有效表现同肾上腺皮质激素。不良反应主要是骨髓抑制、脱发、出血性膀胱炎、静脉用药时外溢会引起局部组织坏死。在使用时护士应注意不宜在下午6时以后使用，以免其代谢产物停留在膀胱内时间过长而引起出血性膀胱炎。作静脉注射时先行引导注射，注射中经常抽回血确定在血管内后推药。一旦药液外溢立即用生理盐水行稀释注射或外敷金黄散。

5. 观察感染的前趋表现

体温变化、尿蛋白无原因增多常是潜在感染的前趋表现。慢性肾炎者常因低蛋白血症和应用激素及免疫抑制剂致抵抗力低下容易并发感染，或使潜在感染病灶（龋齿、注射结节、咽喉炎、毛囊炎等），已稳定的结核病灶活动弥散，导致机体代谢亢进，代谢产物增加，使肾功能急剧恶化。因此护理人员应做好预防感染的工作，其具体措施有：①在大剂量激素或细胞毒类药物冲击治疗期间将患者置于洁净的单人病房内或反向隔离室中。②减少探视人员，特别是已有上呼吸道感染者。③预防呼吸道、消化道、泌尿道感染，定期空气消毒，外出戴口罩，不吃生食，注意个人卫生，特别是会阴部每日清洁，有感染前驱表现时立即使用抗生素。④严格无菌操作，注意更换注射部位，避免注射难吸收药物如苯丙酸诺龙等。

6. 观察肾穿刺后并发症

肾穿刺检查对于慢性肾炎的诊断和治疗意义重大，亦是最常用检查之一，因其为创伤性检查，术前后观察护理甚为重要。

### （三）饮食护理

根据病情的不同阶段调整饮食。以高营养、高维生素、高钙、低磷、低脂易消化食物为原则。新近多主张低蛋白、低磷饮食，对于延缓肾功能减退很有作用。

1. 蛋白质

急性发作期或肾炎晚期（伴有氮质血症），限制蛋白质摄入，以减轻肾脏负担，每日需要量 0.5～0.75 g/kg，且以优质蛋白为主，如鱼、瘦肉、鸡、蛋等。忌食植物性蛋白，如豆制品、大豆、黄豆等。少食鸭、虾、蟹类食物，因此类食物中含磷较高，肾病综合征和服用大剂量肾上腺皮质激素且有效，尿量 > 1 000 mL/d，体重下降，可增加蛋白质摄入，每日需要量 1～1.5 g/kg。

2. 钠盐

水肿明显、心力衰竭、血压高时应限制钠盐摄入，同时含钠食物如用碱做成的馒头、烙饼、加碱的面条等均不宜吃。为解决患者咸味可用无盐酱油，但每日尿量需 > 1 000 mL，因无盐酱油中主要成分是钾盐。目前学者认为水肿患者可使用利尿剂消肿，而不必严格限制钠钾盐的摄入。

3. 水分

水分量出为入。

### （四）心理护理

慢性肾炎病程长，病情反复变化多样，绝大多数患者需作肾活检，故常有焦虑、烦闷，对治疗失去信心的表现，护士在患者住院期间应做好心理护理，教会患者自我观察，自我护理的方法，如尿蛋白测定（试纸法或醋酸滴定法）、血压测量、定时服药。使患者认识该病如认真对待，积极治疗，避免诱因，可拖延尿毒症出现时间至数十年。在缓解期内可从事轻松工作或做少量家务，以分散患者思想，消除顾虑，过较正常的生活。儿童患者在发作间歇期可上学，但应免修体育课。

### （五）健康教育

（1）遵守饮食疗法的规定，制订每周食谱。

（2）避免感染，不去空气混浊的公共场所，如电影院、餐馆、舞场等地，在抵抗力弱时外出戴口罩。居住室经常通风，每周醋熏一次。被褥常晒勤洗。个人卫生每周彻底清洁一次。

（3）女患者应避孕，一旦怀孕应与医师联系，决定处理方法。

（4）定期复查，每两周到医院检查一次血、尿常规，肾、肝功能。

（5）出现水肿、尿异常和体重迅速增加，应及时到医院就诊。

（6）不擅自用药，特别是对肾脏有损害的药物，如庆大霉素、两性霉素B、感冒通等。遇有上感可选择中药制剂或到肾脏专科门诊就诊。

## 第四节 肾病综合征

肾病综合征（nephrotic syndrome，NS）是肾小球疾病中最常见的一组临床综合征候群。肾病综合征传统上分为原发性和继发性两类。原发性是指原发于肾小球疾病并除外继发于全身性疾病引起的肾小球病变，如系统性红斑狼疮、糖尿病、多发性骨髓瘤、药物、毒物、过敏性紫癜和淀粉样变等。在肾病综合征中，约75%是由原发性肾小球疾病引起，约25%为继发性肾小球疾病引起，因此它不是一个独立性的疾病。NS临床诊断并不困难，但不同病理改变引起者治疗效果不一，某些病理类型易发展为肾功能不全，但即使预后较好的病理类型，也可因其引起的严重全身水肿（胸腹水、心包积液等）影响到各脏器功能并易出现各种严重并发症如威胁生命的感染和肺动脉栓塞等，因此强调早期病因和病理类型诊断与整体治疗的重要性。本节仅讨论原发性肾病综合征。

### 一、病理

原发性肾病综合征在国内以肾小球系膜增殖最为常见，占1/4～1/3，其次为膜性肾病，占1/5～1/4，以成人较为多见；微小病变成人约占1/5，再次为膜增殖，约为15%，局灶性、节段性肾小球硬化占10%～15%。局灶性、节段性系膜增殖较少发生肾病综合征。各病理类型中均可伴有肾间质不同程度炎症改变和/或纤维化，其中以炎症较为明显的类型如系膜增殖、膜增殖和少部分局灶节段性肾小球硬化常伴有肾间质炎症或纤维化改变；膜性引起者亦不罕见，肾间质炎症程度和纤维化范围对肾小球滤过功能减退有较大影响。

原发性肾病综合征病理类型不同，与临床表现（除均可有肾病综合征外）有一定关联，如微小病变和膜性肾病引起者多表现为单纯性肾病综合征，早期少见血尿、高血压和肾功能损害，但肾病综合征临床表现多较严重、突出，经尿丢失蛋白质多，可高达20 g/d；而系膜增殖和膜增殖等炎症明显类型尚常伴有血尿、高血压和不同程度肾功能损害，且肾功能损害发生相对较早。局灶、节段性肾小球硬化，常有明显高血压和肾功能损害，出现镜下血尿亦较多见。少数情况病理类型改变与临床表现相关性可不完全一致。

### 二、临床表现及发病机制

#### （一）大量蛋白尿

大量蛋白尿是指每日从尿液中丢失蛋白质多达3.0～3.5 g，儿童为50 mg/kg，因此，体重为60 kg的成人尿液丢失3 g/d，即可认为大量蛋白尿。大量蛋白尿的产生是由于肾小球滤过膜通透性异常所致。正常肾小球滤过膜对血浆蛋白有选择性滤过作用，能有效阻止绝大部分血浆蛋白从肾小球滤过，只有极小量的血浆蛋白进入肾小球滤液。肾小球病变引起滤过膜对大中分子量蛋白质选择性滤过屏障作用损伤，导致大分子蛋白和中分子量清蛋白等大量漏出。其次，肾小球疾病时，肾小球基底膜组织结构功能异常，涎酸成分明显减少，使带负电荷的清蛋白滤过基底膜增多，出现蛋白尿。此外，肾小球血流动力学改变也能影响肾小球滤过膜的通透性，血压增高，尿蛋白增多，血压降低，蛋白尿减轻。肾内血管紧张素Ⅱ增加使出球小动脉收缩，肾小球内毛细血管压力增加，亦可增加蛋白质漏出。使用血管紧张素转换酶抑制剂或血管紧张素Ⅱ受体阻滞剂可因降低出球小动脉阻力而降低肾小球毛细血管压力，从而减轻蛋白尿。

临床上对肾病综合征患者不仅要定期进行准确的24小时尿液蛋白定量测定，以了解蛋白尿程度和判断治疗效果，从而调整治疗方案，而且要进行尿液系列蛋白检查，以了解丢失蛋白的成分，从而判断蛋白丢失部位是在肾小球或肾小管间质。尿液蛋白量多寡有时不能说明肾脏病变的广泛程度和严重程度，但蛋白尿成分的测定则可反映肾小球病变的程度，如尿液中出现大量IgG成分，说明大分子量蛋白从尿液中丢失，提示肾小球滤过膜体积屏障结构破坏严重，若尿液中蛋白几乎均为中分子量的清蛋白或转铁蛋白，一般提示病变在肾小球或肾小管间质，此时参考丢失蛋白质多寡甚为重要，一般说来肾小管性尿蛋白丢失较少超过 3 g/d，个别超过 3 g/d，后者多数对治疗反应相对较佳；若尿液出现较多小分子量蛋白，则应进一步检查以明确是否轻链蛋白引起大量蛋白尿，故尿蛋白成分检查有时尚有助于病因诊断。

### （二）低清蛋白血症

低清蛋白血症见于绝大部分肾病综合征患者，即血浆清蛋白水平在 30 g/L 以下。其主要原因是尿中丢失清蛋白，但二者可不完全平行，因为血浆清蛋白值是清蛋白合成与分解代谢平衡的结果，它主要受以下几种因素影响：①肝脏合成清蛋白增加。在低蛋白血症和清蛋白池体积减小时，清蛋白分解速度是正常的，甚至下降。肝脏代偿性合成清蛋白量增加，如果饮食中能给予足够的蛋白质及热量，正常人肝脏每日可合成清蛋白达 20 g 以上。体质健壮和摄入高蛋白饮食的患者可不出现低蛋白血症。有人认为，血浆胶体渗透压在调节肝脏合成清蛋白方面可能有重要的作用。②肾小管分解清蛋白的量增加。正常人肝脏合成的清蛋白 10% 在肾小管内代谢。在肾病综合征时，由于近端小管摄取和分解滤过蛋白明显增加，肾内代谢可增加至 16%~30%。③严重水肿时胃肠道吸收能力下降，肾病综合征患者常呈负氮平衡状态。年龄、病程、慢性肝病、营养不良均可影响血浆清蛋白水平。

由于低清蛋白血症，药物与清蛋白的结合会有所减少，因而血中游离药物的水平升高（如激素约 90% 与血浆蛋白结合而具有生物活性的部分仅占 10% 左右），此时，即使常规剂量也可产生毒性或不良反应。低蛋白血症时，花生四烯酸和血浆蛋白结合减少，促使血小板聚集和血栓素（$TXA_2$）增加，后者可加重蛋白尿和肾损害。

### （三）水肿

水肿多较明显，与体位有关，严重者常见头枕部凹陷性水肿、全身水肿、两肋部皮下水肿、胸腔和腹腔积液，甚至出现心包积液以及阴囊或会阴部高度水肿，此种情况多见于微小病变或部分膜性肾病患者。一般认为，水肿的出现及其严重程度与低蛋白血症的程度呈正相关，然而也有例外的情况。机体自身具有抗水肿形成能力，其调节机制为：①当血浆清蛋白浓度降低，血浆胶体渗透压下降的同时，从淋巴回流组织液大大增加，从而带走组织液内的蛋白质，使组织液的胶体渗透压同时下降，两者的梯度差值仍保持正常范围；②组织液水分增多，则其静水压上升，可使毛细血管前的小血管收缩，从而使血流灌注下降，减少了毛细血管床的面积，使毛细血管内静水压下降，从而抑制体液从血管内向组织间逸出；③水分逸出血管外，使组织液蛋白浓度下降，而血浆内蛋白浓度上升。鉴于淋巴管引流组织液蛋白质的能力有限，上述体液分布自身平衡能力有一定的限度，当血浆胶体渗透压进一步下降时，组织液的胶体渗透压无法调节至相应的水平，两者间的梯度差值不能维持正常水平而产生水肿。大多数肾病综合征水肿患者血容量正常，甚至增多，并不一定都减少，血浆肾素正常或处于低水平，提示肾病综合征的钠潴留，是由于肾脏调节钠平衡的障碍，而与低血容量激活肾素-血管紧张素-醛固酮系统无关。肾病综合征水肿的发生不能仅以一个机制来解释。血容量的变化，仅在某些患者身上可能是造成水、钠潴留，加重水肿的因素，可能尚与肾内某些调节机制的障碍有关。此外，水肿严重程度虽与病变严重性并无相关，但严重水肿本身如伴有大量胸腔积液、心包积液或肺间质水肿，则会引起呼吸困难和心肺功能不全；若患者长期低钠饮食和大量应用利尿剂，尚可造成有效血容量减少性低血压甚至低血容量性休克。

### （四）高脂血症

肾病综合征时脂代谢异常的特点为血浆中几乎各种脂蛋白成分均增加，如血浆总胆固醇（Ch）和低密度脂蛋白胆固醇（LD-C）明显升高，甘油三酯（TG）和极低密度脂蛋白胆固醇（VLDL-C）升高。高密度脂蛋白胆固醇（HDL-C）浓度可以升高、正常或降低；HDL 亚型的分布异常，即 HDL3 增加而 HDL2 减少，表明 HDL3 的成熟障碍。在疾病过程中各脂质成分的增加出现在不同的时间，一般以 Ch 升高出现最早，其次才为磷脂及 TG。除浓度发生改变外，各脂质的比例也发生改变，各种脂蛋白中胆固醇/磷脂及胆固醇/甘油三酯的比例均升高。载脂蛋白也常有异常，如 ApoB 明显升高，ApoC 和 ApoE 轻度升高。脂质异常的持续时间及严重程度与病程及复发频率明显相关。

肾病综合征时脂质代谢异常的发生机制为：①肝脏合成 Ch、TG 及脂蛋白增加；②脂质调节酶活性改变及 LDL 受体活性或数目改变导致脂质的清除障碍；③尿中丢失 HDL 增加。在肾病综合征时，HDL 的 ApoA I 可以有 50%~100% 从尿中丢失，而且患者血浆 HDL3 增加而 HDL2 减少，说明 HDL3 在转变为较大的 HDL2 颗粒之前即在尿中丢失。

肾病综合征患者的高脂血症对心血管疾病发生率的影响，主要取决于高脂血症出现时间的长短、LDL 与 HDL 的比例、高血压史及吸烟等因素。长期的高脂血症，尤其是 LDL 上升而 HDL 下降，可加速冠状动脉粥样硬化的发生，增加患者发生急性心肌梗死的危险性。脂质引起肾小球硬化的作用已在内源性高脂血症等的研究中得到证实。脂代谢紊乱所致肾小球损伤的发病机制及影响因素较为复杂，可能与下述因素有关：肾小球内脂蛋白沉积、肾小管间质脂蛋白沉积、LDL 氧化、单核细胞浸润、脂蛋白导致的细胞毒性致内皮细胞损伤、脂类介质的作用和脂质增加基质合成。

### （五）血中其他蛋白浓度改变

肾病综合征时多种血浆蛋白浓度可发生变化。如血清蛋白电泳显示 $\alpha_2$ 和 $\beta$ 球蛋白水平升高，而 $\alpha_2$ 球蛋白水平可正常或降低，IgG 水平可显著下降，而 IgA、IgM 和 IgE 水平多正常或升高，但免疫球蛋白的变化同原发病有关。补体激活旁路 B 因子的缺乏可损害机体对细菌的调理作用，这是肾病综合征患者易发生感染的原因之一。纤维蛋白原和凝血因子 V、Ⅶ、X 可升高；血小板也可轻度升高；抗凝血酶Ⅲ可从尿中丢失而导致严重减少；C 蛋白和 S 蛋白浓度多正常或升高，但其活性降低；血小板凝集力增加和 $\beta$ 血栓球蛋白的升高，后者可能是潜在的自发性血栓形成的一个征象。

## 三、肾病综合征的常见并发症

### （一）感染

感染是最常见且严重的并发症。NS 患者对感染抵抗力下降最主要的原因是：①免疫抑制剂的长期使用引起机体免疫损害。②尿中丢失大量 IgG。③B 因子（补体的替代途径成分）的缺乏导致机体对细菌免疫调理作用缺陷。④营养不良时，机体非特异性免疫应答能力减弱，造成机体免疫功能受损。⑤转铁蛋白和锌大量从尿中丢失。转铁蛋白为维持正常淋巴细胞功能所必需，锌离子浓度与胸腺素合成有关。⑥局部因素。胸腔积液、腹腔积液、皮肤高度水肿引起的皮肤破裂和严重水肿使局部体液因子稀释、防御功能减弱，均为肾病综合征患者的易感因素。细菌感染是肾病综合征患者的主要死因之一，严重的感染主要发生在有感染高危因素的患者，如高龄、全身营养状态较差、长期使用激素和/或免疫抑制剂及严重低蛋白血症者。临床上常见的感染有原发性腹膜炎、蜂窝织炎、呼吸道感染和泌尿道感染等。一旦感染诊断成立，应立即予以相应治疗，并根据感染严重程度，减量或停用激素和免疫抑制剂。

### （二）静脉血栓形成

肾病综合征患者存在高凝状态，主要是由于血中凝血因子的改变。包括Ⅸ、Ⅺ因子下降，V、Ⅷ、X 因子、纤维蛋白原、$\beta$ 血栓球蛋白和血小板水平增加；血小板的黏附和凝集力增强；抗凝血酶Ⅲ和抗纤溶酶活力降低。因此，促凝集和促凝血因子的增高，抗凝集和抗凝血因子的下降及纤维蛋白溶解机制的损害，是肾病综合征患者产生高凝状态的原因和静脉血栓形成的基础。激素和利尿剂的应用为静脉血栓形成的加重因素，激素经凝血蛋白发挥作用，而利尿剂则使血液浓缩、血液黏滞度增加，高脂血症亦是引起血浆黏滞度增加的因素。

肾病综合征时，当血浆清蛋白低于 20 g/L 时，肾静脉血栓形成的危险性增加。肾静脉血栓在膜性肾病患者中的发生率可高达 50%，在其他病理类型中，其发生率为 5%～16%。肾静脉血栓形成的急性型患者可表现为突然发作的腰痛、血尿、尿蛋白增加和肾功能减退。慢性型患者则无任何症状，但血栓形成后的肾瘀血常使蛋白尿加重，出现血尿或对治疗反应差，有时易误认为激素剂量不足或激素拮抗等而增加激素用量。明确诊断需进行肾静脉造影，Doppler 血管超声、CT、MRI 等无创伤性检查也有助于诊断。血浆 $\beta$ 血栓蛋白增高提示潜在的血栓形成，血中仅 $\alpha_2$ 抗纤维蛋白溶酶增加也被认为是肾静脉血栓形成的标志。外周深静脉血栓形成率约为 6%，常见于小腿深静脉，仅 12% 有临床症状，25% 可由 Doppler 超声发现。肺栓塞的发生率为 7%，仍有 12% 无临床症状。其他静脉累及罕见。

### （三）急性肾损伤

为肾病综合征最严重的并发症。急性肾损伤系指患者在 48 小时内血清肌酐绝对值升高 26.5 μmol/L（0.3 mg/dL），或较原先值升高 50%，或每小时尿量少于 0.5 mg/kg，且持续 6 小时以上。常见的病因如下。①血流动力学改变：肾病综合征常有低蛋白血症及血管病变，特别是老年患者多伴肾小动脉硬化，对血容量变化及血压下降非常敏感，故当呕吐、腹泻所致体液丢失、腹水、大量利尿及使用抗高血压药物后，都能使血压进一步下降，导致肾灌注骤然减少，进而使肾小球滤过率降低，并因急性缺血后小管上皮细胞肿胀、变性及坏死，导致急性肾损伤。②肾间质水肿：低蛋白血症可引起周围组织水肿，同样也会导致肾间质水肿，肾间质水肿压迫肾小管，使近端小管鲍曼囊静水压增高，GFR下降。③药物引起的急性间质性肾炎。④双侧肾静脉血栓形成。⑤蛋白管型堵塞远端肾小管，可能是肾病综合征患者发生急性肾衰竭的机制之一。⑥急进性肾小球肾炎。⑦肾炎活动。⑧心源性因素，特别是老年患者常因感染诱发心力衰竭。一般认为心排出量减少1 L/min，即可使肾小球滤过率降低24 mL/min，故原发性NS患者若心力衰竭前血肌酐为177 μmol/L（2 mg/dL），则轻度心力衰竭后血肌酐浓度可能成倍上升，严重者导致少尿。

### （四）肾小管功能减退

肾病综合征患者的肾小管功能减退，以儿童多见。其机制被认为是肾小管对滤过蛋白的大量重吸收，使小管上皮细胞受到损害。常表现为糖尿、氨基酸尿、高磷酸盐尿、肾小管性失钾和高氯性酸中毒，凡出现多种肾小管功能缺陷者常提示预后不良。但肾小球疾病减少肾小管血供和肾小球疾病合并乙肝病毒感染导致肾小管损伤亦是肾小管功能减退的常见原因。

### （五）骨和钙代谢异常

肾病综合征时血液循环中的维生素D结合蛋白（分子量65 kD）和维生素D复合物从尿中丢失，使血中$1,25-(OH)_2D_3$水平下降，致使肠道钙吸收不良和骨质对PTH耐受，因而肾病综合征患者常表现有低钙血症。此外体内部分钙与清蛋白结合，大量蛋白尿使钙丢失，亦是造成低钙血症的常见原因。

### （六）内分泌及代谢异常

肾病综合征患者经尿丢失甲状腺结合蛋白（TBG）和皮质激素结合蛋白（CBG）。临床上甲状腺功能可正常，但血清TBG和$T_3$常下降，游离$T_3$和$T_4$、TSH水平正常。由于血中CBG和17羟皮质醇都减低，游离和结合皮质醇比值可改变，组织对药理剂量的皮质醇反应也不同于正常。由于铜蓝蛋白（分子量151 kD）、转铁蛋白（分子量80 kD）和清蛋白从尿中丢失，肾病综合征常有血清铜、血清铁和血清锌浓度下降。锌缺乏可引起阳痿、味觉障碍、伤口难愈及细胞介导免疫受损等。持续转铁蛋白减少可引起临床上对铁剂治疗有抵抗性的小细胞低色素性贫血。此外，严重低蛋白血症可导致持续性的代谢性碱中毒，因血浆蛋白减少10 g/L，则血浆重碳酸盐会相应增加3 mmol/L。

## 四、诊断与鉴别诊断

临床上根据大量蛋白尿（3～3.5 g/d）、低清蛋白血症（＜30 g/L）、水肿和高脂血症四个特点，即可做出肾病综合征诊断；若仅有大量蛋白尿和低清蛋白血症，而无水肿和高脂血症者也可考虑诊断，因可能为病程早期所致。确定肾病综合征后，应鉴别是原发性或继发性；两者病因各异，治疗方法不一，一般需先排除继发性因素才能考虑原发性；故对常见继发性病因应逐一排除。继发性肾病综合征患者常伴有全身症状（如皮疹、关节痛、各脏器病变等）、血沉增快、血IgG增高、血清蛋白电泳γ球蛋白增多、血清补体下降等征象，而原发性则罕见。肾组织检查对病理类型诊断十分重要，对指导治疗十分有帮助，多数情况下也可做出病因诊断，但有时相同病理改变如膜性肾病，可由各种病因引起，故临床上必须结合病史、体征、实验室检查和病理形态、免疫荧光及电镜等检查做出综合诊断与鉴别诊断。

## 五、治疗

### （一）引起肾病综合征的原发疾病治疗

1. 糖皮质激素

一般认为只有对微小病变性肾病的疗效最为肯定，故首选治疗原发性NS中的原发性肾小球肾病（微小病变）。一般对微小病变首治剂量为泼尼松0.8～1 mg/（kg·d），治疗8周，有效者应逐渐减量，一般每1～2周减原剂量的10%～20%，剂量越少递减的量越少，减量速度越慢。激素的维持量和维持时间因病例不同而异,以不出现临床症状而采用的最小剂量为度,以低于 15 mg/d 为宜。成人首次治疗的完全缓解率可达 80% 或 80% 以上。在维持阶段有体重变化、感染、手术和妊娠等情况时应调整激素用量。经 8 周以上正规治疗无效病例,需排除影响疗效的因素,如感染、水肿所致的体重增加和肾静脉血栓形成等,应尽可能及时诊断与处理。若无以上情况存在,常规治疗 8 周无效不能认为是对激素抵抗,激素使用到 12 周才奏效的患者不在少数。

除微小病变外,激素尚适用于膜性肾病,部分局灶、节段性肾小球硬化,对增生明显的病理类型亦有一定的疗效,对伴有肾间质各种炎症细胞浸润也有抑制作用。此外,临床上对病理上有明显的肾间质炎症病变,小球弥漫性增生,细胞性新月体形成和血管纤维素样坏死以及有渗出性病变等活动性改变的患者,特别是伴有近期血肌酐升高者,应予以甲基泼尼松龙静脉滴注治疗,剂量为 120 ~ 240 mg/d,疗程 3 ~ 5 天,以后酌情减为 40 ~ 80 mg/d 并尽早改为小剂量,这样可减少感染等不良反应。此外,NS 伴严重水肿患者,其胃肠道黏膜亦有明显肿胀,影响口服药物吸收,此时亦应改为静脉用药。

长期应用激素可产生很多不良反应,有时相当严重。激素导致的蛋白质高分解状态可加重氮质血症,促使血尿酸增高,诱发痛风,加剧肾功能减退。大剂量应用有时可加剧高血压,促发心衰。长期使用激素时的感染症状有时可不明显,特别容易延误诊断,使感染扩散。激素长期应用可加重肾病综合征的骨病,甚至产生无菌性股骨颈缺血性坏死和白内障等。因此,临床上强调适时、适量用药和密切观察,对难治性 NS 患者要时时权衡治疗效果与治疗风险。

2. 细胞毒药物

对激素治疗无效,或激素依赖型或反复发作型,或因不能耐受激素不良反应且全身情况尚可而无禁忌证的肾病综合征可以试用细胞毒药物治疗。由于此类药物多系非选择性杀伤各型细胞,可降低人体抵抗力,存在诱发肿瘤的危险,因此,它仅作为二线治疗药物,在用药指征及疗程上应慎重掌握。对严重肾病综合征特别是高度水肿、血清蛋白在 20 g/L 或以下,有学者不选择环磷酰胺(CTX)治疗。目前临床上常用的为 CTX、硫唑嘌呤和苯丁酸氮芥(CB-1348),三者选一,首选 CTX。CTX 作用于 $G_2$ 期即 DNA 合成后期、有丝分裂前期,起到抑制细胞 DNA 合成、干扰细胞增殖并降低 B 淋巴细胞功能、抑制抗体形成的作用。约 30% 活性 CTX 经肾脏排泄,故肾功能减退者慎用。CTX 的参考用量为 1.5 ~ 2.5 mg/(kg·d),起始宜从小剂量开始,疗程 8 周,以静脉注射或滴注为主。对微小病变、膜性肾炎引起的肾病综合征,有主张选用 CTX 间歇静脉滴注治疗,参考剂量为 8 ~ 10 mg/(kg·次),每 3 ~ 4 周 1 次,连用 5 ~ 6 次,以后按患者的耐受情况延长用药间隙期,总用药剂量可达 6 ~ 12 g。间歇静脉治疗目的为减少激素用量,降低感染并发症并提高疗效,但应根据肝、肾功能和血白细胞数选择剂量或忌用。应用细胞毒药物应定期测定血常规和血小板计数、肝功能和尿常规,注意造血功能抑制、病毒和细菌感染及出血性膀胱炎等。

硫唑嘌呤每日剂量为 50 ~ 100 mg;苯丁酸氮芥 0.1 mg/(kg·d),分 3 次口服,疗程 8 周,累积总量达 7 ~ 8 mg/kg 则易发生毒性不良反应。对用药后缓解、停药又复发者多不主张进行第二次用药,以免产生毒性反应。目前这两者已较少应用。

3. 环孢素(CsA)

CsA 能可逆性抑制 T 淋巴细胞增殖,降低 Th 细胞功能,减少 IL-2 和其他淋巴细胞因子的生成和释放。目前临床上以微小病变、膜性肾病和膜增生性肾炎疗效较好。与激素和细胞毒药物相比,应用 CsA 最大优点是减少蛋白尿及改善低蛋白血症疗效可靠,不影响生长发育或抑制造血细胞功能,新剂型环孢素还具有吸收快的特点,但此药亦有多种不良反应,最严重的不良反应为肾肝毒性。其肾损害发生率在 20% ~ 40%,长期应用可导致间质纤维化,个别病例在停药后易复发,故不宜长期用此药治疗肾病综合征,更不宜轻易将此药作为首选药物。CsA 治疗起始剂量为 3.5 ~ 4.0 mg/(kg·d),分 2 次给药,使血药浓度的谷值在 75 ~ 200 μg/mL(全血,HPLC 法),可同时加用硫氮唑酮 30 mg 每日 3 次以提高血药浓度、减少环孢素剂量。一般在用药后 2 ~ 8 周起效,但个体差异很大,个别患者则需更长的时间才显效,见效后应逐渐减量。用药过程中出现血肌酐升高应警惕 CsA 致肾损害的可能。血肌酐在 221 μmol/L(2.5 mg/dL)不宜使用 CsA。疗程一般为 3 ~ 6 个月,复发者再用仍可有效。

4. 麦考酚吗乙酯

选择性地抑制 T 淋巴细胞增生和 B 淋巴细胞增生，对肾小球系膜细胞增生亦有抑制作用，此外尚抑制血管黏附分子，对血管炎症亦有较好的抑制作用，故近几年来已广泛用于治疗小血管炎和狼疮性肾炎，并试用于治疗原发性肾小球疾患特别是膜性肾炎、系膜增生性肾炎和 IgA 肾病，参考剂量为 1.5～2.0 g/d，维持量为 0.5～1.0 g/d，疗程为 3～6 个月，由于目前费用昂贵尚不能列为首选药物，不良反应为腹泻、恶心、呕吐和疱疹病毒感染等。

## （二）对症治疗

1. 休息

NS 患者应绝对休息，直到尿蛋白消失或减至微量 3 个月后再考虑部分复课或半日工作。

2. 低清蛋白血症治疗

（1）饮食疗法：肾病综合征患者通常存在负氮平衡，如能摄入高蛋白饮食，则有可能改善氮平衡。但肾病综合征患者摄入过多蛋白会导致尿蛋白增加，加重肾小球损害。因此，建议每日蛋白摄入量为 1 g/kg，每摄入 1 g 蛋白质，必须同时摄入非蛋白热量 138 kJ（33 kcal）。供给的蛋白质应为优质蛋白，如牛奶、鸡蛋和鱼、肉类。

（2）静脉注射或滴注清蛋白。使用人血清蛋白应严格掌握适应证：①血清蛋白浓度低于 25 g/L 伴全身水肿，或胸腔积液、心包腔积液；②使用呋塞米利尿后，出现血浆容量不足的临床表现；③因肾间质水肿引起急性肾衰竭。

3. 水肿的治疗

（1）限钠饮食：肾功能正常者每日摄入钠盐均可由尿液等量排出，但肾病综合征患者常因水肿、激素、中药治疗、伴有高血压等，应酌情适量限制食盐摄入。但又由于患者多同时使用袢利尿剂，加之长期限钠后患者食欲不振，影响了蛋白质和热量的摄入，可导致体内缺钠，甚至出现低钠性休克，应引起注意。建议饮食的食盐含量为 3～5 g/d，应根据水肿程度、有无高血压、血钠浓度、激素剂量等调整钠摄入量，必要时测定尿钠排出量，作为摄钠量参考。

（2）利尿剂：袢利尿剂，如呋塞米（速尿）和布美他尼（丁尿胺）。一般呋塞米剂量为 20～40 mg/d，布美他尼 1～3 mg/d。严重水肿者应以静脉用药为妥，若使用静脉滴注者应以生理盐水 50～100 mL 稀释滴注。噻嗪类利尿剂对肾病综合征严重水肿效果较差，现已被袢利尿剂替代。排钠潴钾利尿剂螺内酯（安体舒通）常用剂量为 60～120 mg/d，单独使用此类药物效果较差，故常与排钾利尿剂合用。渗透性利尿剂可经肾小球自由滤过而不被肾小管重吸收，从而增加肾小管的渗透浓度，阻止近端小管和远端小管对水、钠的重吸收，而达到利尿效果。对无明显肾功能损害的高度水肿患者可间歇、短程使用甘露醇 125～250 mL/d，但肾功能损害者慎用。对用利尿剂无效的全身高度水肿患者可根据肾功能情况分别选用单纯超滤或连续性血液滤过，每日超滤量一般不超过 2 L 为宜。

4. 高凝状态治疗

肾病综合征患者特别是重症患者均有不同程度的血液高凝状态，尤其当血浆清蛋白低于 20～25 g/L 时，即有静脉血栓形成可能。因此，抗凝治疗应列为本综合征患者常规预防性治疗措施。目前临床常用的抗凝药物如下。

（1）肝素：主要通过激活抗凝血酶Ⅲ（AT Ⅲ）活性而发挥作用。常用剂量 50～75 mg/d 静滴，使 AT Ⅲ 活力单位在 90% 以上。肝素与清蛋白均为负电荷物质，两者电荷相斥，故尚可减少肾病综合征的尿蛋白排出。目前尚有小分子量肝素 5 000 U 皮下注射，每日 1 次，但价格昂贵，不列为首选抗凝药物。

（2）尿激酶（UK）：直接激活纤溶酶原，致使纤维蛋白溶解导致纤溶。常用剂量为 2 万～8 万 U/d，使用时从小剂量开始，并可与肝素同时静滴。

（3）华法林：抑制肝细胞内维生素 K 依赖因子Ⅱ、Ⅶ、Ⅸ、Ⅹ的合成，常用剂量 2.5 mg/d，口服，监测凝血酶原时间，使其在正常人的 50%～70%。

有静脉血栓形成者：①手术移去血栓；②溶栓，经介入导管在肾动脉端一次性注入 UK 24 万 U 以溶解肾静脉血栓，此方法可重复应用；③全身静脉抗凝，即肝素加尿激酶，尿激酶 4 万～8 万 U/d，可递增至 12 万 U/d，疗程 2 ~ 8 周。

抗凝和溶栓治疗均有潜在出血可能，在治疗过程中应加强观察和监测。有出血倾向者，低分子肝素相对安全；对尿激酶治疗剂量偏大者，应测定优球蛋白溶解时间，以维持在 90 ~ 120 分钟为宜；长期口服抗凝剂者应监测凝血酶原时间，叮嘱患者勿超量服用抗凝剂。

5. 高脂血症治疗

肾病综合征患者，高脂血症与低蛋白血症密切相关，提高血清蛋白浓度可降低高脂血症程度，但对肾病综合征多次复发、病程较长者，其高脂血症持续时间亦久，部分患者即使肾病综合征缓解后，高脂血症仍持续存在。近年来认识到高脂血症对肾脏疾病进展的影响，而一些治疗肾病综合征的药物如肾上腺皮质激素及利尿药，均可加重高脂血症，故目前多主张对肾病综合征的高脂血症使用降脂药物。可选用的降脂药物有以下几种。①纤维酸类药物：非诺贝特每日 3 次，每次 100 mg，吉非贝齐每日 2 次，每次 600 mg，其降血甘油三酯作用强于降胆固醇。此药偶引起胃肠道不适和血清转氨酶升高。② HMG-CoA 还原酶抑制剂：适用于降低血胆固醇浓度，普伐他汀 10 ~ 20 mg/d 或氟伐他汀 20 ~ 40 mg/d，此类药物主要使细胞内 Ch 下降，降低血浆 LDL-C 浓度，减少肝细胞产生 VLDL 及 LDL，阿托伐他汀 20 mg，每日 1 次，既可降低血胆固醇，亦可控制甘油三酯。③血管紧张素转换酶抑制剂（ACEI）：主要作用有降低血浆中 Ch 及 TG 浓度，使血浆中 HDL 升高，而且其主要的载脂蛋白 ApoA Ⅰ 和 ApoA Ⅱ 也升高，可以加速清除周围组织中的 Ch，减少 LDL 对动脉内膜的浸润，保护动脉管壁。此外 ACEI 尚可有不同程度降低蛋白尿的作用。

6. 急性肾损伤治疗

肾病综合征合并急性肾损伤时因病因不同而治疗方法各异。对于由血流动力学因素所致者，主要治疗原则包括合理使用利尿剂、肾上腺皮质激素，纠正低血容量和透析疗法。血液透析不仅控制氮质血症、维持电解质酸碱平衡，且可较快清除体内水分潴留。因肾间质水肿所致的急性肾衰竭经上述处理后，肾功能恢复较快。使用利尿剂时需注意。①适时使用利尿剂：肾病综合征伴急性肾衰竭有严重低蛋白血症者，在未补充血浆蛋白就使用大剂量利尿剂时，会加重低蛋白血症和低血容量，肾衰竭更趋恶化。故应在补充血浆清蛋白后（每日静脉用 10 ~ 50 g 人体清蛋白）再予以利尿剂。一次过量补充血浆清蛋白又未及时用利尿剂时，又可能导致肺水肿。②适量使用利尿剂：由于肾病综合征患者有相对血容量不足和低血压倾向，此时用利尿剂应以每日尿量 2 L 左右或体重每日下降在 1 kg 左右为宜。③伴血浆肾素水平增高的患者，使用利尿剂血容量下降后使血浆肾素水平更高，利尿治疗不但无效反而加重病情。此类患者只有纠正低蛋白血症和低血容量后再用利尿剂才有利于肾功能恢复。对肾间质活动病变应加用甲基泼尼松龙。

肾病综合征合并急性肾损伤一般均为可逆性，大多数患者在治疗后，随着尿量增加，肾功能逐渐恢复。少数患者在病程中多次发生急性肾衰竭也均可恢复。预后与急性肾衰竭的病因有关，一般来说急进性肾小球肾炎、肾静脉血栓形成的患者预后较差，而单纯与肾病综合征相关者预后较好。

## 六、肾病综合征的护理

### （一）护理诊断

1. 体液过多

与低蛋白血症致血浆胶体渗透压下降有关。

2. 有感染的危险

与皮肤水肿，大量蛋白尿致机体营养不良，免疫抑制剂和细胞毒性药物的应用致机体免疫功能低下有关。

3. 营养失调：低于机体需要量

与蛋白丢失、食欲下降及饮食限制有关。

4. 焦虑

与本病的病程长，易反复发作有关。

5. 潜在并发症

电解质紊乱、血栓形成、急性肾衰竭、心脑血管并发症、皮肤完整性受损。

### (二) 护理措施

1. 休息与活动

（1）有全身严重水肿、血压高、尿量减少，应绝对卧床休息，最好取半坐卧位，以利于减轻心肺负担。

（2）水肿减轻，血压、尿量正常可逐步进行简单室内活动。

（3）恢复期患者，应在其体能范围适当活动。整个治疗过程中患者应避免剧烈运动和劳累。

（4）协助患者在床上做四肢运动，防止肢体血栓形成。

2. 摄入适当饮食

（1）蛋白质：选择优质蛋白（动物性蛋白），1.0 g/（kg·d）。当肾功能不全时，应根据肌酐清除率调整蛋白质的摄入量。

（2）热量：不少于 147 kJ/（kg·d），多食植物油、鱼油、麦片及豆类。

（3）水肿时给予低盐饮食，勿食腌制食品。

3. 监测生命体征

监测生命体征、体重、腹围，出入量变化。

4. 观察用药后反应

在应用激素、细胞毒药物、利尿剂、抗凝药和中药时应观察用药后反应，出现不良情况时应及时给予处理。

5. 关注患者心理

及时调整患者负面情绪，根据评估资料，调动患者的社会支持系统，为患者提供最大限度的物质和精神支持。

### (三) 应急措施

（1）出现左心衰竭时，应立即协助患者取端坐位或半坐卧位，双腿下垂。

（2）迅速建立静脉通路，遵医嘱静脉给予强心利尿剂。

（3）吸氧或 20%～30% 酒精湿化吸氧。

（4）必要时行血液透析。

## 七、健康教育

（1）讲解积极预防感染的重要性，讲究个人卫生，注意休息。

（2）给予饮食指导，严格掌握、限制盐和蛋白质的摄入。

（3）坚持遵守医嘱用药，切勿自行减量或停用激素，了解激素及细胞毒药物的常见不良反应。

（4）及时疏导患者心理问题，多交流、多沟通，及时反馈各种检查结果。

（5）出院后要定期门诊随访。

# 第九章 妇科疾病护理

## 第一节 阴道炎

### 一、滴虫性阴道炎

#### （一）病因及传染途径

病原体是阴道毛滴虫，不仅感染阴道，还要感染尿道旁腺、尿道及膀胱，甚至肾盂，及男方的包皮皱褶、尿道或前列腺。

传播方式有两种：一是间接传播，为主要传播方式，经由公共浴池、浴盆、游泳池、坐便器、衣物、医疗器械及敷料等途径传播；二是性交直接传播，男女双方有一方泌尿生殖道带有滴虫均可传染给对方。

#### （二）临床表现

其主要症状是稀薄的泡沫样白带增多及外阴瘙痒。间或有外阴灼热、疼痛或性交痛，如合并有尿道感染，可伴有尿频、尿急甚至血尿。检查发现阴道、宫颈黏膜充血，常有散在出血点或红色小丘疹；阴道内特别是后穹隆部可见到灰黄色、泡沫状、稀薄、腥臭味分泌物。有些妇女阴道内虽有滴虫存在，但无任何症状，检查时阴道黏膜亦可无异常，称带虫者。阴道毛滴虫能吞噬精子，阻碍乳酸生成，影响精子在阴道内存活，故可引起不孕。

#### （三）诊断

根据病史、临床表现及取阴道分泌物进行悬滴法查滴虫，即可确诊，必要时可进行滴虫培养。取阴道分泌物前 24～48 h 避免性交、阴道灌洗或局部用药。取分泌物前不做双合诊，窥器不涂润滑剂。

阴道分泌物悬滴法比较简便，阳性率可达 80%～90%。于玻片上滴 1 滴生理盐水，自阴道后穹隆取少许分泌物混于玻片盐水中，立即在低倍显微镜下寻找滴虫。若有滴虫可见其波状运动移位，其周围的白细胞被推移。如遇天冷或放置时间过长，滴虫失去活动难以辨认，故要注意保持一定温度和立即检查。

#### （四）治疗

1. 全身用药

甲硝唑（灭滴灵）200 mg，口服，每日 3 次，7 日为 1 疗程；或单次 2 g 口服，可收到同样效果。口服吸收好，疗效高，毒性小，应用方便。性伴侣应同时治疗。服药后个别患者可出现食欲不振、恶心、呕吐等胃肠道反应，偶见出现头痛、皮疹、白细胞减少等反应，可对症处理或停药。甲硝唑能通过胎盘进入胎儿及经乳汁排泄，目前不能排除其对胎儿的致畸作用，因此妊娠早期和哺乳期妇女不宜口服，以局部治疗为主。

2. 局部治疗

（1）清除阴道分泌物，改变阴道内环境，提高阴道防御功能。1%乳酸液或0.1%~0.5%醋酸或1:5 000高锰酸钾溶液，亦可于500 mL水中加食醋1~2汤匙灌洗阴道或坐浴，每日1次。

（2）阴道上药，在灌洗阴道或坐浴后，取甲硝唑200 mg放入阴道，每日1次，10日为1疗程。

3. 治疗中注意事项

治疗期间禁性生活；内裤及洗涤用毛巾应煮沸5~10 min并在阳光下晒干，以消灭病原体；服药期间应忌酒；未婚女性以口服甲硝唑治疗为主，如确需阴道上药应由医护人员放入；滴虫转阴后应于下次月经净后继续治疗一疗程，以巩固疗效。

4. 治愈标准

治疗后检查滴虫阴性时，每次月经净后复查白带，连续3次检查滴虫均为阴性，方为治愈。

## 二、念珠菌性阴道炎

此类阴道炎由白色念珠菌感染引起。念珠菌是条件致病菌，约10%的非孕期和30%的孕期妇女阴道中有此菌寄生，而不表现症状，当机体抵抗力降低、阴道内糖原增多、酸度增高适宜其繁殖而引起炎症。故多见于孕妇、糖尿病和用大剂量雌激素治疗的患者，长期接受抗生素治疗的患者因阴道内微生物失去相互制约而导致念珠菌生长，其他如维生素缺乏、慢性消耗性疾病、穿紧身化纤内裤、肥胖可使会阴局部的温度及湿度增加等均易发病。

### （一）传染方式

传播途径与滴虫性阴道炎相同。另外，人体口腔、肠道、阴道均可有念珠菌存在，三个部位的念珠菌可自身传染。

### （二）临床表现

其突出的症状是外阴奇痒，严重时，患者坐卧不宁，影响工作和睡眠。若有浅表溃疡可伴有外阴灼痛、尿痛尿频或性交痛。白带增多，白带特点为白色豆渣样或凝乳块样。检查见外阴有抓痕，阴道黏膜充血、水肿，有白色片状黏膜物时，擦去白膜可见白膜下红肿黏膜，有时可见黏膜糜烂或形成浅表溃疡。

### （三）诊断

根据典型的临床表现不难诊断。若在分泌物中找到白色念珠菌孢子和假菌丝，即可确诊。方法是加温10%氢氧化钾或生理盐水1小滴于玻片上，取少许阴道分泌物混合其中，立即在光镜下寻找孢子和假菌丝；必要时进行培养；或查尿糖、血糖及做糖耐量试验等，以便查找病因。

### （四）治疗

1. 消除诱因

如积极治疗糖尿病，停用广谱抗生素、雌激素、皮质类固醇。

2. 用2%~4%的碳酸氢钠溶液

以其冲洗外阴、阴道或坐浴，改变阴道酸碱度，以不利于念珠菌生存。

3. 阴道上药

其常用药物为制霉菌素栓或片，1粒或1片放入阴道深处，每晚1次，连用7~14天。其他还有克霉唑、硝酸咪康唑（达克宁）等栓剂或片剂。

4. 顽固病例的处理

久治不愈的患者应注意是否患有糖尿病或滴虫性阴道炎并存，必要时除局部治疗外，口服制霉菌素片以预防肠道念珠菌的交叉感染；亦可用伊曲康唑每次200 mg，每日1次，口服，连用3~5次；或氟康唑顿服，或服用酮康唑，每日400 mg，顿服（与用餐同时），5日为1疗程，孕妇禁用，急慢性肝炎患者禁用。

注意：孕妇患念珠菌性阴道炎应积极局部治疗，预产期前2周停止阴道上药。

### 三、老年性阴道炎

#### （一）病因

老年性阴道炎常见于自然或手术绝经后妇女，由于卵巢功能衰退，体内缺乏雌激素，阴道黏膜失去雌激素支持而萎缩，细胞内糖原含量减少，阴道 pH 上升，局部抵抗力下降，细菌易于入侵而引起炎症。长期哺乳妇女亦可发生。

#### （二）临床表现

阴道分泌物增多，黄水样，严重者为血性或脓血性；伴外阴瘙痒、灼热或尿痛或坠胀感。检查见阴道黏膜萎缩，充血，有散在小出血点或小血斑，有时有浅表溃疡；严重者与对侧粘连，甚至造成阴道狭窄、闭锁。

#### （三）诊断

根据年龄、病史和临床表现一般可做出诊断，但需排除其他疾病，如滴虫阴道炎、念珠菌阴道炎、宫颈癌、子宫内膜癌、阴道癌等。必要时作宫颈刮片细胞学检查和宫颈及宫内膜活检。

#### （四）治疗

本病治疗原则为增加阴道黏膜的抵抗力，抑制细菌的生长。

（1）选用 1% 乳酸或 0.5% 醋酸溶液冲洗外阴、阴道或坐浴，每日 1 次。

（2）甲硝唑或氧氟沙星 100 mg 放入阴道深部，每日 1 次，共 7～10 天。

（3）严重者，经冲洗或坐浴后给己烯雌酚（片剂或栓剂）0.125～0.25 mg，放入阴道，每晚 1 次，7 天为 1 疗程；或用 0.5% 己烯雌酚软膏涂布。

（4）全身用药可口服尼尔雌醇，首次 4 mg，以后每 2～4 周服 2 mg，持续 2～3 个月。

### 四、护理

#### （一）护理诊断

1. 知识缺乏

缺乏预防、治疗阴道炎的知识。

2. 舒适的改变

其与外阴、阴道瘙痒、分泌物增多有关。

3. 黏膜完整性受损

这与阴道炎症有关。

4. 有感染的危险

感染与局部分泌物增多、黏膜破溃有关。

#### （二）护理措施

（1）注意观察分泌物的量、性状。协助医生取分泌物检查，明确致病菌，对症治疗。

（2）嘱患者保持外阴部清洁干燥，勤换内裤（穿棉织品内衣），对外阴瘙痒者，嘱其勿使用刺激性药物或肥皂擦洗，不用开水烫，应按医嘱应用外用药物。

（3）进行知识宣教。耐心向患者解释致病原因及炎症的传染途径，增强自我保健意识，严格执行消毒隔离制度。①嘱患者在治疗期间应将所用盆具、浴巾、内裤等煮沸 5～10 min 或药物浸泡消毒，外阴用物应隔离，以避免交叉或重复感染。②指导患者正确用药，教会患者掌握药物配制浓度、阴道灌洗和坐浴方法。介绍阴道塞药具体方法及注意点：嘱患者治疗期间避免性交、经期停止坐浴、阴道灌洗及阴道上药，要坚持治疗达到规定的疗程。③指导患者注意性卫生，纠正不正当性行为。为患者严格保密，以解除其忧虑，积极接受检查和诊治。

（4）防治感染：①向患者讲解导致感染的诱因及预防措施，如发现有尿频、尿急、尿痛等征象应及时通知医生。②注意监测体温及感染倾向，遵医嘱应用抗生素。

### (三)健康教育

(1)注意个人卫生,保持外阴清洁、干燥,尤其在经期、孕产期,每天清洗外阴,更换内裤。
(2)尽量避免搔抓外阴部致皮肤破溃。
(3)鼓励患者坚持用药,不随意中断疗程,讲明彻底治疗的必要性。
(4)告知患者取分泌物前24~48h避免性交、阴道灌洗、局部用药。
(5)治疗后复查分泌物,滴虫性阴道炎在每次月经后复查白带,若连续3次检查均为阴性方为治愈。外阴阴道假丝酵母菌病容易在月经前复发,故治疗后应在月经前复查白带。
(6)已婚者应检查其配偶,如有感染需同时治疗。

## 第二节 外阴部炎症

### 一、概述

外阴部炎症包括外阴炎和前庭大腺炎。外阴炎是指外阴皮肤或黏膜的炎症。前庭大腺炎是病原体侵入导致腺管口堵塞,分泌液不能排出,潴留而引起炎症。前庭大腺炎包括急性前庭大腺炎、前庭大腺脓肿和前庭大腺囊肿。

#### (一)外阴炎

1. 病因

由于外阴与阴道、尿道、肛门邻近,若不注意卫生,易受到阴道分泌物、经血、尿液、粪便的刺激,引起外阴炎。此外,如糖尿病患者的尿液、尿瘘患者长期受尿液的浸渍、肠癌患者有时受粪便的刺激、肠道蛲虫及内衣过紧、卫生巾不透气、局部经常潮湿等均可诱发外阴炎。

2. 临床表现

(1)症状:外阴皮肤瘙痒、疼痛于活动、性交及排尿时加重。
(2)体征:外阴皮肤局部充血、肿胀、糜烂,严重者形成溃疡或湿疹。慢性炎症皮肤增厚、粗糙甚至苔藓样变。腹股沟淋巴结肿大、压痛。

#### (二)前庭大腺炎

1. 病因

前庭大腺位于两侧大阴唇后部,腺管开口于小阴唇内侧靠近处女膜处,因其解剖部位的特点。在不洁性交、流产、分娩及创伤时,病原体容易侵入而引起炎症,前庭大腺炎如果未得到及时治疗,造成急性化脓性炎症则成为前庭大腺脓肿。急性期后脓液吸收可变成前庭大腺囊肿。此病以育龄妇女多见,幼女及绝经后妇女少见。

2. 临床表现

(1)症状:炎症多发生于一侧大阴唇下1/3,表现为肿胀、疼痛、烧灼感,行走不便。囊肿小无感觉。囊肿大有坠胀感、性交不适。
(2)体征:局部皮肤红肿、发热、压痛、可形成脓肿或囊肿。

### 二、护理

#### (一)护理评估

1. 健康史

了解有无反复外阴感染史、不洁性生活史,有无长时间使用卫生护垫、穿紧身内衣,是否有白带异常、糖尿病和生殖道瘘等病史。查阅分娩记录,对年轻患者注意有无蛲虫。

2. 身体状况

(1)询问患者:了解外阴部位不适症状如瘙痒、疼痛或烧灼感,前庭大腺炎急性期患者可出现患侧肿胀、疼痛、行走不便。脓肿形成患者疼痛加重,并伴有发热等全身不适。慢性期囊肿形成,患者感到外阴部有坠胀感或性交不适。

（2）外阴检查。①外阴炎：外阴充血、肿痛，有时形成溃疡或湿疹。慢性期表现为局部皮肤增厚、皲裂。②前庭大腺炎：外阴皮肤红、肿、热、痛，脓肿形成时皮肤变薄，触之有波动感，脓肿直径可达 5~6 cm，疼痛加剧。可自行破溃流出脓液。随之疼痛减轻。脓肿消退后，被黏液分泌物所代替而形成前庭大腺囊肿，多呈椭圆形，并随腺液积聚增多而逐渐增大，导致局部不适，妨碍正常活动。

3. 心理社会状况

一些未婚患者因害羞不愿来妇科就诊而使病情加重，也会因外阴局部不适而影响工作、睡眠和性生活而产生焦虑、烦躁心理。部分患者会误认为性病、肿瘤而害怕。

4. 辅助检查

取局部分泌物检查，必要时局部取材活检，化验血、尿常规，白细胞总数及中性粒细胞分类可增高。

### （二）治疗要点

（1）外阴炎：病因治疗和局部治疗同时进行，查找病因，局部治疗以清洁、坐浴为主。

（2）前庭大腺炎：急性期应卧床休息、局部热敷或坐浴，合理使用抗生素，脓肿形成行脓肿切开引流术（图9-1），慢性者行前庭大腺造口术（图9-2）。

（3）加强预防，增强体质。

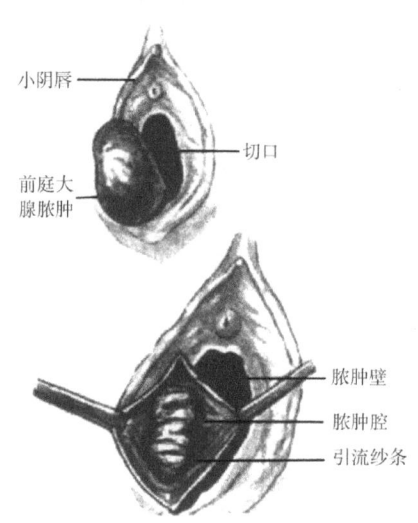

图 9-1 前庭大腺脓肿引流术

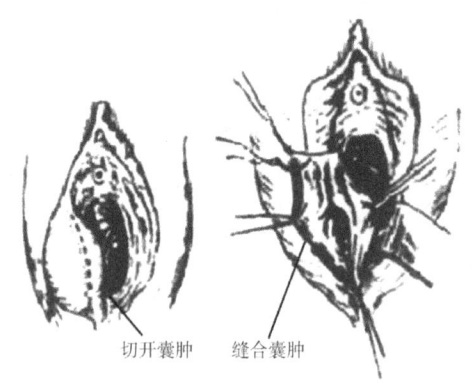

图 9-2 前庭大腺囊肿造口术

### （三）护理问题

1. 舒适度

与外阴瘙痒、疼痛、囊肿增大有关。

2. 焦虑

与疾病影响正常性生活及治疗效果不佳有关。

3. 皮肤的完整性受损

与分泌物刺激、搔抓或用药不当有关。

4. 知识缺乏

缺乏性卫生知识和疾病有关知识。

### （四）护理目标

（1）患者阴道分泌物减少，瘙痒及疼痛减轻或消失。

（2）患者能正确认识疾病，积极配合治疗。焦虑减轻或消失。

（3）患者破损的皮肤黏膜逐渐修复。

（4）患者能够说出感染的途径及防治措施。

### （五）护理措施

1. 一般护理

（1）保持外阴清洁，1∶1 000苯扎溴铵溶液清洗外阴，2次/日。

（2）避免不洁的性生活。

（3）避免进食辛辣等刺激性食物，勿饮酒，并注意休息。

（4）不可用刺激性强的药物及肥皂水擦洗，不可搔抓以免外阴皮肤破溃。

2. 病情观察

（1）急性炎症期嘱患者卧床休息，室内注意通风，注意体温变化。

（2）观察局部皮肤的颜色、肿胀、疼痛程度、分泌物的量及性状的变化，协助医生取分泌物检查，以明确病原体，指导治疗。

3. 对症护理

（1）遵医嘱给予抗生素及止痛剂。

（2）外阴局部清洁护理：选用中药蒲公英、金银花、紫花地丁、连翘等水煎剂局部热敷或坐浴。

（3）指导患者坐浴方法及注意事项：局部使用1∶5 000高锰酸钾溶液，肉眼观察为淡玫瑰红色（不可浓度太高以免烧伤外阴皮肤），保持水温40℃坐浴，每次20分钟，2次/天。若有溃疡可用抗生素软膏涂抹。坐浴时应将会阴部浸没于浸泡液中。月经期禁止坐浴。

（4）配合医生行脓肿或囊肿切开造口术：做好术前、术中及术后护理。术后每日更换引流条，用1∶5 000氯己定溶液或1∶40络合碘棉球擦洗外阴，每日2次。伤口愈合后改为1∶5 000高锰酸钾溶液坐浴，每日2次。

4. 心理护理

认真倾听患者的诉说，关心同情患者，解释炎症的原因、诱因，说明防护措施，引导患者说出内心的焦虑，向患者及家属说明目前的治疗方案和护理措施。

5. 健康指导

（1）加强卫生知识宣教，积极治疗原发病、消除诱因。

（2）防止经期、孕期、分娩期、产褥期、流产后的生殖道感染。

（3）不穿紧身化纤内裤，穿纯棉内裤，使用柔软无菌会阴垫，减少摩擦及混合感染的机会。

（4）外阴瘙痒时避免到游泳池、浴池等公共场所，防止交叉感染。

（5）患病后及早就医，以免病情加重或迁延不愈、反复发生。

### （六）护理评价

（1）患者外阴瘙痒及疼痛是否消失，阴道分泌物是否减少。

（2）患者是否配合与坚持治疗是否减轻焦虑。

（3）患者外阴皮肤黏膜愈合是否良好。

（4）患者对疾病有关知识是否了解。

## 第三节 月经不调

月经失调为妇科常见病,是由于神经内分泌调节紊乱引起的异常子宫出血,而全身及内外生殖器官无器质性病变存在。往往由于精神紧张、过度劳累、环境和气候的改变、营养缺乏、代谢紊乱等诱因,通过大脑皮层的神经介质干扰下丘脑－垂体－卵巢轴的调节和制约机制,以致卵巢功能失调,性激素分泌失常,子宫内膜失去周期性改变,出现了一系列月经紊乱的表现。

### 一、功能失调性子宫出血

功能失调性子宫出血(简称功血),主要表现为反复的不正常的子宫出血,为妇科的常见病。它是由于调节生殖的神经内分泌机制紊乱引起的,而不是全身及内外生殖器官有器质性病变。功血可发生于月经初潮至绝经期的任何年龄,50%的患者发生于绝经前期,30%发生于育龄期,20%发生于青春期。其常表现为月经周期长短不一、经期延长、经量过多、甚至不规则阴道流血。功血可分为排卵性和无排卵性两类。

(一)常见病因

体内外任何因素都可影响下丘脑－垂体－卵巢轴的调节功能,常见的因素有精神紧张、恐惧、气候和环境骤变、过度劳累、营养不良及全身性疾病的影响,使卵巢功能失调、性激素分泌失常,致使子宫内膜失去正常的周期性变化,出现一系列月经紊乱的现象。

在整个月经周期中,上述任何干扰因素阻碍下丘脑对垂体 GnRH 的控制,在月经中期不能形成 FSH 与 LH 的峰状分泌,致使卵巢不能排卵,出现无排卵性功血。有时虽有排卵,但早期的 FSH 水平不高,卵泡发育延迟,致使黄体期的 LH 水平相对不足,出现黄体功能不足的有排卵性功血;也有 FSH 水平正常,但 LH 水平相对不足或持久分泌,出现内膜脱落不全的有排卵性功血。

(二)临床分类及表现

1. 无排卵性功血

约有 85% 是无排卵性功血。多见于青春期与更年期,由于下丘脑－垂体－卵巢轴尚未发育成熟或衰退,卵巢虽能分泌雌激素,卵泡亦发育,但因不能形成正常月经周期时的 FSH 和 LH 高峰,使卵泡不能继续发育成熟,没有排卵,卵巢不能分泌孕激素,没有黄体形成,以致月经紊乱。

主要表现为月经周期或经期长短不一,出血量异常。有时先有数周或数月停经,然后有大量阴道流血,持续 2～3 周或更长时间,不易自止。也有长时间少量出血,但淋漓不净。经期无下腹痛,常伴有贫血,妇科检异常。

2. 有排卵性功血

其较无排卵性功血少见。多见于生育期,都有排卵功能,但黄体功能异常。常见的有两种类型。一种是黄体功能不足,因为黄体期孕激素分泌不足,或黄体过早衰退,使子宫内膜分泌反应不良;另一种是子宫内膜不规则脱落,虽然黄体发育良好,但萎缩过程延长,使子宫内膜脱落不全。

一般表现为月经周期正常或缩短,但经期延长。黄体功能不足时,月经周期可缩短至 3 周,且经期前点滴出血。子宫内膜不规则脱落时,月经周期正常,但经期延长达 9～10 天,且出血量较多。

(三)治疗

1. 无排卵性功血

青春期患者以止血、调整月经周期、促进排卵为主,更年期患者以止血和调整月经周期为主。

2. 有排卵性功血以调整黄体功能为主

(1)药物止血。①孕激素内膜脱落法:即药物刮宫法,适用于有一定雌激素水平而孕激素不足时。给足量的孕激素,常用黄体酮 10～20 mg,每日肌内注射,连续 5 天,用药后使增生过长的子宫内膜转化为分泌期,停药后内膜脱落出现撤药性出血。因撤药性出血时,出血量很多,故只适用于血红蛋白大于 60～70 g/L 的患者。②雌激素内膜生长法:适用于无排卵性的青春期或未婚者的功血,大剂量雌激素能快速升高体内雌激素水平，使子宫内膜生长，达到短期内修复创面、止血的目的。③雄激素：适用于更年期的功血，有拮抗雌激素的作用，能增强子宫平滑肌及子宫血管的张力，减轻盆腔充血，从而减少出血量。因雄激素不能立即改变子宫内膜脱落的过程，也不能迅速修复内膜，故单独应用效果不佳。

（2）诊断性刮宫。更年期功血的患者在用激素治疗前宜常规行诊刮术，以排除宫腔内器质性病变。刮出的子宫内膜送病理检查，可协助明确诊断和指导用药。但对未婚者不宜选用。

（3）调整月经周期。使用性激素人为地控制出血量，并形成有规律的月经周期，是治疗功血的一项过渡性措施，其一方面目的为暂时抑制患者自身的下丘脑-垂体-卵巢轴，借以恢复正常月经的内分泌调节；另一方面直接作用于生殖器官，使子宫内膜发生周期性变化，能按预期时间脱落且出血量不多。在调整阶段，患者能摆脱因大出血带来的精神上的忧虑或恐惧，同时有机会改善患者的机体状况。一般连续用药3个周期，常用的调整月经周期的方法有以下几种。①雌、孕激素序贯法（人工周期）：模拟自然月经周期中卵巢的内分泌变化，使宫内膜发生相应变化，引起周期性脱落。适用于青春期功血的患者。一般连续使用2~3个周期后，即能自发排卵。②雌、孕激素合并应用：雌激素使子宫内膜再生修复，孕激素可限制雌激素引起的内膜增生过长。适用于育龄期（计划生育者）与更年期功血的患者。③孕、雄激素合并法：适用于更年期功血的患者。

（4）促进排卵。①氯底酚胺（氯米芬）：通过抑制内源性雌激素对下丘脑的负反馈，诱导促性腺激素释放激素的释放而诱发排卵。此药有较高的促排卵作用，适用于体内有一定雌激素水平的患者。一般连续用药3~4个周期。不宜长期连续用药，避免对垂体产生过度刺激，导致卵巢过度刺激综合征，或多发排卵引起多胎妊娠。②人绒毛膜促性腺激素（hCG）：具有类似LH的作用而诱发排卵。适用于体内有一定水平FSH、并有中等水平雌激素的患者。用B型超声波监测卵泡发育到接近成熟时，或于月经周期第9~10天，hCG 1 000 U肌内注射，次日2 000 U，第3日5 000 U，可引起排卵。③雌激素：适用于月经稀少且雌激素水平低下的患者，以小剂量雌激素作周期疗法。于月经第6天起，每晚口服己烯雌酚0.125~0.25 mg，连续20天为一周期。连续用3~6个周期。

（5）有排卵性功血的治疗：黄体功能不足。①促进卵泡发育：针对发生的原因，调整性腺轴功能，促使卵泡发育和排卵，以利形成正常的黄体。首选氯底酚胺，适用于黄体功能不足的卵泡期过长的患者。②黄体功能刺激疗法：常用hCG以促进和支持黄体功能。于基础体温上升后开始，hCG 2 000~3 000 U隔天肌内注射，共5次。③黄体功能替代疗法：于排卵后开始用黄体酮10 mg，每日肌内注射1次，共10~14天。以补充黄体分泌的黄体酮不足，用药后月经周期正常，出血量减少。

（6）子宫内膜不规则脱落。①孕激素：调节下丘脑-垂体-卵巢轴的反馈功能，使黄体及时萎缩，内膜较完整脱落。于下次月经前第8~10天起，黄体酮20 mg，每日肌内注射，或醋酸甲羟孕酮（安宫黄体酮）10~12 mg，共5天。②hCG：hCG有促进黄体功能的作用，用法同黄体功能不全。

（四）护理

1. 护理目标

（1）经过有关本病的医学知识和健康教育后，患者摆脱精神困扰，愿意参与治疗。

（2）经过积极的治疗，并保证营养的摄入，避免发生体液不足的现象。

（3）加强会阴护理，教会患者自我清洁卫生技能，避免发生生殖道感染。

2. 护理措施

（1）针对不同年龄期的患者讲解其发病的机制，国内外对此病的最新研究信息，正规治疗的整体方案，疗程的时间，写出书面的用药方法及时间表。尤其强调擅自停药，或不正规用药的不良反应。

（2）针对主动限制摄入量、正在减肥的患者，让其明白短期性激素治疗不同于长期。肾上腺皮质激素治疗，不会引起发胖，及接受正规治疗与健康的辩证关系。并纠正有些人因偏食习惯而造成的营养不良，让其懂得长期营养不良是诱发本病的因素之一。

（3）针对角色转变障碍的患者，让其懂得住院能得到最快最好的治疗，因而能最有效地治愈功血，才能早日恢复健康。说服患者和家属主动寻找能帮助患者照顾家务的社会支持系统人员（亲朋好友、街坊邻居、领导同事、子女的教师等）。

（4）针对害怕误诊的患者，详细了解发病经过及症状，让其阅读实验室报告，讲解报告的临床意义，并帮助其排除恶变的症状，甚至可将有关书籍借给其仔细阅读理解，或请主治医生再次与患者讲解病情及诊断依据。

（5）记录出血量，嘱患者保留卫生巾、尿垫及内裤等便于准确估计失血量，为及时补充体液和血液提供依据。对严重出血的患者需按时观察血压、脉搏、呼吸、尿量，并督促其卧床休息和不单独起床，以防发生晕倒受伤。如给予静脉输液时，做好配血、输血的准备。如发生出血性休克时，积极配合医生抗休克治疗。

（6）正确给药，严格执行性激素给药的护理措施：①重点交班，治疗盘醒目标记。②按量按时给药，不得随意停药或漏药，让患者懂得维持血液内药物浓度的恒定，可避免造成意外的阴道出血。③必须按规定在血止后开始减量，每3天减去原剂量的1/3量。④让患者懂得药物维持量是以停药后3~5天发生撤药性出血，和上一次月经时间为参考依据而制订的，要坚持服完维持量。⑤告之患者及家属，若治疗期间有不规则阴道出血，应及时汇报值班护士或医生，必须立即做出处理。

（7）预防感染做好会阴护理，并教会患者使用消毒的卫生巾或会阴垫，保持内裤和床单的清洁，每晚用PP液（1∶5 000高锰酸钾）清洁外阴，以防逆行感染。观察与生殖器感染有关的体征，如宫体压痛，卫生巾、外阴有臭味，体温、脉搏、呼吸、白细胞计数和分类的报告，一旦有感染症状，及时与医生联系，加用抗生素治疗。

（8）补充营养，成人体内大约每100 mL血液含铁50 mg。因此每天应从食物中吸收0.7~2.0 mg铁，功血患者更应增加铁剂的摄入量。根据患者喜爱的食品，推荐富含铁剂的食谱，如青春期患者可多食猪肝、禽蛋类食品，更年期患者则可多食鱼虾、新鲜水果和蔬菜类等低胆固醇高铁剂的食品。下列食品中含铁剂量为：牛奶700~2 000 g，瘦猪肉29~83 g，猪肝3~8 g，鸭蛋22~63 g，带鱼63~182 g，鲤鱼44~125 g，苋菜15~42 g，黄豆6~18 g，榨菜10~30 g，土豆77~222 g，黄瓜或西红柿175~500 g，同时再注意添加大量的维生素，补充锌剂，以促进患者尽可能地在短期内纠正贫血。

3. 健康指导

针对不同年龄期的患者讲解各期发病机制，国内外对此病的最新研究信息，正规治疗的整体方案，疗程的时间，写出书面的用药方法及时间表。尤其强调擅自停药或不正规用药的不良反应。

## 二、闭经

月经停止6个月称闭经，它是妇科疾病的一种常见症状，而不是疾病，通常把闭经分为原发性和继发性两类。前者是指女性年满18岁或第二性发育成熟2年以上，仍无月经来潮者；后者是指曾有规律的月经周期，后因某种病理性原因而月经停止6个月以上者。根据发生的原因，闭经又可分为生理性和病理性两类，凡青春期前、妊娠期、哺乳期和绝经期后的停经，均属生理性闭经；因下丘脑-垂体-卵巢性腺和靶器官子宫，任何一个环节发生问题，导致的闭经为病理性闭经。

（一）病因

正常月经周期的建立与维持依赖于下丘脑-垂体-卵巢轴的神经内分泌调节，和靶器官子宫内膜对卵巢性激素的周期性反应，如果其中一个环节的功能失调就会导致月经紊乱，严重时发生闭经。根据闭经的常见原因，按病变部位分为：影响下丘脑合成和分泌GnRH及生长激素，进而抑制促性腺激素、性腺功能下降所致的原发性或继发性闭经；下丘脑的生乳素抑制因子或多巴胺减少，和GnRH分泌不足所致的闭经溢乳综合征；下丘脑-垂体-卵巢轴的功能紊乱，LH/FSH比率偏高，卵巢产生的雄激素太多，而雌激素相对较少所致的无排卵性多囊卵巢综合征的闭经；剧烈运动后GnRH分泌减少，其次运动员的肌肉/脂肪比率增加或总体脂肪减少使月经异常，进而导致闭经；甲状腺功能减退，肾上腺皮质功能亢进，肾上腺皮质肿瘤等其他内分泌功能异常所致的闭经。

（二）闭经的分类

1. 子宫性闭经

其闭经的原因在子宫，即月经调节功能正常，卵巢亦正常，但子宫内膜对卵巢性激素不能产生正常的反应，也称子宫性闭经。因子宫发育不全或缺如，子宫内膜炎，子宫内膜损伤或粘连，子宫切除后或宫腔内放射治疗后等所致的闭经。

2. 卵巢性闭经

此类闭经的原因在卵巢，因卵巢发育异常，或卵巢功能异常使卵巢的性激素水平低下，不能作用于子宫内膜发生周期性变化所致的闭经。如先天性卵巢未发育或仅呈条索状无功能的实体，卵巢功能早衰，卵巢切除后或放射治疗后组织破坏和卵巢功能性肿瘤等所致的闭经。

3. 垂体性闭经

其病变主要在垂体，垂体前叶器质性病变或功能失调都会影响促性腺激素的分泌，继而导致卵巢性闭经。如垂体梗死的席汉氏综合征、原发性垂体促性腺功能低下和垂体肿瘤等所致的闭经。

4. 下丘脑性闭经

这是最常见的一类闭经，由中枢神经系统－下丘脑功能失调而影响垂体，继而引起卵巢性闭经。如环境骤变、精神创伤等外界不良的精神或神经刺激因素，作用于下丘脑－垂体－卵巢轴，影响卵泡成熟导致闭经，神经性厌食和长期消耗性疾病的严重营养不良。

（三）临床表现

虽然闭经患者常无不适的症状，但精神压力较大，生殖器发育不良的青春期女性，忧虑今后不能成婚，或不能生育的自卑感；已婚育的妇女因发病而致的性欲下降，影响正常的性生活，害怕破坏夫妻感情而内疚；大多数患者都因病程较长或反复治疗效果不佳，甚至得不到亲人的理解而感到悲哀、沮丧，因而对治疗失去信心。严重的患者可影响食欲，睡眠等，诸多的不良心情反而加重了病情。

（四）护理

1. 护理措施

（1）建立护患关系：表现出医护人员应有的同情心，取得患者的信赖，鼓励患者逐渐地表露心声，如对治疗的看法，对自我的评价，对生活的期望，面临的困难等。

（2）查找外界因素：引导患者回忆发病前不良因素的刺激，指导患者调整工作、生活节奏，建立患者认可的锻炼计划，增强适应环境改变的体质，学会自我排泄心理抑郁和协调人际关系的方法。

（3）讲解医学知识：耐心讲述闭经发病原因的复杂性，诊断步骤的科学性，实施检查的阶段性，才能取得准确的检查效果，对查明病因是有利的。对有接受能力的患者，可用简图表示下丘脑－垂体－卵巢性腺轴产生月经的原理，用示意图说明诊断步骤、诊断意义和实验所需的时间，使患者理解诊治的全过程，能耐心地按时、按需接受有关的检查。

（4）指导合理用药：患者领到药后，说明每种药物的作用、服法、可能出现的不良反应等，并具体写清服药的时间、剂量和起始日期，最后评价患者的掌握程度，直到完全明白为止。

（5）关注全身健康状况：积极治疗慢性病。

2. 用药及注意事项

（1）小剂量雌激素周期治疗：促进垂体功能，分泌黄体生成素，使雌激素升高，促进排卵。

（2）雌、孕激素序贯疗法：抑制下丘脑－垂体轴的作用，停药后可能恢复月经并出现排卵。

（3）雌、孕激素合并治疗：抑制垂体分泌促性腺激素，停药后出现反跳作用，使月经恢复及排卵。

（4）诱发排卵：卵巢功能未衰竭，又希望生育的患者，可根据临床情况选用促排卵的药物。

（5）溴隐亭的应用：适用于溢乳闭经综合征，其作用是抑制促催乳激素以减少催乳激素。

3. 健康指导

（1）让患者懂得闭经的发生、治疗效果与本人的精神状态有较密切的关系，逐渐克服自卑感，最终能战胜自我、重塑自我。

（2）让患者家属理解闭经治疗的复杂性和患者的心情变化，学会更细微地体贴关心患者。

（3）让患者懂得营养不良与闭经的关系，放弃不合理的饮食，配合诊治方案。

## 三、更年期综合征

更年期是女性从性成熟期逐渐进入老年期的过渡阶段,包括绝经前期、绝经期和绝经后期。绝经是指月经完全停止一年以上。据统计,目前我国的平均绝经年龄,城市妇女为 49.5 岁,乡村妇女为 47.5 岁。约 1/3 的更年期妇女能以神经内分泌的自我调节适应新的生理状态,一般无特殊症状,2/3 的妇女会出现一系列性激素减少引起的自主神经功能失调和精神神经等症状,称为更年期综合征。

### (一)临床表现

更年期综合征一般历时 2~5 年,甚者 10 余年。

1. 月经紊乱及闭经

绝经前 70% 妇女出现月经紊乱,从月经周期缩短或延长,经量增多或减少,逐渐演变为周期延长,经量减少至闭经。少数人直接转为闭经。

2. 血管舒缩症状

其常见为阵发性潮热、出汗、心悸、眩晕,是卵巢功能减退的信号。典型的表现为无诱因、不自主的、阵发性的潮热、出汗,起自胸部皮肤阵阵发红,继而涌向头颈部,伴烘热感,随之出汗。持续时间为几秒至数分钟不等,而后自行消退。

3. 精神、神经症状

其常表现为情绪不稳定,挑剔寻衅,抑郁多疑,注意力不集中,记忆力衰退,失眠,头痛等。少数人有精神病症状,不能自控,这种变化不能完全用雌激素水平下降来解释。

4. 泌尿、生殖道的变化

外阴萎缩,阴道变短、干燥、弹性减弱、黏膜变薄致性交疼痛,甚者见点状出血,易发生感染,出现白带黄色或带血丝,外阴烧灼样痛;宫颈萎缩变平,宫体缩小,盆底松弛;尿道缩短,黏膜变薄,尿道括约肌松弛,常有尿失禁;膀胱黏膜变薄,易反复发作膀胱炎;乳房萎缩、下垂。

5. 心血管系统的变化

绝经后冠心病发生率增高,多认为与雌激素下降致血胆固醇、低密度脂蛋白、甘油三酯上升,高密度脂蛋白下降有关。也有出现心悸、心前区疼痛,但无器质性病变,称为"假性心绞痛"。

6. 骨质疏松

绝经后妇女骨质丢失变为疏松,骨小梁减少,最后可引起骨骼压缩,体格变小,甚者导致骨折,常发生于桡骨远端、股骨颈、椎体等部位。骨质疏松与雌激素分泌减少有关,因为雌激素可促进甲状腺分泌降钙素,它是一种强有力的骨质吸收抑制剂,一旦雌激素水平下降,致使骨质吸收增加。此外,甲状旁腺激素是刺激骨质吸收的主要激素,绝经后甲状旁腺功能亢进,或由于雌激素下降使骨骼对甲状旁腺激素的敏感性增强,也促使骨吸收加剧。

更年期综合征患者常因一系列不自主的血管舒缩症状和神经功能紊乱症状,而影响日常工作和生活,可用改良的 kupperman 的更年期综合征评分法评价其症状的程度。某些家庭、社会环境变化构成对围绝经期妇女心身的不良刺激,如丈夫工作变迁,自己工作负担加重或在竞争中力不从心,甚至下岗,自己容貌或健康的改变,家庭主要成员重病或遭遇天灾人祸等,这些都导致了患者情绪低落,抑郁多疑。少数患者曾有过精神状态不稳定史,在围绝经期更易激动、多虑、失眠等,甚至表现为喜怒无常,被周围的人们误认为精神病,更加重了患者的心理压力,因而也就更渴望得到理解和帮助。

### (二)护理

1. 护理目标

(1)患者能识别精神困扰的起因,学会自我调节不稳定情绪。

(2)患者能掌握性激素替代治疗的具体方法,并懂得寻求性保健咨询。

(3)患者能再树老有所乐的生活观。

2. 护理措施

(1)自我调节:向患者介绍有关更年期综合征的医学常识,让患者了解这一生理过程,解除不必要的猜疑和烦恼。争取家庭成员和同事们的关心爱护，给患者创造一个良好的生活和工作的环境。同患者商讨调节有规律的生活和工作日程，保证充足的休息和睡眠。劝阻患者不要观看情节激动、刺激性强或忧伤的影视片。

（2）潮热的护理：记录发生潮热的情形，借以找出引发潮热的因素加以避免。尽量采用多件式纽扣的穿着方式，当潮热时可以脱下，即使没有隐蔽处也可解开纽扣散热，当感到冷时又能方便地再穿上。避免过于激动而引发潮热。少食调味重，辛辣食品，兴奋性食品，以免发生潮热。用电扇、空调、冷毛巾擦拭等方法，借以缓解潮热。

（3）指导用药：使患者懂得补充性激素的目的、用药后效果及可能出现少量阴道出血、乳房胀、恶心等症状，多能自行消失。一旦未见好转，到医院就诊，排除其他原因后，调整剂量以解除更年期综合征，用药症状消失后即可停药；为防治骨质疏松，则需长期用药。对长期用药的患者商讨定期随访的计划，并具体书写药名、服用剂量、服用次数和日期确认患者能掌握用法。

（4）预防阴道干燥：维持性生活或手淫的方式，有助于加强阴道的血液循环，并可维持组织的伸缩性。也可使用水溶性的润滑剂，以润滑阴道壁，必要时亦可试用雌激素软膏。

（5）预防骨质疏松：鼓励患者参加适量的户外活动，如去环境安静、空气新鲜的场地散步和锻炼，阳光直接照射皮肤；增加钙质食品（鱼虾、牛奶、深绿色和白色蔬菜、豆制品、坚果类等），最好每天喝牛奶 500 mL，或服用保健钙。专家建议，围绝经期妇女每天从食品中摄取钙量应是 800～1 000 mg，保健钙应在饭后 1 小时或睡前服用；若饮用牛奶有腹胀、腹泻等不适的患者，可改饮酸奶；必要时服用降钙素，有助于防止骨质丢失和预防自主神经功能紊乱的症状。

3. 用药及注意事项

（1）一般治疗：更年期综合征可因精神、神经不稳定而加剧症状，故应先进行心理治疗。甚者必要时选用适量的镇静剂以利睡眠，如夜晚口服阿普唑仑（佳静地西泮）1 mg，和调节自主神经功能的谷维素每天 30～60 mg。

（2）雌、孕激素替代治疗：适用于因雌激素缺乏引起的老年性阴道炎、泌尿道感染、精神神经症状及骨质疏松的变化。治疗时以剂量个体化，取最小有效量为佳。

如大剂量单用雌激素 5 年，增加子宫内膜癌的发病率。但小剂量雌激素配伍孕激素，则能降低子宫内膜癌的发生。如有严重肝胆疾病，深静脉血栓性疾病和雌激素依赖性肿瘤的患者禁用。①常用雌激素制剂：尼尔雌醇每次 1～2 mg，半月 1 次；或戊酸雌二醇每天 1～4 mg；或利维爱每天 1.25～2.5 mg；或炔雌醇每天 5～25 mg，以上均为口服给药。近年流行经皮给药，如皮肤贴剂，每天释放 $E_2$ 0.05～0.1 mg，每周更换 1～2 次；或爱斯妥霜剂，每天涂腹部 2.5 mg；皮下埋植 $E_2$ 胶丸 25～100 mg，半年 1 次。结合雌激素、戊酸雌二醇、己烯雌酚均可阴道给药。②配伍孕激素：有子宫的妇女必须配伍孕激素，以减少子宫内膜癌的发病危险。常用甲羟孕酮。服用尼尔雌醇时，每 3～6 个月加服甲羟孕酮 7～10 天，每天 6～10 mg。配伍方案有三种。周期序贯治疗：每月服雌激素 23～26 天，在第 11～14 天起加用孕激素，共 10～14 天，两者同时停药 1 周，再开始下一周期的治疗。连续序贯治疗：连续每天服雌激素不停，每月周期性加用孕激素 14 天。连续联合治疗：每天同时服雌、孕激素连续不断，甲羟孕酮每天 2～2.5 mg。③单纯孕激素：有雌激素禁忌证的患者，可单独用孕激素。已证实，孕激素可缓解血管舒缩症状，延缓骨质丢失。如甲羟孕酮 150 mg 肌内注射，可减轻潮热出汗，能维持 2～3 个月。

4. 健康指导

（1）向围绝经期妇女及其家属介绍绝经是一个生理过程，绝经发生的原因及绝经前后身体将发生的变化，帮助患者消除绝经变化产生的恐惧心理，并对将发生的变化做好心理准备。

（2）介绍绝经前后减轻症状的方法，及预防围绝经期综合征的措施。如适当地摄入钙质和维生素D，将减少因雌激素降低使得骨质疏松；有规律地运动，如散步、骑自行车等可以促进血液循环，维持肌肉良好的张力，延缓老化的速度，还可以刺激骨细胞的活动，延缓骨质疏松症的发生；正确对待性生活等。

## 第四节 子宫颈癌

### 一、疾病概述

子宫颈癌（简称宫颈癌）是女性生殖器官常见的恶性肿瘤，多见于 35～55 岁的已婚妇女。由于近年来广泛开展宫颈细胞学筛查，使宫颈癌得以早期发现、早期诊断和早期治疗，宫颈癌的发病率和病死率明显下降。

1. 病因病理

（1）病因：不很确定，认为与早婚、早育、多产、多性伴侣、宫颈柱状上皮异位及包皮垢有关。近些年研究发现，人乳头瘤病毒（HPV）、单纯疱疹病毒Ⅱ型、人巨细胞病毒和衣原体等感染与宫颈癌关系密切。

（2）病理：约85%的宫颈癌为鳞状上皮癌，15%为腺癌。宫颈癌从癌前病变发展到浸润癌的过程比较缓慢，一般经过三个阶段：癌前病变（鳞状上皮非典型增生）、原位癌和浸润癌。癌前病变和原位癌合称宫颈上皮内瘤样病变（CIN），是预后比较好的类型。肉眼观类型有：外生型-菜花型向外生长、内生型-深部浸润呈桶状宫颈、溃疡型-凹陷溃疡或空洞、颈管型-隐蔽颈管侵入宫颈及转移。

2. 转移途径及临床分期

最常见转移途径是直接转移，其次通过淋巴转移，少数经血液循环转移。

按国际妇产科联盟（FIGO）临床分期（2009年）标准，宫颈癌分为0至Ⅳ期（表9-1，图9-3）。

表 9-1 宫颈癌临床分期

| 临床分期 | 肿瘤范围 |
| --- | --- |
| 0 期 | 原位癌 |
| Ⅰ期 | 肿瘤局限在宫颈（扩展至宫体将被忽略） |
| ⅠA | 镜下浸润癌（所有肉眼可见的病灶，包括浅表浸润均为ⅠB期） |
| ⅠA$_1$ | 间质浸润深度≤3 mm，水平扩散≤7 mm |
| ⅠA$_2$ | 间质浸润深度≥3 mm，且≤5 mm，水平扩散≤7 mm |
| ⅠB | 肉眼可见病灶局限于宫颈，或者临床前病灶≥ⅠA期* |
| ⅠB$_1$ | 肉眼可见病灶最大径线≤4 mm |
| ⅠB$_2$ | 肉眼可见病灶最大径线＞4 mm |
| Ⅱ期 | 肿瘤超越宫颈，但未达骨盆壁或未达阴道下1/3 |
| ⅡA | 无宫旁浸润 |
| ⅡA$_1$ | 肉眼可见病灶最大径线≤4 cm，累及范围小于阴道上2/3 |
| ⅡA$_2$ | 肉眼可见病灶最大径线≥4 cm，累及范围小于阴道上2/3 |
| ⅡB | 有明显宫旁浸润 |
| Ⅲ期 | 肿瘤扩展到骨盆壁和（或）累及阴道下1/3和（或）引起肾盂积水或肾无功能者△ |
| ⅢA | 肿瘤累及阴道下1/3，没有扩展到骨盆壁 |
| ⅢB | 肿瘤扩展到骨盆壁和（或）引起肾盂积水或肾无功能者 |
| Ⅳ期 | 肿瘤播散超出真骨盆，或（活检证实）侵犯膀胱或直肠黏膜。泡状水肿不能分为Ⅳ期 |
| ⅣA | 肿瘤浸润播散至邻近器官 |
| ⅣB | 远处转移 |

注：*所有肉眼可见病灶甚至于仅仅是浅表浸润也都定为ⅠB期；△直肠检查时肿瘤与盆腔间无肿瘤浸润间隙，任何不能找到其他原因的肾盂积水或肾无功能病例都应包括在内。

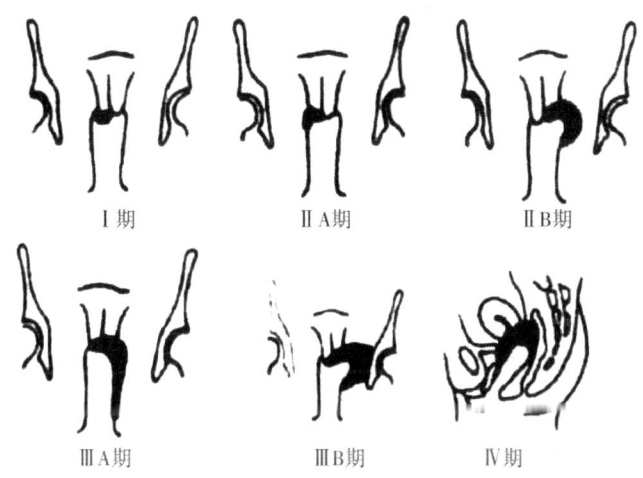

图 9-3 宫颈癌的临床分期

3. 防治要点

（1）加强防癌宣教：普及防癌知识，提倡晚婚、晚育、少生、优生。定期开展妇女病普查普治，做到早诊断、早治疗。进行性知识教育，防治性病。积极治疗慢性宫颈炎，减少或消除致病因素。

（2）手术、放射和其他治疗：手术适用于宫颈原位癌和早期浸润癌（Ⅰa～Ⅱa）；放射适用于Ⅱb期及以上分期的宫颈癌；化疗、中药和免疫治疗为宫颈癌综合治疗措施之一，可缓解症状，提高5年生存率。

## 二、护理

1. 护理评估

（1）致病因素：宫颈癌的发病与多种因素有关，如宫颈上皮不成熟时发生性生活，病毒、细菌感染，分娩损伤，致癌物刺激，性生活紊乱及高危男性配偶，免疫功能抑制等。

（2）身体状况：早期宫颈癌（原位癌及镜下浸润癌）常无症状，少数有血性白带、接触性出血或绝经后阴道出血。浸润宫颈癌有阴道流血、流液、疼痛、侵犯邻近器官症状或有贫血、消瘦、乏力、发热、恶病质等全身衰竭症状。妇科检查可见宫颈柱状上皮异位、菜花样赘生物或溃疡，表面污秽，触之较硬易出血。

（3）心理-社会状况：在就诊前，患者因无症状或症状轻，不知道自身有疾病或将已有癌变的宫颈病变视为宫颈炎，患者无明显心理反应；在出现症状后未明确诊断前，患者表现出紧张、焦虑、担心和害怕等情绪；明确诊断后，因对癌症的恐惧，患者常依次出现否认、怀疑、愤怒、忧郁、悲哀，甚至绝望、轻生或接受等。应注意评估患者及其家属的心理反应、对疾病的认知度、家庭支持系统是否有力等。

（4）实验室及其他检查。

①早期宫颈癌诊断方法：主要有宫颈刮片细胞学检查、阴道镜检查和宫颈活组织检查等。

a. 宫颈刮片细胞学检查：是目前发现宫颈癌的最有效方法，具有经济、简便、有效、无损伤的优点，也是妇科普查最常用的方法。从鳞状上皮与柱状上皮交界处（称宫颈移行带区，是宫颈癌好发部位）刮取细胞。细胞涂片用巴氏染色，结果分为5级：Ⅰ级为正常；Ⅱ级为炎症；Ⅲ级为可疑癌；Ⅳ级为高度可疑癌；Ⅴ级为癌。此分级易造成假象，现逐渐被TBS分类法所代替。近年，PAPNET电脑涂片系统，使读片省时、省力并具有高度敏感性和准确性。

b. 阴道镜检查：对宫颈表面进行放大观察，可发现肉眼不能看见的病变，提高活检的阳性率。

c. 碘试验或氮激光肿瘤固有荧光诊断法：碘试验是将2%的碘溶液直接涂在宫颈及阴道黏膜，正常区域呈碘颜色，癌变区不着色。氮激光肿瘤固有荧光检查，正常上皮呈蓝白色，病变上皮区呈紫色，或紫红色。

d. 宫颈活组织检查：为最可靠的诊断方法，常作为最后判断的依据。在宫颈口处，最好在宫颈鳞—柱状上皮交界部的3、6、9和12点四处取活体组织送病理检查，能确定宫颈癌的诊断。可在阴道镜、碘试验或氮激光肿瘤固有荧光试验的指导下取组织检查，提高活检阳性率。对宫颈刮片阳性、宫颈光滑或活检阴性者，用小刮匙搔刮宫颈管，刮出物送病理检查。

e. 宫颈锥形切除术：此术损伤大，用于诊断目前比较少采用。

②浸润宫颈癌的检查。a. 通过双合诊或三合诊检查，依据受累（组织坚硬）范围了解癌组织侵犯程度并进行临床分期。b. 其他检查：宫颈活组织检查能确定癌肿病理类型。CT或B超检查可协助了解盆腔浸润情况。

2. 护理诊断及合作性问题

（1）营养失调（低于机体需要量）：与长期阴道流血、肿瘤所致高代谢状态有关。

（2）潜在并发症：感染、出血性休克、骨髓抑制。

（3）排尿异常：与宫颈癌根治术后对膀胱功能的影响有关。

（4）自我形象紊乱：与阴道流出恶臭液体、消瘦、化学治疗不良反应有关。

（5）焦虑/恐惧：与担心宫颈癌的预后（治疗效果）、经济负担加重等有关。

（6）知识缺乏（特定的）：与缺乏宫颈癌的知识有关。

3. 护理目标

（1）患者得到足够的营养支持，体重没有减轻，能耐受手术。

（2）患者原有的并发症减轻，得到有效控制，或没有出现严重并发症。

（3）患者尿量增加，排尿功能逐渐恢复。

（4）患者能够逐渐恢复并保持良好的自我形象。

（5）患者焦虑/恐惧减轻，情绪逐渐稳定，积极配合医疗和护理行为。

（6）患者了解宫颈癌的表现、治疗方法、康复等相关知识。

4. 护理措施

（1）一般护理。

①生活护理：保持病室环境清洁，注意休息和保暖；保持床铺的平整、清洁和干燥；鼓励卧床患者多做深呼吸、多翻身和有效咳嗽；按摩受压部位，防治压疮。

②饮食护理：鼓励患者摄入足够的营养。宫颈癌的患者因阴道流血、恶病质、化疗等原因致食欲不振、贫血、体重下降等，易引起术后感染和并发症。应根据患者的身体状况，饮食习惯，协助患者及家属制订合适的饮食计划，鼓励患者摄取高蛋白、高能量、高维生素的清淡、易消化的食物，达到改善营养状况、纠正贫血、增强组织修复力和机体抵抗力。

③外阴护理：每天清洗外阴或坐浴、更换内裤，保持外阴的清洁和干燥。建议穿棉织内裤，减少化纤衣物对外阴皮肤的刺激。

④活动与休息：注意休息，生活有规律；适当参加体育锻炼，增强机体抵抗力；适当参加社交活动或正常的学习、工作，逐渐实现角色功能的转化。

（2）心理护理。

①鼓励患者倾诉内心感受，缓解心理压力，减轻焦虑、恐惧等不良情绪反应。

②鼓励患者及家属共同参与治疗和护理方案的制订。

③向患者及家属提供疾病治疗和护理信息，使其树立战胜疾病的信心。

还应讲述宫颈癌的发生、发展过程及预后，告知早期宫颈癌治愈率很高，消除患者的恐惧心理。

（3）疾病护理。

①病情观察。a. 观察患者的一般情况和生命体征。b. 观察患者阴道流血与流液的量、性质、颜色等，有无接触性出血，有无阴道脱落的组织。c. 观察患者疼痛、恶病质及癌转移的表现。

②疾病治疗。a. 手术：原位癌主张做全子宫切除，要求生育者可行宫颈锥切术；ⅠA浸润癌作扩大全子宫切除加淋巴清扫术；ⅠB～ⅡA做宫颈癌根治术（广泛性子宫切除术加盆腔淋巴清扫）。

b. 放疗：ⅡB及ⅡB以上分期的宫颈癌主张放射治疗，早期宫颈癌先行局部腔内照射，晚期宫颈癌以体外照射和腔内照射为宜。c. 化疗：主要用于晚期或复发转移癌，常用的药物有顺铂、卡铂、异环磷酰胺、氟尿嘧啶等，以顺铂疗效好。

③术前准备：除术前常规准备外，还应注意以下护理工作。a. 指导术后的功能锻炼，如练习在床上大小便、深呼吸、咳嗽排痰及关节功能锻炼；术前教会患者进行缩肛运动，锻炼盆底肌肉。b. 术前每日行阴道擦洗或冲洗2次，擦洗或冲洗时动作轻柔，以免触及宫颈癌脆性组织而引起血管破裂大出血。

④术后护理：除术后常规护理外，还应执行以下护理工作。

a. 留置导尿的护理：应向患者讲解较长时间留置尿管的必要性，一般需留置尿管7～14天，待膀胱功能恢复后拔除尿管。在拔尿管的前3天开始夹尿管，连续3天，每2～3小时放尿1次，锻炼膀胱肌肉收缩力，促进排尿功能及早恢复。拔管后，嘱患者1～2小时排尿1次，观察残余尿量。如残余尿在100 mL以下，证明膀胱功能恢复良好，不需再留置尿管；如残余尿超过100 mL，应再次留置尿管，直至残余尿100 mL以下。少数患者由于出院时尿管未拔除，应指导患者自我护理。每日洗外阴1～2次，保持外阴清洁干燥；多饮水稀释尿液，不利细菌生长；将尿袋低于膀胱口，避免尿液倒流。

b. 负压引流管的护理：子宫颈癌根治术的患者术后常在盆腔放置引流管，应注意保持负压引流管的通畅，观察引流液的量、颜色、性质，一般48～72小时拔管。

⑤预防感染：因患者消耗、衰竭、抵抗力低，同时还需化疗、放疗，安置引流管等侵入性治疗，容易继发感染，应积极预防。

5. 健康指导

讲述子宫颈癌的相关知识，使患者及家属对子宫颈癌有正确的认识。

（1）增强预防宫颈癌的自我保健意识。

①宣传定期普查、早期发现、早期治疗的重要性。

②一般30岁以上的妇女应每1～2年妇科普查1次。

③围绝经期及绝经后的妇女有异常阴道流血或接触性出血者应及时就诊。

④指导控制与宫颈癌发病有关的高危因素，降低子宫颈癌的发病率。

（2）指导患者定期随访：第1年，出院后第1个月随访1次，以后每2～3个月随访1次；第2年，每3～6个月随访1次；第3～5年，每6个月随访1次；第6年开始，每年随访1次；如有症状应及时就诊。

（3）指导患者饮食起居：加强营养，多食清淡易消化饮食，少食多餐；适当活动，加强体育锻炼。

# 第十章 中医护理

在整体观念指导下的辨证施护是中医护理的突出特点，但中医护理除重视针对具体病症进行辨证施护外，还强调对患者的全面护理，如生活起居、情志、饮食、用药等护理。早在《内经》中就说："上古之人，其知道者，法于阴阳，和于术数，饮食有节，起居有常，不妄作劳，故能形与神俱，而尽终其天年，度百岁乃去。"说明人们要健康长寿，必须懂得自然发展规律，适应四时气候，做到饮食有节、起居有常，否则就会影响人体的生理功能，导致气机逆乱或真精耗竭而疾病由生。

## 第一节 生活起居护理

生活起居护理是指护理人员针对患者病情所给予的环境特殊安排和生活护理照料。生活起居护理与疾病的治疗效果密切相关，其目的在于促进机体内外阴阳的协调平衡，恢复和保养正气，增强机体抵御外邪的能力，为疾病的治疗和康复创造良好的条件。我国历代医家十分重视生活起居护理，唐代医家孙思邈在《千金要方》中指出"卧起有四时之早晚，兴居有至和之常制"；王焘亦指出"凡虚劳之病，坐卧居处，不宜伤冷，亦不得过热，冷甚则药气难通，……热甚则血脉壅塞"，说明做好生活起居护理在患者康复中的重要意义。

### 一、基本原则

#### （一）顺应四时

中医学认为人与自然界是一个统一整体，人与自然界息息相通，自然界的一切变化都会对人体的生理病理产生影响。因此，顺应四时阴阳变化的规律是患者生活起居不可违背的基本法则之一。自然界有春、夏、秋、冬四季变化，人的生理活动也会随之改变，善于养生者就要使人体生命活动与四季阴阳变化相适应，保持人与自然环境的协调统一，以祛病延年。正如《素问·四气调神大论》所说："四时阴阳者，万物之根本……逆之则灾害生，从之则苛疾不起。"故善于养生者，应"春夏养阳，秋冬养阴，以从其根"。春夏两季应注意保养阳气，秋冬两季应注意保养阴气。如果违反了适应四时阴阳变化的根本规律，人的真气亦随之败损，疾病也随之加重。

#### （二）平衡阴阳

阴阳平衡是指阴阳双方的消长转化要保持平衡协调，既不过分也不偏衰。中医学认为，机体的阴阳平衡协调，生命活动就正常；疾病就是邪正相争打破机体阴阳平衡的结果；治疗和护理的目的就是要调理阴阳，纠正偏颇，使失衡的阴阳重新恢复平衡。因此护理时，在患者的日常生活起居、饮食、生活环境等各方面要贯彻平衡阴阳的思想，根据患者阴阳的偏盛偏衰制订护理措施，以达到"阴平阳秘，精神乃治"。如阳气不足之人，可以在晴天的时候，到南方、东方或向光的地方，让阳气充分地营养身体；

阴气不足之人，可在夜晚吃过晚饭之后，面对着月光，在户外散步。

### （三）起居有常

起居有常是指作息和日常生活的各个方面要合乎自然界以及人体生理的正常规律。我国历代医家都十分强调日常生活要有规律，起居有常，才能保持良好的身体状况。如不遵循正常、科学的生活规律，轻则导致人体正气虚弱，重则可引发诸多疾病。因此，对患者的日常生活起居活动制订合理的作息制度，这是保证患者顺利康复的重要条件之一。

### （四）劳逸适度

劳逸适度是指合理地安排各种日常活动，包括脑力活动、体力活动和性生活。《备急千金要方·养性》中记有："养性之道，常欲小劳，但莫大疲及强所不能堪耳。"即任何活动均应坚持适中有度的原则，不宜太过和不及。适当的劳动或体育运动，可以调畅气血，滑利关节，形体强壮，精力充沛，从而增强机体的抗病和康复能力。但劳累过度，超出了自身的承受能力，损伤机体气血阴阳，积劳成疾而使人发病，即所谓"久立伤骨""久行伤筋"。适当的休息，可以消除疲劳，恢复体力和脑力，但过度安逸可使气血郁滞，而诱发多种疾病，即所谓"久卧伤气""久坐伤肉"。

一定限度内的情志活动包括脑力劳动和娱乐是正常和必要的，但如果超出了心理调节范围，情志活动过于激烈或持续时间过久，可影响气血运行而引发各种疾病，如"怒则气上，喜则气缓，悲则气消，恐则气下，惊则气乱，思则气结"。

性生活是先天赋予的本能，也是日常生活中重要的一个方面，但必须适中有度。中医学认为，肾中精气之盛衰对于人的生老病死起着十分关键的作用，因而非常重视对肾精的保养，所以"惜精"和"节欲"是中医养生之道的一个重要原则，对于病情严重的患者应该卧床休息，禁止房事。

### （五）慎避外邪

中医学认为，疾病的发生是机体正邪双方相互斗争的结果。患病之人正气虚弱，更易于感受外邪，因此，"虚邪贼风，避之有时"是中医护理的一个基本原则。护理时应指导患者根据四季气候寒凉温热的变化而采取相应的措施，做到春防风、夏防暑、长夏防湿、秋防燥、冬防寒，避免外界不良气候环境等因素的影响。在反常气候或遇到传染病流行时，要及时采取预防措施，避免外邪侵袭。

### （六）形神共养

形，即人体的五脏六腑、气血津液、四肢百骸、五官九窍等形体结构及精微物质。神，即人的精神意识思维活动。形为生命之基，是神的物质基础，只有形体完备，精神活动才能正常。神为生命之主，是形的功能体现，只有在心神的指挥调节下，脏腑组织的功能活动才能正常。因此，在生活起居护理中，不仅要注意形体的保养，还要注意精神的调摄，二者不可偏废，做到形神共养，相辅相成，以达到形体强健，精力充沛，使身体和精神得到协调发展，形与神俱。

所谓养形，主要是指对人的五脏六腑、气血津液、四肢百骸、五官九窍等形体的摄养和护理，应以适当的休息和活动，提供良好的医疗、物质条件等来实现；所谓养神，主要是指精神的调养，应以各种方式来调节患者的情志活动，在精神上为其提供愉快的氛围，以达到怡情快志、心平气和的境地，从而使其能保持最佳的精神状态，有利于疾病的康复。

## 二、基本方法

### （一）保持良好的康复环境

护理人员应为患者创造一个安静、整洁、舒适、有利于治疗和休息的环境，以利于患者的治疗和康复。

1. 病床安置

病床安置应根据病证性质的不同而定。阳虚寒盛者，多畏寒怕风，病床宜安置在向阳温暖的病室内，使患者感到舒适；阴虚热盛者，多恶热喜凉，病床宜安置在背阴凉爽病室内，使患者感到凉爽、舒适、心静，利于疾病治疗康复。

2. 病室应安静

安静的环境有助于患者休养。噪音可使患者产生烦躁、惊悸等情绪，不利于病情的康复，甚至可使某些病证加重，尤其是心气虚患者，常可因突然的声响而心悸不已，所以，护理人员应设法消除嘈杂之声，保持病室安静。

3. 病室应通风整洁

病室内常有各种排泄物的秽浊之气，影响患者食欲和休息，所以居室内要经常通风换气，保持空气新鲜。每日通风的次数和持续的时间应根据季节和室内的空气状况而决定，每天至少通风1~2次，但切忌对流风。阳虚和易受风邪侵袭者，在通风时应注意不使其直接当风。室内布置应力求简单、整齐，易于清洁消毒，地面、家具、用品等应每日清洁。

4. 病室温、湿度应适宜

病室温度一般以18~20℃为宜。年老体弱、新生儿、阳虚证、寒证患者多畏寒肢冷，室温宜稍高；阴虚证、热症患者多燥热喜凉，室温可稍低。病室的湿度以50%~60%为宜，但应根据气候和不同证型进行调节。湿盛患者，湿度宜略低；燥症患者，湿度可略高些；阴虚者多热而偏燥，湿度宜稍高；阳虚患者多寒而偏湿，湿度宜稍低。

5. 病室应保持适度的光线

一般病室要求光线柔和，以使患者感到舒适愉快。护理工作者可针对不同病症的患者适当调整病室光线。如热证、肝阳亢盛、肝风内动、神经衰弱的患者，光线宜稍暗；寒证、风寒湿痹证患者，光线要充足；痉证、癫证、狂症患者，因强光可使病情诱发，应用黑窗帘遮挡。

**（二）遵循科学的生活规律**

1. 制订合理的作息制度

患者需要静心修养，扶养正气，以达到早日康复的目的，故其生活起居应有规律。作息时间要因时、因地、因人、因病而制订。如在阳气生发的春夏季节，要顺应春生夏长的阳气生发之势，晚卧早起，舒畅情志，舒展形体，多进行户外活动，使人体的阳气得到养护；而在阴气收敛的秋冬季节，又要顺应秋收冬藏的阴精潜藏之势，适当调整作息时间，早卧晚起，防寒保暖，以避肃杀寒凉之气，在阴精潜藏的同时使阳气不致妄泄。这种重视四时阴阳的变化，在起居作息等方面进行保健调摄的方法，就是天人相应，顺应自然养生原则的体现。

2. 保证充足的休息和睡眠

患者应保证充足的休息，避免过多的工作和活动，重患者应卧床休息。一般患者每日睡眠时间不应少于8 h~10 h。睡眠不足则耗伤阴血，故有"服药千朝，不如独眠一宿"之说。但每日睡眠也不宜过长，否则会使人精神倦怠，气血淤滞。故要督促患者早上按时起床，晚间按时就寝，中午休息2 h左右，形成一定的生活规律。切忌以昼做夜，阴阳颠倒。

3. 进行适当的活动和锻炼

适度的活动和锻炼，可增强人的体质，使气血流畅，筋骨坚实，提高肌体抗御病邪的能力，有利于机体功能的恢复。在病情允许的情况下，患者每天都要保持适度的活动，外可锻炼四肢肌肉等形体组织，使经络疏通，九窍和利；内可健运脾胃，促进消化，调畅气机，使气血和调，神清爽朗。若患者过于安逸，则易使气血淤滞，不仅不利于病情的康复，甚至还能诱发新的疾病。

患者的活动要遵循相因相宜的原则，根据不同的病证、病期、体质、个人爱好以及客观环境等进行合理安排。一般来说，虚证、体弱的患者，应以静为主，辅以轻度活动；实证或急性病患者，在病情严重时应静卧休息，等症状减轻以后，可循序渐进地恢复活动；慢性病患者，症状不重时，可在病情允许情况下，到户外做适当运动，如打拳、舞蹈、散步等以增强体质，有利于疾病的康复。

4. 节制性生活

在治疗疾病的过程中，患者应节制房事，以防耗竭肾精，使病情加重。病情较重的患者，应禁房事。

**（三）顺应四时阴阳变化**

1. 顺应气候变化

六淫是外感病的重要致病因素。患者正气虚弱，更易受到外邪的侵袭。因此，应根据气候变化随时给患者增减衣被，并使患者衣着宽松舒适，透气吸汗，避免汗出着凉。

2. 顺应季节变化

人体的生理活动随季节的交替变化而变化。患者的生活起居应顺应四时季节的变化，遵循"春夏养阳，秋冬养阴"的原则。

春天气候多变，乍暖还寒，应注意及时增减衣裳，防止风寒侵袭；春季自然界阳气生发，应注意养护阳气，夜卧早起，舒展气机，吸取新鲜空气，使心情舒畅，气血调和。夏天阳气旺盛而易于发泄，且暑湿较重，故应注意保养阳气，不居潮湿之地，在酷暑炎热之白昼，当阴居以避暑热，以免出汗多而伤阳气，并可适当饮用生津止渴降温饮料，夜间不能贪凉饮冷。秋冬之季，气候由热转凉而寒，万物趋于收藏状态，应防寒保暖，使阴精藏于体内；阴虚精亏患者，须以药食填补阴精，使阴精积蓄；适当早卧晚起，早起锻炼以日出后为宜。

3. 顺应昼夜变化

人在患病期间，阴阳失去平衡，适应能力较弱，因此对昼夜温差的变化特别敏感，故应注意夜间保暖，即使夏季也不可袒胸露腹。人体阳气白天多趋于表，夜晚多趋于里，因此某些疾病往往呈现出昼轻夜重的变化，故临床护理时应加强夜间巡视，仔细观察病情。

## 第二节 情志护理

人的情志状态，对疾病的发生、发展、转归以及疗效都有重要的影响。情志变化可直接影响脏腑功能，导致疾病的发生或加重，故"善医者先医其心，而后医其身，而后医其未病"。临床护理时应设法消除患者的紧张、恐惧、忧虑、烦恼、愤怒等不良的情志刺激，帮助患者树立战胜疾病的信心，以提高整体护理质量，是情志护理的主要任务。

### 一、基本原则

**（一）耐心细致，诚挚体贴**

患者的心理状态和行为不同于常人，常常会产生寂寞、苦闷、忧愁、悲哀、焦虑、恐惧等不良情绪，故护理人员应"见彼苦恼，若己有之"，满腔热情地对待患者，关心体贴同情患者，对患者的态度和语言要和蔼、亲切，给患者以安全可靠感，保持情绪稳定和良好的精神状态，以增强战胜疾病的信心。

**（二）评估情志，因人施护**

护理人员通过观察、交谈等收集患者心理健康资料，找出患者现存和潜在的心理健康问题，针对原因、对症下药。由于患者的出身、家庭、性格、职业、文化、生活阅历等情况的不同，以及情感、意志、兴趣、能力、气质等方面的差异，其心理状态各不相同，护理人员要因人制宜，对不同的患者采取不同的情志护理方法，以减轻患者患病后的心理压力，以利于身体康复。

**（三）清净养神，宁心寡欲**

中医认为养生的根本首先是养心，而养心之要是静养。情志安定，心静神清，才能气血和调。患者在治疗期间应当安心静养，保持情绪稳定，这样才有利于疾病的康复，正如清代王燕昌《王氏医存》中所言"善养病者，调之护之，务期安静，医药有当，自能速愈"。因此，要为患者提供一个良好的休养环境，帮助患者排除烦恼和杂念，保持情绪稳定和安静，以利于疾病的康复。

**（四）怡情畅志，乐观愉快**

乐观愉快的情绪能使人气血调和，脏腑功能正常，从而有益于健康。乐观愉悦的情绪可促使其病情好转，反之可使病情加重。因此，护士应做患者的忠实倾听者和心结的排解者，注重调动患者的积极性，帮助患者保持乐观愉悦的心态，以促使疾病康复。

## 二、基本方法

### （一）言语开导法

李中梓《医宗必读》言："境缘不偶，营求未遂，深情牵挂，良药难医。"即指出患者只有将内心的苦痛倾吐出来，郁闷之气才得以舒畅，否则再好的药物也难以治愈。患病之人，容易出现焦虑、沮丧、恐惧、愤怒等情绪，如不及时化解，将加重患者的病情。因此，护理人员要通过正面的疏导，引导患者自觉地解除不良心理因素，用恰当的语言加以抚慰、开导，使其从不良情绪中解脱出来。

### （二）释疑解惑法

患病之人容易产生各种各样的猜疑心理，尤其是久病不愈之人，往往怀疑自己患了不治之症，以致精神紧张、忧心忡忡，到处求医问药，对医生的诊断提出各种疑问。对此护理人员要耐心做好解释工作，讲解一些与所患疾病相关的医学知识，解除患者不必要的疑虑。对严重的疑心病，甚至可以用假解释的方法，巧妙地让其信以为真，正如《王氏医存》中所言："治一切心病，药所不及者，亦宜设法以心治心，弓影蛇杯，解铃系铃，此固在慧心人与物，推移无法之法，可意会而不可言传也。"

### （三）移情易性法

移情，是转移内心情绪的指向；易性，是更易心志，改变不良的情绪和习惯。"移情易性"就是通过转移患者的注意力，改变其消极情绪，以促进疾病的恢复。《临证指南医案》说："情志之郁，由于隐情曲意不伸，……郁症全在病者能移情易性。"《理瀹骈文》也说："七情之病者，看书解闷，听曲消愁，有胜于服药者矣。"在护理工作中，应根据患者自身的素质、爱好、环境、条件等因素，设法将患者的精神注意力转移到其他方面，排除或改变患者的某些不良情绪、习惯或错误认识，使其能恢复正常心态或习惯，以有利于疾病的康复。移情易性的方法很多，音乐歌舞，琴棋书画，交友览胜，种花垂钓等，都可以起到培养情趣，陶冶情操的作用。

### （四）情志相胜法

情志相胜法是指用一种情志来制约对机体有害的另一种情志，以达到协调情志，防病治病的目的，又称以情胜情法。中医学认为，情志之间存在着互相制约的关系，《素问·阴阳应象大论》根据提出："怒伤肝，悲胜怒；喜伤心，恐胜喜；思伤脾，怒胜思；忧伤肺，喜胜忧；恐伤肾，思胜恐。"在临床实践中，张子和创立了许多行之有效的方法，指出"悲可以治怒，以怆恻苦楚之言感之；喜可以治悲，以谑浪亵狎之言娱之；恐可以治喜，以迫遽死亡之言怖之；怒可以治思，以污辱欺罔之言触之；思可以治恐，以虑彼志行之言夺之"。即对容易动怒的人，应以悲怆苦楚之言感化之，让其气消而不气逆；过于悲伤忧愁的人，要以高兴的事情开导之，使其振作精神；过分喜悦的人，要以事情不利方面的语言恐吓之，以制约其过度的兴奋；思虑太过的人，要用过激的语言促怒之，以畅达气机；过分恐惧的人，要劝其动脑思考，分析致恐原委，以战胜恐惧心理。

### （五）顺情解郁法

顺情解郁法是指把积聚、压抑在心中的不良情感，通过适当的方式疏导、发泄出去，以恢复正常的情志活动。对于某些患者，特别是精神忧郁的患者，应尽量满足其合理的要求，以顺从其意志和情绪，满足其身心需要；要积极鼓励或引导患者将郁闷的情绪诉说或发泄出来，以化郁为畅。此外，哭诉宣泄也是化解悲郁的方法之一。但哭泣不应过久，以免耗伤肺气。

## 第三节 饮食护理

饮食护理是指根据食物的性味、归经及其功能作用，进行营养膳食方面的护理。中医学十分重视饮食与人体健康的关系，认为科学的饮食和良好的饮食习惯是健康长寿的关键之一，对患者的饮食调护更是临床必不可少的辅助治疗手段。《黄帝内经》指出："大毒治病十去其六……谷肉果菜，食养尽之。"科学合理地饮食将有利于疾病康复。

中医历来有"药食同源"之说，食物也有四气五味、升降沉浮的特性。在治疗疾病时，药食相宜，则可提高药物疗效；药食不宜，则可影响药物的疗效，甚至加重病情。

## 一、食物的性味与功效

食物同药物一样，具有寒、凉、温、热四性，辛、甘、酸、苦、咸五味，升、降、浮、沉的作用趋向，只是其性能不如药物强烈。饮食护理必须根据患者的体质、证候的性质不同，选择不同性味的食物进行调理，做到寒热协调，五味不偏。

### （一）食物的四气

1. 热性食物

热性食物具有温里祛寒、益火助阳的作用，适用于阴寒内盛的实寒证。如狗肉、白酒、干姜、大蒜、花椒、辣椒等。但热性食物多辛香燥烈，容易助火伤津，故凡热证及阴虚者应忌用。

2. 温性食物

温性食物具有温中、补气、通阳、散寒、暖胃的作用，适用于阳气虚弱的虚寒证或实寒证较轻者。如羊肉、鸡、鲤鱼、鲫鱼、糯米、荔枝、桂圆肉、红糖等。这类食物虽比热性食物平和，但也可助火伤津，故凡热证及阴虚有火者应慎用或忌用。

3. 寒性食物

寒性食物具有清热、泻火、解毒的作用，适用于里实热证。如苦瓜、冬瓜、西瓜、梨、绿豆、荸荠、莲藕等。如苦瓜对热病烦渴、中暑、目赤、疮疡肿毒等有利；西瓜适用于发热、口渴、烦躁、尿赤等症状的患者；梨适用于咳嗽、胸痛、吐黄痰等症状患者。但寒性食物易损伤人体阳气，故阳气不足、脾胃虚弱患者应慎用。

4. 凉性食物

凉性食物具有清热、养阴的作用，有清补功效，适用于发热、痢疾、痈肿、目赤肿痛、咽喉肿痛等热盛伤津证。如大麦、小麦、李子、柠檬、豆腐、芹菜、菠菜、冰糖等。凉性食物较寒性食物平和，但久服仍能损伤阳气，故阳虚、脾气虚弱患者应慎用。

5. 平性食物

平性食物没有明显的寒凉或温热偏性，具有健脾和胃，平补气血的作用，为虚弱患者或正常人常食之品。如大豆、玉米、黑豆、红薯、鸡蛋、鸭肉、花生、土豆、苹果、葡萄、香菇等。由于性味平和，不致生寒或积热，故寒证、热证都可食用，但因其味有辛、甘、酸、苦、咸之别，因而其功效也有不同，应根据患者的病情和体质灵活选用。日常饮食以平性居多，温热性次之，寒凉性较少。

### （二）食物的五味

1. 辛味

有发散、行气、活血之功效，适应于表寒证及气血阻滞病证。如姜、葱、蒜、辣椒、胡椒等。热证的患者应少食。

2. 甘味

有补益、和中、缓急之功效，适应于五脏气血阴阳的虚损证。如红糖、桂圆肉、红枣、蜂蜜、米面食品等。如糯米红枣粥可治脾胃气虚或胃阳不足；糯米酒加鸡蛋，有补气、温阳、散寒之功效，可用于产妇补益等。肥胖及消渴患者应少食甘味食品。

3. 酸味

有收敛固涩之功效，适用于滑脱不禁之病症。如食醋、杨梅、乌梅、山楂、马齿苋、杏子、石榴、柠檬等。如乌梅、山萸肉适用于多汗、泄泻不止、尿频、遗精、滑精等病证。但胃酸过多者应少食。

4. 苦味

有清热、泻火、燥湿、解毒之功效，适用于热病烦渴、中暑、目赤、疮疡肿毒等病证。如橘皮、苦杏仁、苦瓜、茶叶等。但脾胃虚寒者应少食。

5. 咸味

有软坚、散结、泻下的功效，适宜于热结、痰核、瘰疬等病症。如盐、海带、紫菜、海蜇等。但高血压患者应少食。

另外，淡味有渗湿利水之功效，宜于水肿、小便不利者，如冬瓜、薏苡仁等。

### （三）发散类食物

有些食物食用后易于诱发疾病或加重新病，称之为发散类食物。发散类食物属中医"忌口"范围，尤其是皮肤病患者应慎之或禁之。如肉类的猪头肉、母猪肉、羊肉、狗肉、公鸡等，蔬果类的香菜、竹笋、茭白、韭菜、香椿等，瓜果类的南瓜，水产品的虾、鲤鱼、蟹等。哮喘、痛风、皮肤病、损伤性关节炎、风湿性心脏病、肿瘤、荨麻疹、痔疮等病证，应谨慎食之。

## 二、饮食调护的基本原则

### （一）饮食有节，按时定量

饮食要有节制，不可过饥或过饱。过饥则气血化源不足，过饱则脾胃之气受损。一日三餐要有规律，定时定量。中医学认为，一日之中，机体阴阳有盛衰之变，白天阳旺，活动量大，故食量可稍多；而夜幕阳衰阴盛，即待寝息，以少食为宜。因此古人有"早餐好，午餐饱，晚餐少"的名训，切忌暴饮暴食，以免伤及脾胃。

### （二）食宜清淡，吃忌厚味

荤素搭配是饮食的重要原则，也是健康长寿的秘诀之一。饮食应以谷物、蔬菜、瓜果等素食为主，辅以适当的肉、蛋、鱼类，不可过食油腻及过咸、过甜之品。《素问·生气通天论》说："膏粱之变，足生大疔。"说明过食肥甘厚味，体内易生热化火，火热聚于局部，血败肉腐，可引起痈疽疮疡等疾病。但需要指出的是，动物脂肪的摄入不能过少，否则可影响维生素 A、D 等脂溶性维生素的摄入；其次古代医家特别强调饮食不宜过咸，《千金要方》指出："咸则伤筋，酢则伤骨，故每学淡食。"总之，饮食宜清淡，避免过咸或过甜。

### （三）饮食卫生，习惯良好

饮食卫生，习惯良好，一是指食物要新鲜、干净，禁食腐烂、变质、污染的食物及病死的家禽牲畜；二是指食物要冷热适宜，软硬恰当；三是要保持良好的进食习惯，如不偏食，不挑食，进食宜细嚼慢咽；四是要加强食后护理，食后可通过散步、摩腹等方式帮助脾胃运化食物，不可食后即卧。

### （四）辨证施食，相因相宜

饮食调护应注意患者的体质、年龄、季节、地域、证候性质等差异，做到因人施食、因时因地施食、因证施食。

1. 因人施食

由于患者年龄、性别、体质、生活习惯等方面的不同，因而饮食护理时应因人施食。如小儿脏腑娇嫩，饮食宜高营养，多样化，易消化，不可偏食、过食；老年人体衰气弱，饮食宜清淡，忌油腻、坚硬、黏腻食物；女子以血为本，饮食应以补阴补血为主，选择多汁多液食物，经期忌生冷、酸辣食物；孕产期宜营养丰富的食物，忌辛辣温燥食品，以免助阳生火；更年期宜滋阴、清热、安神，多食牛奶、豆制品等。体质过敏的人，不宜吃海鲜腥发之物；体胖者多痰湿，宜食清淡、化痰食物，忌肥甘厚味之品，以免助湿生痰；体瘦者多阴虚，宜食滋阴生津、养血补血之物，忌辛燥动火之品，以免伤阴。

2. 因时因地施食

饮食调护时应根据四季气候特点和地理环境的差异，灵活选择不同功效的食疗方进行调理。春季食宜清温平淡，多食新鲜蔬菜和水果，忌食或少食油腻辛辣爆炒食物；夏季宜食性凉多汁的瓜果、蔬菜、清凉饮料等甘寒清暑食品，如西瓜、冬瓜、绿豆汤等，忌食油腻煎炸及生冷不洁等食物；秋宜滋润收敛，可多食滋润生津的瓜果，如蜂蜜、甘蔗、菠萝等，忌食辛燥温热，煎炸爆炒等食物，深秋可进清补之物；冬宜温补，如羊肉、狗肉、木耳等，忌食或少食生冷黏腻食物。各地寒温差异较大，南北生活习惯不同，故食疗亦应因地制宜，灵活选用食品。如成都、重庆等地由于湿气较重，人们多食辣椒、花椒以除湿。

3. 因证施食

疾病的原因错综复杂，要做到合理调配饮食，必须审证求因。如便秘，因有气虚、津亏、燥实之不同，其治疗应有补气、生津、泻下之异，食疗处方也不尽相同，如气虚便秘宜用胡桃粥，津亏便秘宜用鸭梨粥，燥实便秘宜用牵牛子粥等。只有审证求因，协调配食，才能达到护病求本的目的。

## 三、饮食调护的常用方法

### （一）汗法

汗法是用具有发汗作用的食物以疏散外邪，解除表证的方法，主要适用于外感病初起，症见恶寒发热，头身疼痛等症状。常用食物有葱、姜、芫荽、荆芥等。

### （二）下法

下法是用具有通便作用的食物以通泻大便或祛除肠内积滞的方法，主要适用于病后、产后和年老体虚所致气血不足之肠燥便秘者。常用食物有蜂蜜、香蕉、桑葚、植物果仁等。

### （三）温法

温法是用温热食物以温补阳气，祛除里寒的一种方法，多用于里寒证或素体阳虚者，症见肢体倦怠、四肢不温、腹痛吐泻等。常用食物有花椒、干姜、辣椒、酒、羊肉等。

### （四）清法

清法是用寒凉性食物以清除内热、泻火解毒的一种方法，多用于实热证或素体阳盛者，症见发热、烦渴、口舌生疮、小便短赤等。常用食物有西瓜、黄瓜、梨、藕、苦瓜、绿豆等。

### （五）消食法

消食法是用具有消食健胃作用的食物以开胃消食的一种方法，适用于脾胃升降失调，饮食不化之证，症见嗳腐吞酸、脘痞胀满、厌食呕恶等。常用食物如萝卜、山楂、大蒜、醋等。

### （六）补法

补法是用具有补益作用的食物，以补气养血，滋阴助阳，强身健体的一种方法，适用于气虚、血虚、阴虚和阳虚等证。根据病情的需要，分别选用温补、清补和平补之法。常用食物有羊肉、桂圆肉、甲鱼、鸡、鸭、木耳、海参等。

## 四、饮食的宜忌

疾病有寒、热、虚、实之分，阴、阳、表、里之别。食物也多有偏性，有的于病相宜，有的于病为害。得宜则补体，为害则成疾。药物也各具性味，药食相宜，有助于疾病康复，药食相反，轻则牵制药性，降低疗效，重则伤及脏腑。护理疾病时应重视饮食宜忌，根据患者的病情、体质、所服药物、季节、气候、饮食习惯等诸方面的因素，合理选择饮食，以达到有效的治疗和康复目的。

### （一）疾病与饮食宜忌

《灵枢·五味》中提出"肝病忌辛，心病忌咸，脾病忌酸，肾病忌甘，肺病忌苦"。所以护理疾病时，饮食宜忌非常重要。外感热证病饮食宜清淡，忌食油腻、煎炸、辛辣之品，以防动火伤阴；脾胃虚弱证饮食宜易消化而富于营养，定时定量，忌食辛辣、香燥、煎炸之品及寒冷硬固食物；疮疡等皮肤病宜多食蔬菜，水果及富含维生素的食物，忌鱼虾蟹、猪头肉等荤腥发性物食物；便秘者宜食高纤维素食物，多喝水以刺激肠蠕动。

### （二）证候与饮食宜忌

不同性质的证候，饮食护理的原则也不同。阳热偏盛的热证，易伤阴耗液，宜食寒凉及平性食物，忌辛辣、温热之品；阴寒偏盛的寒证，宜食温热性食物，忌寒凉、生冷之品；阳虚者宜温补，忌寒凉；阴虚者宜清补，忌温热；实证一般不宜施补。

### （三）药物与饮食宜忌

食物和药物都有四气五味之性，故在临床功效上亦有协同和拮抗的不同。协同者有辅助加强治疗作用，如人参炖乌鸡可增强补气效果；赤小豆配鲤鱼可增强利水作用；百合炖秋梨，有清肺热、养肺阴之功效。拮抗者可削弱药物的疗效，甚者产生毒副作用，如人参忌萝卜，白术忌桃、大蒜，蜂蜜忌葱，鳖甲忌苋菜，荆芥忌鱼鳖，天门冬忌鲤鱼，补益药忌莱菔子及碱性食物等。一般在服药期间，凡生冷、油腻、腥膻、刺激性及不易消化的食物，均应避免食用。

### （四）食物之间的宜忌

食物与食物之间也有协同或拮抗作用。科学搭配食物，有助于身体健康。羊肉得生姜，可加强温补作用，姜糖饮中的红糖可增强生姜的温中散寒作用，这些属于食物间的协同作用；水产品大都为寒性，加辛温的葱、姜可调其寒，扁豆的不良作用（可引起腹泻、皮疹等）可被生姜减轻，这些属于拮抗作用。但有些食物同食可减轻作用或产生毒素，如白薯与鸡蛋、鸡肉与黄鳝、柿子与红薯等，这类食物应避免同食。

## 第四节 用药护理

药物治疗是中医治疗疾病最常用的手段，护理人员除了具备中药的基本知识外，还应掌握正确的给药途径和用药方法。

### 一、中药的煎服法

汤剂是我国应用最早和最广泛的中药剂型，而汤剂的煎煮与服用方法是否得当，直接影响药物疗效的发挥。明代医家李时珍指出："凡服汤药，虽物品专精，修治此法，而煎药者鲁莽造次，水火不良，火候失度，则药亦无功。"为此我们必须掌握正确的煎药方法。

#### （一）煎药方法

1. 煎药用具

以砂锅、瓦罐为佳，也可用搪瓷、不锈钢、玻璃器皿，忌用铜、铁、锡、铝等制成的器具，以免发生化学反应，影响疗效。

2. 煎药用水

除处方有特殊规定外，多用饮用水，以澄清洁净为原则。

3. 煎前浸泡

煎药前，先将药物放入容器内，加冷水浸过药面约 3～5 cm，浸泡 30 min 左右，以便有效成分易于煎出。

4. 火候及时间

药物煎煮时，宜先武（大火）后文（小火），以免药液溢出或水分迅速蒸发，影响药物有效成分的浸出。一般药物用武火煮沸后，第一煎再文火煎煮 20～30 min，第二煎再文火煎煮 10～20 min。解表药及芳香类药物煮沸后，第一煎文火 15～20 min，第二煎 10～15 min；滋补类药物宜文火慢煎，第一煎文火 40～50 min，第二煎 30～40 min。如不慎将药煎煳应弃去，不可加水再煎服用。煎煮时，不易频频打开盖子，以尽量减少挥发成分的损失。

5. 特殊煎法

（1）先煎：贝壳、矿石类药物，如龟板、鳖甲、生龙骨等质地坚硬，有效成分难以煎出，应打碎先煎，煮沸 10～20 min 后，再下其他药。乌头、附子等有毒药物，宜先煎 45～60 min 后再下其他药物，以减轻毒性。

（2）后下：气味芳香的药物，如薄荷、砂仁等。宜在其他药物煎好前 5～10 min 加入，以防其有效成分散失。

（3）包煎：花粉、细小种子、粉末状、带绒毛的药物，如蒲黄、车前子、海金沙、旋覆花等，为防止煎后药混浊或减少对消化道、咽喉的不良刺激，先用纱布包好，再煎煮。

（4）另煎：某些贵重药，如人参、西洋参等，应单独另煎 2～3 h。煎液可另服，也可兑入其他药液混合服用。

（5）烊化：胶质、黏性大的药物，如阿胶、鹿角胶、蜂蜜、饴糖等，应先将其加温溶化，再加入药汁中微煮或趁热拌搅，使之溶化，以免同煎时粘锅影响药效。

（6）冲服：散剂、丹剂、小丸、自然药汁、芳香或贵重药物，以冲服为宜，如牛黄、麝香、芒硝、田三七、紫雪丹等。

### （二）服药方法

1. 服药次数

汤剂，一般每日1剂，煎两次取汁，日服2次。

2. 服药时间

（1）饭前服药：饭前胃中空虚，可避免药物与食物混合，能迅速入肠中，充分发挥药效。一般驱虫药、攻下药及其他治疗胃肠道疾病的药物、滋补药宜饭前服。

（2）饭后服药：饭后胃中存有较多食物，可减少药物对胃的刺激，故对胃肠道有刺激的药物，如抗风湿药、活血化瘀药等，宜饭后服用；消食药亦宜饭后1 h服用，以利充分发挥药效。

（3）睡前服药：安神药宜在睡前30 min至1 h服药，使药物起效后能起到安眠的效果；因遗精、遗尿病证多发生于夜间，故涩精止遗药多在睡前服药；缓下药由于需较长时间作用于胃肠道，晨起后正好发挥泻下效果，因而也宜睡前服药。

（4）定时服药：哮喘、疟疾等病证多有发作规律，故平喘药、截疟药宜于发作前2～3 h服用，以利于在疾病发作时起效。

（5）提前服药：治疗月经不调的药物，尤其是治疗痛经的药物，宜在月经前3～7天服用，以起到调经作用。

（6）急性病证不拘时服。

3. 服药温度

一般药物以温服为宜。但热证者可冷服；寒证者可热服；发汗药宜趁热顿服，并加盖衣被，以利发汗。

## 二、药物内服法与护理

### （一）解表类药物服法与护理

（1）解表药煎煮时间不可过长，以免有效成分挥发而降低药效。

（2）取汁温服，服药后静卧，温覆取汗或饮热粥、热汤，以助汗驱邪。发汗以微汗为宜，以免发汗太过而耗伤津液。

（3）病室宜安静、清洁，保持室内适宜的温湿度。既要保持空气通畅新鲜，又要防止汗出当风，复感外邪。服药期间应避风寒，即使出现高热，亦不宜冷敷，以防毛窍闭塞，邪无出路。

（4）饮食宜清淡，易于消化，多饮开水，忌生冷、黏腻、酸性食物。

### （二）清热类药物服法与护理

（1）药多苦寒伤阳，须中病即止，不可多服久服。脾胃虚寒、年老体弱、孕妇等患者慎用。

（2）宜饭后服药，可采用频服法。

（3）饮食宜清淡凉润，可多饮清凉饮料、果汁等，忌食辛辣、油腻之品。

（4）热病患者，情绪易于激动，应做好精神安抚工作，使患者保持心情舒畅。

（5）病房要有良好的通风和降温设施，可根据患者发热程度调节室内温度。

（6）疫疠患者，要隔离消毒，病室及患者的餐具、器具、衣被等要注意消毒，防止相互传染。

### （三）泻下类药物服法与护理

（1）泻下药一般空腹口服，易伤胃气，当中病即止，慎勿过剂；久病、妇女胎前产后及月经期应慎用或忌用。

（2）泻下药多引起胃肠道反应，如腹痛、便次增多等，服药前应向患者交代可能出现的症状，以免疑惧；服药后要注意泻下物的形状、颜色、气味。服药后腹泻较重者，应随时观察病情，以免虚脱。

（3）服药期间，饮食宜清淡、易于消化，多食水果和蔬菜，食用熟、烂、软、鲜的半流质或软食，忌硬固、油腻、辛辣之品。

（4）应用攻逐水饮法治疗水肿、胸腔积液、腹水时，用药前要称体重，量腹围，以便观察水肿消退情况。此类药多为有毒之物，要注意观察神志、脉搏、血压等，若有异常及时报告医生，采取相应处理措施。

**（四）祛湿类药物服法与护理**

（1）祛风湿药适用于风湿痹证，多需较长时间服用，为方便长期服用，多制成酒剂、丸剂、片剂或膏剂。

（2）祛风湿药物多辛温香燥，易于耗伤阴血，故阴虚火旺者慎用；本类药物对胃肠道多有刺激，故宜饭后服用。

（3）芳香化湿药多气味芳香，富含挥发油，入汤剂不宜久煎，一般煎煮 10~15 min 即可，以免影响药效。

（4）服用淡渗利湿药，要注意观察小便量的变化、水肿消退等情况；饮食宜清淡，可多食白菜、芹菜、冬瓜、马齿苋等有利尿作用的食物。

（5）病室要注意通风，保持室内干燥，温度适宜，阳光充足，防止复感湿邪而加重病情。

**（五）温里类药物服法与护理**

（1）本类药多辛热燥烈，易伤阴耗液，故热证、阴虚证、孕妇慎用或忌用。

（2）饮食宜温补，如姜、葱、蒜、胡椒等，以加强药效，忌生冷、寒凉等不易消化之物。

（3）采取防寒保暖措施，提高室温，加厚衣被，以防风寒侵袭。

（4）阴寒太盛，汤药入口即吐者，宜采用冷服法，以免格拒不纳。

**（六）理气类药物服法与护理**

（1）本类方药多辛温香燥，入药以丸、散剂多见。

（2）药多辛温香燥，易耗气伤阴，应中病即止，不宜过剂；凡血虚、津亏、阴虚火旺者慎用。若属辛香走窜破气之品，孕妇慎用。

（3）饮食宜温通，以助药力，忌食生冷瓜果之品，以免影响药效的发挥，或损伤胃肠。

**（七）消导类药物服法与护理**

（1）消导药多用于慢性有形积滞，治宜渐消缓散，故以丸剂为佳。

（2）饮食宜清淡，以平补而易于消化的半流质或软食为宜；少食多餐，勿令饱；忌食生冷、硬物、肥甘厚味之品。

（3）一般宜饭后服用；一般不与补益类和收敛药同服，以免降低疗效。

（4）积滞的原因，多为气机不畅，若患者忧思郁怒，可加重病情，故应加强情志护理，使"气和志达，营卫通利"，有利于疾病的康复。

（5）年老、体弱者慎用，脾胃虚弱或无食积者及孕妇禁用。

**（八）止血类药物服法与护理**

（1）注意观察出血的部位、数量、颜色、次数，定时测量记录血压、脉搏、呼吸等，如有变化，及时报告；大出血时，要及时采取急救措施。

（2）饮食应富含营养，易于消化，忌辛辣刺激性食物和饮料，禁烟酒。呕血患者，应禁食 8~24 h。

（3）出血患者易产生精神紧张和恐惧的心理，应做好情志护理，以利于治疗。

**（九）活血化瘀类药物服法与护理**

（1）活血化瘀类药多辛、苦，善于走散通行，易耗血动血，故对出血而无瘀血征象者忌用，妇女月经过多及孕妇应慎用或忌用。

（2）虫类药物多有毒性，内服应严格掌握剂量，中病即止；用于治疗癥肿时，可长期间断用药，并定期检查肝肾功能，防止损伤。

（3）苦味伤胃，宜饭后服用，配以消食健胃药。

（4）饮食调护忌滋腻，宜食温通类食物。

## （十）化痰止咳平喘类药物服法与护理

（1）祛痰药宜饭后温服；平喘药宜在哮喘发作前 1～2 h 服用；治疗咽喉疾患药物宜多次频服，缓缓咽下，使药液与病变部位充分接触。

（2）护理时重点观察咳喘的变化及痰的质、量、色、味及咳痰是否通畅。痰多咳出无力的患者，可给予翻身拍背，必要时把痰吸出；痰稠者，可让患者吸入水蒸气或雾化吸入，使痰液易于咳出。

（3）此类某些药物如半夏、南星、白芥子等有毒，内服剂量不宜过大。祛痰药属行消之品，应中病即止，不宜久用。

（4）病室空气新鲜，保持一定的温湿度，不宜摆设花草，室内禁止吸烟，避免冷空气、异味刺激。

（5）饮食宜清淡，易于消化，富含营养，戒烟酒，忌生冷、油腻、辛辣刺激之品，避免食用鱼、虾、蟹等发物。

## （十一）平肝息风类药物服法与护理

（1）介类及矿物药宜打碎先煎，昆虫类药物宜研末冲服。

（2）息风止痉药如全蝎、蜈蚣等多为有毒之品，不宜过量服用，以散剂为佳。

（3）惊痫、痉厥患者，注意观察血压、脉搏、神志、瞳孔等变化，出现异常，应立即通知医生，及时处理。眩晕患者服药后，要静卧调养，保证充足的睡眠，避免情绪波动。

（4）病室保持安静，避免噪音，室内光线宜偏暗。

## （十二）安神类药物服法与护理

（1）安神药应睡前半小时服药，病室应保持安静。

（2）重镇安神药多以矿石、贝壳或植物的种子入药，入煎剂应打碎先煎、久煎；矿石类药物易伤胃气，不可久服；部分药物有毒性，须慎用，应中病即止。

（3）饮食忌辛辣、肥甘、浓茶、咖啡等刺激食物。

（4）失眠患者多数有心理负担，注意精神调护，解除心理负担，消除紧张情绪，保持心平气和，以利睡眠。

## （十三）补益类药物服法与护理

（1）补益药大多质重味厚，煎药时宜文火久煎。阿胶需烊化，贵重药品应另煎兑服或冲服。此类药宜空腹或饭前服。

（2）引导患者注意生活规律，保持充足睡眠，适当锻炼身体，提高抗病能力，避免劳累。

（3）患者多为大病初愈或久病之人，易产生紧张、悲观、焦虑等不安情绪，应做好心理疏导工作。

（4）该类药物需长期服用方能见效，故应指导患者坚持用药。外感期间，应停止服药，以防"闭门留寇"。

（5）服药期间忌食辛辣、油腻、生冷及纤维素过多等不易消化的食物。

## （十四）收涩类药物服法与护理

（1）收涩类药物为应急、治标之品，只可暂用以救急，病势一旦控制，应立即服用补虚药以治本。

（2）本类药物酸涩收敛，有敛邪之弊，故表邪未解、热病汗出、痰多咳喘、食滞泻痢、血热崩中、瘀血漏下、热淋尿频等，均非所宜，误用恐"闭门留寇"。

（3）膳食宜平补，忌食生冷寒凉。

# 三、药物外治法与护理

## （一）熏蒸疗法与护理

1. 概述

熏蒸法是将药物煎汤去渣后趁热在患部熏蒸、淋洗、浸泡、湿敷或进行全身洗浴浸渍，利用药力和热力的共同作用，以达到疏经通络、燥湿散寒、活血止痛、消肿祛瘀、杀虫止痒等功效的一种外治法。

2. 适应证和禁忌证

（1）适应证：风寒痹证、中风偏瘫、感冒风寒、跌扑损伤、痛风、重症肌无力、妇科痛经或外阴瘙痒、各种皮肤病、各种水肿、眼红肿痒痛等。

（2）禁忌证：昏迷、精神病、发热、急性炎症、黄疸、有出血倾向、气血两亏、恶性肿瘤、严重心脏病、哮喘发作时、妇女月经或妊娠期间禁止使用全身蒸法。

3. 操作方法

（1）全身熏蒸法：将药液倒入浴盆内，加开水调温度到 50 ~ 70℃；协助患者脱去衣服，扶入浴盆内，坐在活动架上，使药液蒸汽熏蒸全身；当药液温度下降到能侵入四肢时，将躯体及四肢全部浸泡于药液中，同时擦洗患处；药浴结束后，用温水冲去皮肤上的药液，擦干后披上浴巾，穿好衣服。药浴时间在 40 min 左右为宜，以免疲劳。

（2）局部熏蒸法：将加热煮沸的中药煎剂，倾入大小适中的容器内，药液占容器的 1/2 ~ 2/3；协助患者将患部置于容器中，与药液保持一定的距离，以温热舒适，不烫伤皮肤为度，用毛巾覆于患部与容器上，以免热气外逸；当药液温度下降到适宜温度时，再将局部浸泡于药液中泡洗。

4. 注意事项

（1）蒸汽浴室应设观察窗口，以便随时观察患者情况。

（2）熏蒸前可适量饮水，以防汗出过多而虚脱；熏蒸过程中若患者出现心悸、气促、面色赤热或苍白、大汗等情况，应停止操作，并协助患者卧床休息。

（3）局部熏蒸时，熏蒸部位应与药液保持适当的距离，以温热舒适、不烫伤皮肤为度。

（4）注意物品的消毒隔离，以防交叉感染。

### （二）熨敷疗法与护理

1. 概述

熨敷疗法是将药物或物体（食盐等）加热后置于患处或穴位上来回移动滚熨，使药力和热力通过机表透入经络、血脉，以达到温经通络、散寒止痛、祛瘀消肿等治疗效果的一种外治法。

2. 适应证和禁忌证

（1）适应证：脾胃虚寒引起的胃脘疼痛、泄泻，风湿痹痛引起的关节疼痛、麻木，跌打损伤等引起的局部瘀血等。

（2）禁忌证：皮肤破损处、身体大血管处、局部无知觉处、炎症部位、孕妇腹部和腰骶部、不明性质的腹部包块、实热证、麻醉未清醒者。

3. 操作方法

（1）将药物置入锅内，用文火炒（或按需要加适量的白酒或醋搅拌后炒）至温度 60 ~ 70℃时，将其装入双层布袋中，用大毛巾保温。

（2）协助患者取舒适体位，暴露药熨部位，注意保暖，必要时用屏风遮挡。

（3）局部皮肤涂少量凡士林，将药熨袋置于患处，用力来回推熨。力量要均匀，开始时用力要轻，速度可稍快，随着药袋温度的降低，力量可增大，同时速度减慢。

（4）药熨后擦净局部皮肤，协助患者安置体位，整理好床单。

4. 注意事项

（1）药熨时间一般为 15 ~ 30 min，每日 1 ~ 2 次。

（2）药熨过程中要注意观察局部皮肤情况，防止烫伤。药熨袋温度不宜超过 70℃，年老及婴幼儿不宜超过 50℃。药熨过程中若患者感到局部疼痛或出现水疱，应立即停止操作，并进行适当处理。

（3）热熨后要注意避风保暖，不过度疲劳，饮食宜清淡。

### （三）掺药疗法与护理

1. 概述

掺药疗法是将药物研成细末，直接撒布于创面，或掺于膏药中心，贴于患处或穴位上的一种外治法。此法具有解毒、消肿、祛腐、生肌、止血、收涩等功能。

2. 适应证

疮疡创面，皮肤溃烂，湿疹，口腔黏膜炎症或溃烂、痔瘘、烫伤、虫咬伤等。

3. 操作方法

将药物加工制成极细粉末，取适量药末直接撒布于皮肤表面或疮口上，或掺于膏药中心，贴于患部或穴位上，再用消毒纱布覆盖，胶布固定，节活动处另加用绷带固定。1～2日换药1次。

4. 注意事项

（1）药多具有强烈腐蚀性，应用时要避免损伤创面周围正常组织。

（2）提脓去腐药一般含有汞、砒等成分，对汞、砒过敏者禁用；眼部、唇部、大血管附近的溃疡，以及通向内脏的瘘管，均不宜用；大面积的创面应慎用，以防过多吸收而发生中毒。

### （四）灌肠疗法与护理

1. 概述

中药灌肠法是将中药汤剂从肛门灌入肠道，使药液保留在结肠内，通过肠黏膜的吸收，达到通腑润肠导泻，清热解毒降浊等功效的一种外治方法。

2. 适应证和禁忌证

（1）适应证：慢性结肠炎、带下病、慢性盆腔炎、慢性痢疾、腹部手术后、便秘、高热持续不退及肠道检查准备等。

（2）禁忌证：肛门、直肠和结肠手术或大便失禁患者，下消化道出血患者，妊娠妇女等。

3. 操作方法

（1）嘱患者先排空二便。患者取舒适卧位，如病变部位在直肠和乙状结肠，取左侧卧位；在回盲部，取右侧卧位。

（2）患者取舒适卧位，用小枕垫高臀部10 cm，下垫橡胶单和治疗巾，注意保暖，仅暴露臀部。

（3）将温度适宜（39～41℃）的药液注入灌肠筒内，并挂在输液架上；润滑肛管前端，将肛管与输液管连接；排气后用止血钳夹住肛管，轻轻插入直肠约25 cm；松开止血钳，调节滴速（80～100滴/分钟）。

（4）药液滴完后，拔出肛管，用卫生纸轻轻按揉；嘱患者卧床休息，保留药液1 h以上，以利药物的吸收。

4. 注意事项

（1）灌肠前应排空肠内粪便。

（2）以晚间睡前进行操作为宜。此时活动减少，药物易于保留，发挥疗效。

（3）药液量一般不超过200 mL。

### （五）离子导入法与护理

1. 概述

离子导入法，又称直流电离子导入法，是利用直流电场的作用，使药物离子经过皮肤或黏膜进入人体，使药物直接作用于病变部位，以达到治疗目的。

2. 适应证和禁忌证

（1）适应证：风寒湿痹、关节肿痛、骨质增生、神经痛、神经炎、盆腔炎等。

（2）禁忌证：高热、出血性疾病、活动性结核、妊娠、严重心功能不全、带有心脏起搏器者禁用，局部有瘢痕、溃疡、饥饿、精神高度紧张者忌用。

3. 操作方法

（1）根据疾病的部位协助患者选择合适的体位。

（2）将衬垫浸湿药液，拧至不滴水，紧贴患处皮肤。

（3）根据药物选择电极。将带负电的药物衬垫放在负极板下（黑色导线），带正电的药物衬垫放在正极板下（红色导线）。连接好以后把塑料薄膜盖在电极板上，用纱布和绷带固定。

（4）将直流感应电疗机电位器输出端调节至"0"位，接通电源，缓慢增至预定的电流强度。一般局部电流量不超过40 mA，全身电流量不超过60 mA，小部位、指关节电流量不超过10 mA，面部电流量不超过5 mA。

（5）治疗结束时，先将电位器输出端调至"0"位，再关闭开关，以免患者受到因突然断电的点击感而感到不适。拆去绷带、薄膜和衬垫，擦净局部皮肤。

（6）每天一次，每次15～20 min，10～15次为一个疗程。

4. 注意事项

（1）治疗过程中要注意观察患者的反应和机器的运行情况，及时调节电流量，以免灼伤。

（2）衬垫须正、负极分开，最好一个衬垫供一种药物使用；使用后用清水洗去药液，再分开消毒，以免寄生离子相互沾染。有条件时可使用一次性衬垫。

（3）多次治疗后，局部皮肤若出现瘙痒、皮疹、脱屑、皲裂等反应，可用青黛膏或皮炎平外涂。若发生电灼伤，可按烧伤处理。

## 第五节　内治八法的护理

中医常用的治法中，除了辨证立法，选用内服的方药之外，还有针灸、刮痧、贴敷、熏洗、割治等行之有效的方法而本节主要论述按辨证论治常用的汗、吐、下、和、温、清、消、补八治法及施护。

### 一、汗法

汗法，亦称解表法。即通过开泄腠理，促进发汗，使表邪随汗而解的治法。

**（一）应用要点**

（1）解表：通过发散，以祛除表邪，解除表证。由于表证有表寒、表热之分，因而汗法也有辛温、辛凉之别。辛温解表代表方有麻黄汤、桂枝汤、荆防败毒散；辛凉解表以桑菊饮、银翘散等为代表方。

（2）透疹：通过发散，以透发疹毒。如麻疹初期，疹未透发或透发不畅，均可用汗法。代表方有升麻葛根汤、竹叶柳蒡汤等。

（3）祛湿：通过发散，以祛风除湿。故外感风寒而兼有湿邪者，以及风湿痹证，均可酌用汗法。代表方有麻黄杏仁薏米甘草汤等。

（4）消肿：通过发散，可祛水外出而消肿，能宣肺利水以消肿。故汗法亦可用于实证水肿而兼表证者。代表方麻黄附子甘草汤等。

**（二）施护要点**

（1）表证者多有畏寒、恶风，应注意避风保暖。尤忌汗出当风，以防重感风寒而加重病情。

（2）注意不可过汗，用汗法治疗外感热病时，要求达到汗出热退、脉静身凉，以周身微汗为度，不可过汗或久用。以防汗出过多，而耗伤津液。

（3）助汗护理：凡方中单用桂枝发汗时，要求啜热粥或温服以助药力，若与麻黄、葛根同用时，则一般不需啜热粥。因药轻宜助，药重不需助，其意乃在使汗出适度。

（4）使用汗法，要注意因人、因时、因证而护。体质虚者，汗之宜缓，体质强壮，汗之可峻；暑天炎热，腠理开泄，汗之宜轻，冬季严寒，腠理致密，汗之宜重；表虚证用桂枝汤调和营卫，属于轻汗，而表实证用麻黄汤发泄郁阳，则属峻汗。

（5）对表证兼有风湿者，由于风湿互结，湿性重浊，黏滞不爽，须用次微汗，以达祛风除湿之功效。

（6）注意不可妄汗，凡淋家、疮家、亡血家和剧烈吐下之后均禁用汗法。

（7）汗法用于表证时，忌用冷敷、酒精擦浴等物理降温法。以免因冷而致汗孔闭塞，汗不易出使邪无出路而入里化热成变证。

### 二、吐法

吐法亦称涌吐法，是通过呕吐排除留在咽喉、胸膈、胃脘的痰涎、宿食和毒物等有形实邪，以达治疗之目的的一种方法。包括峻吐法、缓吐法和外探法三种。

（一）应用要点

（1）峻吐法：用于体壮邪实，痰食留在胸膈、咽喉之病症。如痰涎壅塞胸膈的癫痫，宿食停留上脘之证。代表方有三圣散、瓜蒂散等。

（2）缓吐法：用于虚证催吐。对虚证患者在痰涎壅塞非吐难以祛邪的情况下，可用缓吐法。代表方有参芦饮等。

（3）外探法：以鹅翎或压舌板探喉以催吐。用于开通肺气而通癃闭，或助催吐方药迅速达到致吐目的，以及急性中毒的患者，在神志清楚的情况下作急救时用。

（二）施护要点

（1）吐法多用于急剧之证，收效固然迅速，但易伤胃气，故虚证、妊娠、产后一般不宜使用。

（2）吐法是临床应急情况下采用的方法，一般中病即止，不可久用。涌吐之剂，多属峻猛，应事先向患者交代有关事项，以取得合作。涌吐时，要观察呕吐物的内容、性质、颜色、量，并做好记录。

（3）宿食停滞胃脘，应将宿食吐尽为度，吐后应控制食量。

（4）涌吐时，应将患者头偏向一侧，以防呕吐物呛入气道而致窒息。

（5）对服毒物中毒者，急用温盐汤灌服，应随灌随吐，直至毒物吐尽为止。对服后不吐，可配合外探法。

（6）催吐之后，要注意调理胃气，糜粥自养，禁油腻、炙煿等不易消化之品。

### 三、下法

下法，亦称泻下法，即通过通便、下积、泻实、逐水，以消除燥屎、积滞、实热及水饮等证的方法。

（一）应用要点

（1）寒下：里实热证，便燥结，腹胀疼痛，高热烦渴；或积滞生热，腹胀而痛；或肠痈为患，腑气不通；或湿热下痢，里急后重特甚；或血热妄行、吐血衄血等。代表方有大承气汤、增液承气汤、大黄牡丹皮汤和三黄泻心汤等。

（2）温下：脾虚寒积，脐下硬结，大便不通，腹隐痛，四肢冷，脉沉迟；或阴寒内结，腹胀水肿，大便不畅等。代表方有温脾汤、大黄附子汤；也有酌选巴豆以驱逐寒积的，如备急丸。

（3）润下：热盛伤津，或病后津亏，或年老津润，或产后血虚便秘，或习惯性便秘等。代表方有五仁汤、麻仁丸等。

（4）逐水：水饮停聚体内，或胸胁有水气，或腹肿胀满，凡脉证俱实者，皆可逐水。代表方有十枣汤、舟车丸、甘遂通结汤等。

（二）施护要点

（1）泻下药是以攻下通便、荡涤胃肠，达到排除病邪的目的。若应用及时，护理得当，收效甚佳。如里实热证，服用大承气汤数剂，通便2~3次后，高热渐退，谵语即止。舌润津复，达到釜底抽薪的良效。若邪虽入里而尚未成实，过早攻下，易生变证。若邪已入里成实，仍失时不下，从而使津液枯竭，使病势难以挽回。

（2）生活起居护理：根据寒下药和温下药的病证性质不同，护理要求亦不相同。对里实热证，患者有高热、烦躁不安、口渴舌燥等表现，在调节病室温湿度方面应以"清"护法。使患者感到凉爽、舒适，利于静心养病；对脾虚寒积、脐下硬结、腹隐痛的病证，宜住向阳病室，注意保暖，使患者感到温暖舒服。同时，在饮食方面亦应有寒凉、温热性味之别。

（3）煎服药护理。

①寒下药中的大承气汤，应先煎方中的枳实和厚朴，大黄后下，以保其泻下之功效。小承气汤则先以武火煎煮，待沸开后再煮15 min即可。两药均以凉服或温服（冬天）为宜。服药后要观察燥屎泻下的坚实度、量，腹痛减轻的情况，及腹泻的次数。在服药期间应暂禁食。待燥屎泻下后再给以米汤、糜粥等养胃气之品。服药后3~5天忌食油腻、辛辣食品，以防热结再作。

②温下药中的温脾汤，方中的大黄先用酒洗后再与其他药同煎，取其汁，饭前温服。服药后亦应观

察腹部冷结疼痛减轻情况，宜取连续轻泻。服药后，如腹痛渐减，肢温回暖，为病趋好转之势。

③润下药一般宜早、晚空腹服用。在服药期间应配合食疗以润肠通便。对习惯性便秘患者应养成定时排便习惯，也可在腹部进行按摩疗法。

④逐水药多用于胸腔积液和腹水病证，服药后要注意心下痞满和腹部胀痛缓解情况。舟车丸，每日1次，每次3~6g，清晨空腹温开水送下。服药期间应禁食食盐、酱之品，以防复发。同时不宜与含有甘草的药物同服。十枣汤应将甘遂、大戟、芫花三味药研末，大枣10枚煎水与上述药末调和早晨空腹服下。

（4）下法以邪去为度，不宜过量，以防正气受伤。当患者大便已通，或痰、瘀、水热邪已去，即可停服下剂。

## 四、和法

和法，亦称和解法，是通过和解表里的方药，达到和解半表半里证的一种方法。

### （一）应用要点

（1）和解少阳：适用于邪在半表半里有少阳证。证见寒热往来，胸胁苦满，心烦喜呕，口苦咽干，苔薄脉弦等。代表方为小柴胡汤。

（2）调和肝脾：适用于肝脾失调、情志抑郁、胸闷不舒、胁痛、腹胀、腹泻等病证。代表方为痛泻要方。

（3）调理胃肠：适用于胃肠功能失调、寒热往来、升降失司而出现的脘腹胀满、恶心呕吐、腹痛或肠鸣泄泻等证。代表方为半夏泻心汤、黄连汤等。

（4）调和胆胃：用于胆气犯胃，胃失和降。证见胸胁胀满，恶心呕吐，心下痞满，时或发热，心烦少寐，或寒热如疟，口苦吐酸，舌红苔白，脉弦而数者。代表方为蒿芩清胆汤。

### （二）施护要点

（1）和法应用范围较广，不仅用于少阳证，也用于内伤杂病，若用之得当，疗效甚佳。若邪已入里，患者出现烦渴、谵语诸证，已非和法之例。若温病在表，未入少阳，误用和法，则变证迭生。护理上应仔细观察。

（2）因证施护。

①少阳证服小柴胡汤后，要观察寒热轻重之偏和发作及持续时间及汗出情况。

②服截疟药应在疟疾发作前2~4h，并向患者交代有关事项。

③肝脾不和者，应做好情志护理，以防情绪波动而加重病情，也可适当开展文体活动，以达怡情悦志，精神愉快，气机通利，有利于提高治疗效果。

④对胆气不舒，横逆犯胃者，应加强饮食调护。宜给清淡易消化的食物，如三仙汤、神曲茶、橘饼、陈皮糕、茯苓粥等，以健脾行气消食。忌食生冷瓜果、肥腻厚味之品。

## 五、温法

温法，亦称温阳法。即通过扶助人体阳气，以温里祛寒、回阳救逆的一种方法。

### （一）应用要点

（1）温里散寒：适用于寒邪直中脏腑，或阳虚内寒而出现的身寒肢冷、脘腹冷痛、呕吐泄泻、舌淡苔润、脉沉迟弱等。代表方为理中汤、吴茱萸汤等。若见腰痛水肿、夜尿频数等脾肾虚寒、阳不化水、水湿泛滥之证，宜用真武汤、济生肾气丸等方药。

（2）温经散寒：适用于寒邪凝滞经络，血脉不畅而见的四肢冷痛、肤色紫暗、面青舌瘀、脉细而涩等证。代表方选用当归四逆汤等。

（3）回阳救逆：适用于疾病发展到阳气衰微，阴寒内盛而见四肢逆冷，下利清谷，冷汗淋漓，脉微欲绝等。代表方为四逆汤、参附汤等。

## （二）施护要点

（1）辨别寒热真假。温法使用，必须针对寒证，对真热假寒之证必须仔细辨认，以免妄用温热护法，导致病势逆变。

（2）本法用于寒证，根据"寒者热之"的治法，从生活起居、饮食、服药等护理均宜以"温"之护法。

（3）服药护理。温阳补气之药，要文火煎煮，取汁温服，如理中汤、参附汤等；温经祛寒之剂，需煮沸后再文火煎 15～20 min，再取汁温服，如四逆汤、当归四逆汤等；对真寒假热证，温药入口即吐者，可采用温药凉服，以防呕吐。

（4）饮食宜给性温的牛、羊肉、桂圆等，也可酌用桂皮、姜、葱等调味品，以助药物的温中散寒之功效。忌食生冷瓜果和凉性之食品。

（5）对阳气衰微，在使用回阳救逆法的同时，要观察患者的神志、面色、汗情、脉象及四肢温度情况。如服药后，患者汗出，四肢转温，脉渐有力，为阳气来复，病趋好转。反之，汗出不止，厥冷加重，烦躁不安脉细散无根等，为病情恶化，应及时与医生联系，并积极配合医生抢救。

（6）里寒证在服温中散寒药的同时，应注意保暖。对腹痛、呕吐、泄泻较甚者，可采用艾灸中脘、关元、足三里等穴。对呕吐较剧者，可在服药前服姜汁几滴以止呕。

### 六、清法

清法，亦称清热法。即通过寒凉泄热的方药和措施，使邪热外泄，清除里热证的一种方法。

#### （一）应用要点

（1）清气分热：适用于邪入气分，里热渐盛，出现发热，不恶寒反恶热，汗出、口渴、烦躁、苔黄，脉洪大。代表方为白虎汤。

（2）清热解毒：适用于热毒诸证，如瘟疫、火毒内痈等。代表方为五味消毒饮、黄连解毒汤和普济消毒饮、清瘟败毒饮等。

（3）清热凉血：适用于邪热入营分，神昏谵语，或热入血分，见舌红绛，脉数及吐血、衄血、发斑等情况。代表方为清营汤、犀角地黄汤。

（4）清热养阴：适用于热病后期，伤津阴虚、夜热早凉或肺痨阴虚、午后潮热、盗汗咯血等证。代表方为青蒿鳖甲汤、秦艽鳖甲汤。

（5）清脏腑热：适用于邪入于某一脏腑。如心火炽盛，烦躁失眠，口舌糜烂，大便秘结。代表方为大黄泻心汤。心火下移小肠，兼见尿赤涩痛者，用导赤散泻心火。肝胆火旺可用龙胆泻肝汤等。

（6）清热除湿：湿邪为患，根据其病性病位不同选用不同方药。如肝胆湿热用龙胆泻肝汤，湿热黄疸用茵陈蒿汤，湿热下痢用香连丸或白头翁汤等。

#### （二）施护要点

（1）注意寒热真假：清法必须针对实热证，对于真寒假热证，尤须仔细观察和辨明，切勿被假象所迷惑而误用清法，造成严重后果。

（2）清法用于实热证，根据"热者寒之"的护法，护理上必须采用清、寒的护理措施。如饮食、室温、衣被、服药等均宜偏凉，并注意环境安静，以利患者养息。

（3）煎服药护理：清热之剂，药物不同，煎药方法亦应有别，如白虎汤中的生石膏应先煎；黄连解毒汤中的"三黄"和栀子，先将药物加少量冷水浸泡后，再加水煎煮；普济消毒饮中辛凉之品，煎药时间宜短等。凡清热解毒之剂，均以取汁凉服或微温服。

（4）服药后要观察病情变化。如服白虎汤后，体温渐降，汗止渴减，神清脉静，为病情好转；若高热不退，大汗不止，烦渴加剧，甚至出现神昏谵语，斑疹等，应立即通知医生。

（5）对疮疡肿毒之证，在服药过程中，应观察肿毒消、长之势，若肿消热退，为病退之象；若已成脓，则应切开排脓。

（6）对热入营血者，要观察神志，出血及热极动风之兆，一旦发现，立即处理。

（7）热症患者一般脾胃运化失司，纳食不佳。饮食上应给以清淡易消化的流质或半流质。鼓励患者多饮水，还可给西瓜汁、梨汁、柑橘等生津止渴之品。

## 七、补法

补法，亦称补益法，是指人体阴阳气血之不足，或补益某一脏之虚损的方法。

### （一）应用要点

（1）补气：适用于气虚病证，如倦怠乏力、呼吸短促、动则气喘、面色苍白、食欲不振、便溏、脉弱或虚大等。代表方为四君子汤、补中益气汤。

（2）补血：适用于血虚病证，如头眩目花、耳鸣耳聋、心悸失眠、面色无华、脉细数或细涩等。代表方四物汤、归脾汤、当归补血汤。

（3）补阴：适用于阴虚病证，如口干、咽燥、虚烦不眠、便秘，甚则骨蒸潮热、盗汗、舌红少苔、脉细数等。代表方为六味地黄汤、左归丸、大补阴丸等。

（4）补阳：适用于阳虚病证，如畏寒肢冷、冷汗虚喘、腰膝酸软、泄泻水肿、舌胖而淡、脉沉而迟等。

### （二）施护要点

（1）补益法适用于虚羸不足之证，根据"虚则补之""损者益之"的原则，护理上重在扶正。由于虚证有气、血、阴、阳之别，在用补法时应当辨明，然后进行调护。

（2）由于阳虚多寒，阴虚多热，护理上应根据阴、阳之虚不同，合理安排生活起居护理。

（3）煎服药护理：补益剂多质重味厚，煎药时要放水久煎才能出汁，采用饭前服下。对阿胶、龟板、红参、白参等贵重药品应另煎或冲服。

（4）中医历来重视食补的重要性。在药补的同时应做好饮食调护。对阳虚、气虚证者可选用牛、羊肉和桂圆、大枣等温补之品，忌生冷瓜果和凉性食品；阴虚、血燥者应选用银耳、淡菜、甲鱼等清补等物，忌辛辣炙煿之品。

（5）情志护理：虚证患者大多处在大病初愈或久病不愈等情况，由于病程长，加上疗效不甚理想，常易产生急躁、悲观、忧虑等情绪，应做好开导和劝慰等工作。

（6）虚证者，卫外功能低下，很易受外邪所侵，应根据气候寒热增减衣服。

## 八、消法

消法，亦称消导法，即通过消导和散结，使积聚之邪逐渐消散的一种方法。

### （一）应用要点

（1）化食：即用消食化滞的方药以消导积滞，如见胸脘痞闷、嗳腐吞酸、腹胀或泄泻等证。常用药为大山楂丸、保和丸、枳实导滞丸等。

（2）消积：如气积用良附丸、火郁用越鞠丸、肝郁气滞用柴胡疏肝散、血瘀刺痛用丹参饮等。血积以活血为主，如失笑散治真心痛及胸胁痛；破血常用血府逐瘀汤、桃核承气汤等。

（3）豁痰：风寒犯肺，痰湿停滞，用止嗽散、杏苏散；痰热互结，壅滞于肺，用清气化痰丸；痰湿内滞，肺气上逆，用射干麻黄汤等。

（4）利水：根据水饮停留的部位不同，选用不同方药。如水饮内停中焦者，可选用茯苓、白术、半夏、吴茱萸等药物；其在下焦者，虚寒用肾气丸，湿热选八正散；水饮外溢，阴水选实脾饮，阳水用疏凿饮子等。

### （二）施护要点

（1）煎药护理：消导之剂，要根据其方药的气味清淡、重厚之别，采用不同的煎药法。如药味清淡，临床取其气者，煎药时间宜短；如药味重厚，取其质者，煎药时间宜长些。

（2）服药：凡消导类药物，均宜在饭后服用。中西药同服时，应注意配伍禁忌，如山楂丸与复方氢氧化铝不可同服。服药期间，不宜服补益药和收敛药。

（3）消导类药物，一般有泻下或导滞之功效，只作暂用，不可久服。一旦患者食消滞化，脾气得运，即应停药。

（4）服药期间，要加强病情观察。如大便性状、次数，水饮消退之势，腹胀、腹痛及呕吐的情况等。

（5）饮食调护。

①控制食量。

②给清淡易消化食物。

③肝郁气滞，肝胃不和之气积证，应给山楂、橘饼等理气消食之品，并配合情志护理。

④小儿食滞可配合捏脊疗法。

# 第十一章
# 慢性病的健康管理

## 第一节 高血压的健康管理

高血压是指在未使用抗高血压药物的情况下,收缩压 ≥ 140 mmHg 和 / 或舒张压 ≥ 90 mmHg。既往有高血压史,目前正在使用抗高血压药物,现血压虽未达到上述水平,均应诊断为高血压。

我国高血压普遍存在着患病率高、死亡率高、残疾率高的"三高"和知晓率低、治疗率低、控制率低的"三低"特点。2004 年 10 月 12 日国务院新闻办新闻发布会上发布的《中国居民营养与健康状况调查报告》中指出:我国成人高血压患病率为 18.8%,估计全国现患病人数 1.6 亿,比 1991 年增加 7 000 多万,而人群高血压知晓率、治疗率和控制率仅为 30.2%、24.7% 和 6.1%。这些数字使我国成为世界上高血压危害最严重的国家之一。

### 一、血压的分级

我国的统一标准。即 3 次检查核实后,按血压值的高低分为正常血压、临界高血压和诊断高血压。

(1) 正常血压。收缩压在 140 mmHg 或以下,舒张压 90 mmHg 或以下,而又非低血压者(低血压是指收缩压 < 90 mmHg 和舒张压 < 60 mmHg),应视为正常血压。

(2) 临界高血压。收缩压在 141 ~ 159 mmHg 和舒张压在 91 ~ 95 mmHg 之间者。

(3) 高血压的分级,详见表 11-1。

需要注意的是,无论处于哪个年龄组,收缩压超过 159 mmHg 都会增加脑卒中、心肌梗死和肾衰竭的危险性和死亡率。160 mmHg 的收缩压是个危险的标志,也是确诊高血压的界点。

表 11-1 血压分级表

| 类型 | 收缩压(mmHg) | 舒张压(mmHg) |
| --- | --- | --- |
| 理想血压 | < 120 | < 80 |
| 正常高值 | 120 ~ 139 | 80 ~ 89 |
| 亚组:临界高血压 | 140 ~ 149 | 90 ~ 94 |
| 1 级高血压(轻度) | 140 ~ 159 | 90 ~ 99 |
| 2 级高血压(中度) | 160 ~ 179 | 100 ~ 109 |
| 3 级高血压(重度) | ≥ 180 | ≥ 110 |
| 单纯收缩期高血压 | ≥ 140 | < 90 |

## 二、高血压的特点

我国目前有 1.6 亿高血压患者，高血压已经成为中国人健康的"第一杀手"。高血压通常没有症状，少数人可能有头晕、头痛或鼻出血等症状。有无血压高或血压升高之程度与症状有无或症状程度并不平行。很多病人即使患高血压多年，甚至血压很高，仍然不会感到不适。所以，高血压更大的危害在于它是"无声杀手"，因此大多数的高血压是在体检或因其他疾病就医时测量发现的。一旦发现，不论轻重，都应尽早治疗。

正是由于"安静"的高血压造成危害的严重性，卫健委倡导超过 35 岁成人每年至少测量 1 次血压。小于 35 岁有危险因素（吸烟、肥胖、高脂血症、家族有高血压史）的人群应做到每年就医测一次血压。对于已患高血压的病人无论年龄大小，都应当做到至少每月测量一次血压。

## 三、高血压的发病因素

（1）遗传因素。大约半数高血压患者有家族史，父母均患高血压者，其子女患高血压概率高达 45%。双亲血压均正常者，其子女患高血压的概率仅为 3%。

（2）性别和年龄。35 岁前男性高于女性。35 岁后女性血压升高幅度可超过男性。男女平均血压随年龄增长而增高，收缩压增高比舒张压更明显。

（3）职业。与生活紧张程度、精神因素、心理因素和社会职业有关。

（4）饮食。摄入过多钠盐，大量饮酒，长期喝浓咖啡，膳食中缺钙，饮食中饱和脂肪酸过多、不饱和脂肪酸与饱和脂肪酸比值降低，均可促使血压增高。

（5）吸烟。吸烟可使血压升高。

（6）肥胖和超重。肥胖者高血压患病率是体重正常者的 2～6 倍。

（7）地区差异。我国北方地区人群比南方地区高血压患病率高，可能与气候条件、饮食习惯、生活方式有关。

（8）精神心理因素。精神紧张，不良的精神刺激、文化素质、经济条件、噪音、性格等均可影响血压水平。

## 四、高血压的危害

1. 高血压对全身各器官的危害

（1）对心脏的危害：高血压所引起的心脏病变称为高血压性心脏病，由于高血压可以促进动脉粥样硬化，部分患者也并发冠心病，发生心绞痛、心肌梗死等。

（2）对脑的危害：高血压病引起脑血管的严重病变属于脑血管意外，包括短暂性脑缺血发作、脑出血以及在脑动脉硬化的基础上并发的脑血栓形成。

（3）对肾的危害：在肾功能代偿阶段，无明显的泌尿系统症状。肾功能开始减退时可有多尿、夜尿，尿检可有少量蛋白、红细胞、管型。肾功能明显减退时，尿中有大量蛋白、管型和红细胞贫血，最后发展为尿毒症。

（4）对眼的危害：早期可见视网膜动脉痉挛、动脉变细，以后动脉硬化呈银丝状。晚期可见有出血及渗出物，甚至是神经乳头水肿，高血压病能造成眼底出血、失明。

（5）高血压属于遗传病：而且属于难以治愈的疾病，给家庭带来经济及心理负担，也给社会造成了一定的负担。

2. 高血压的常见并发症

（1）脑血管意外：病势凶猛，致死率极度高，即使不死，也大多致残，是急性脑血管病中最凶猛的一种。高血压患者血压越高，脑血管意外的发生率越高。

高血压病人都有动脉硬化的病理存在，如脑动脉硬化到一定程度时，再加上一时的激动或过度的兴奋，如愤怒、突然事故的发生、剧烈运动等，使血压急骤升高，脑血管破裂出血，血液便溢入血管周围的脑组织，此时，病人立即昏迷，倾跌于地。

凡高血压病患者在过度用力、愤怒、情绪激动的诱因下，出现头晕、头痛、恶心、麻木、乏力等症状，要高度怀疑中风的可能，此时，应立即将病人送往医院检查。

（2）肾动脉硬化和尿毒症：高血压合并肾衰竭约占10%。高血压与肾脏有着密切而复杂的关系，一方面，高血压引起肾脏损害，另一方面肾脏损害加重高血压病。高血压与肾脏损害可相互影响，形成恶性循环。急骤发展的高血压可引起广泛的肾小动脉弥漫性病变，导致恶性肾小动脉硬化，从而迅速发展为尿毒症。

（3）高血压性心脏病：动脉压持续性升高，增加心脏负担，形成代偿性左心室肥厚。高血压患者并发左心室肥厚时，即形成高血压性心脏病。该病最终导致心力衰竭。

（4）冠心病：血压变化可引起心肌供氧量和需氧量之间的平稳失调。高血压患者血压持续升高，左室后负荷增强，心肌强力增加，心肌耗氧随之增加，合并冠状动脉粥样硬化时，冠状动脉血流储备功能降低，心肌供氧减少，因此出现心绞痛、心肌梗死、心力衰竭等。

## 五、高血压的治疗原则

1. 个体化原则

即用药因人而异，具体由医生根据每个人血压水平，升高程度和急缓，有无心血管危险因素，有无靶器官损害，有无临床心血管病、肾脏病、糖尿病等并发症等选用。

2. 单药开始

在选用任何一种药物开始治疗时，均应使用最低剂量，以减少毒副作用。根据药物疗效和患者耐受情况酌情增加该药剂量。如第一种药无效，血压未能达到目标，联合用药优于大剂量单药治疗，故通常是加用小剂量的第二种抗高血压药物，而不是加大第一种药物的剂量。联合用药可达到最大的降压效应、最少的不良反应发生率。如第一种药物耐受性差，可换另一类降压药，而不是加大第一种药物的剂量或加用第二种药物。

3. 长效药物

尽量选用一天服用一次具有24 h平稳降压作用的长效药物，逐步降压。治疗无效时，应在药物应用达到充分剂量之后，再决定一类药物的取舍。不骤然停药或突然停掉某一药物。熟练掌握并坚持使用药物，长期治疗。尽量选用不影响情绪和思维的药。

## 六、理想的降压目标

高血压患者的血压均应降至 < 140/90 mmHg，若 ≤ 138/83 mmHg更为理想。轻度患者以控制在120/80 mmHg为好。中青年应降至 < 130/85 mmHg，老年患者以控制在 < 140/90 mmHg为宜，单纯收缩压高者亦应将收缩压控制在140 mmHg以下。若合并糖尿病或心、脑、肾等脏器损害时，应尽量将血压降至 < 130/85 mmHg或达到理想水平。

对老年收缩期高血压患者，初始降压目标可将收缩压高于180 mmHg者降至160 mmHg以下，收缩压在160～179 mmHg者使之降低20 mmHg。

## 七、高血压的治疗方法

1. 生活方式调理

（1）饮食要合理。高血压患者的饮食原则应做到：①减少钠盐。②注意补充钾和钙。③多吃蔬菜和水果。④限制饮酒。⑤减少膳食脂肪。老年高血压病人选择食物时，应注意低盐、低脂、高蛋白的原则。

食盐的摄入量每日不超过6 g，最好是5 g以下。主要食用植物油，如花生油、菜籽油、豆油等，适当限制动物脂肪和胆固醇的摄入，这样不仅有利于预防动脉粥样硬化，也便于控制血压。但为了满足人体对蛋白质的需要，除谷物提供的蛋白质外，还应给予牛奶、瘦肉、鱼类等食品，同时，供给充足的蔬菜、水果，以补充维生素和调节体内及电解质平衡。

（2）增加体力活动：增加体力活动，对于高血压患者生活护理来说是很重要的。对中老年人应包括有氧、伸展及增强肌力练习三类，具体项目可选择步行、慢跑、太极拳、门球及迪斯科等。

活动要适当，过度的体力劳动和体育锻炼，紧张的工作和学习，特别是持续长时间的脑力劳动，均可使血压升高，导致病情加重。所以，应科学地安排生活，做到起居有时，适当活动，劳逸结合，防止因文娱活动、家务劳动、体育锻炼或外出旅游等过度疲劳而加重病情。每天应保证8~9h的充足睡眠。同时坚持每晚睡前用热水泡脚20~30min，洗后按摩涌泉、足三里等穴，这样可起到强身降压的作用。

（3）保持良好的心态：减轻精神压力，保持平衡心理也是需要改善的一个地方。长期精神压力和心情抑郁是引起高血压和其他一些慢性病的重要原因之一，对于高血压患者，这种精神状态常使他们较少采用健康的生活方式，如酗酒、吸烟等，并降低对抗高血压治疗的依从性。

（4）情绪要稳定：祖国医学早就把"七情"（喜、怒、忧、思、悲、恐、惊）作为致病的内因，有"百病生于气"的说法。现代医学研究也证明，不良的情绪可使心跳加快，血压升高，所以，老年高血压病患者，要注意控制情绪，做到清心寡欲，坦然处之，培养自己的兴趣爱好，能够自得其乐。这样会有利于神经内分泌调节，使血管的舒缩功能处于最佳状态，血压也会自然下降，并保持稳定。

（5）穿戴要宽松：领带扎得过紧，会压迫颈动脉窦造成血压波动。裤带扎得过紧，腹腔受压，腹腔内的血液分布在心、脑等脏器，使血压升高，因此，老年高血压病人的衣裤不可过于紧小，以柔软宽松为好。冬天最好穿丝绵衣、驼毛衣等，既轻快，又暖和。

（6）服药要坚持：高血压病一经确诊，即应按医嘱坚持服用降压药，使血压逐步控制在正常范围内。决不可服服停停。时服时停不但不能控制血压，还会诱发脑出血等并发症。因此，老年高血压病人，应在医生指导下，坚持做到"终生服药"。这对预防和推迟并发症的发生有重要意义。

2. 药物治疗

（1）血管紧张素转换酶抑制剂：目前常用的有依那普利、卡托普利等。

（2）钙拮抗剂：是一组化学结构不同，作用机制也不尽相同的药物。由于抑制钙离子通过细胞膜上钙通道的内流，因而称为钙通道拮抗剂。常用药物有维拉帕米（异搏定）、硫氮卓酮及硝苯地平、尼群地平。

（3）血管扩张剂：直接松弛血管平滑肌，扩张血管，降低血压。常用药物有：硝普钠、米诺地尔（长压定）、肼苯达嗪。

（4）作用于交感神经系统的降压药。①中枢性交感神经抑制药：可乐定、甲基多巴。②交感神经节阻滞剂。常用者有樟磺咪芬，用于高血压脑病的治疗。③交感神经节后阻滞剂。使交感神经末梢中去甲肾上腺素贮存耗竭，而达降压的目的。常用药物有：胍乙啶、利舍平。

（5）肾上腺素能受体阻滞剂：①β受体阻滞剂，常用的有美托洛尔。②α受体阻滞剂，常用者有哌唑嗪、多沙唑嗪。

（6）利尿降压药：主要有双氢克尿噻、氯噻酮、呋塞米、氨苯喋啶。

3. 其他治疗

高血压还可以通过中医治疗，根据具体临床类型选择不同的中医治疗方法。

肝阳上亢型：表现以血压升高兼见眩晕，伴头目胀痛、面红耳赤、烦躁易怒、舌红苔黄、脉弦数为辨证要点。治疗：宜用平肝潜阳、滋养肝肾之法。方用天麻钩藤饮（天麻、钩藤、生石决明、山栀子、黄芩、川牛膝、杜仲、益母草、桑寄生、夜交藤、茯苓）。

肝肾阴虚型：以血压升高兼见眩晕，伴头痛耳鸣、腰膝酸软、舌红少苔、脉细数为辨证要点。治疗：宜用滋补肝肾、养阴填精法。方用杞菊地黄丸（枸杞子、菊花、熟地、山萸肉、山药、茯苓、泽泻、丹皮）。

阴阳两虚型：以血压升高兼见头晕目眩、心悸失眠、腰腿酸软、畏寒肢冷、小便清长、舌淡、脉沉细为辨证要点。治疗：宜用滋阴助阳法。方用金匮肾气丸（附子、肉桂、熟地、山萸肉、山药、茯苓、泽泻、丹皮）。

## 八、高血压的预防

高血压的一级预防可从以下方面。

1. 生活方式

（1）饮食：可概括为、一、二、三、四、五和红、黄、绿、白、黑。"一"是指每日1袋牛奶。"二"是指每日250 g左右碳水化合物，相当于主食300 g（150～500 g）。通过调控主食，可调控血糖、血脂及体重。"三"是指每日3份高蛋白食品（相当于每公斤体重蛋白质1.0～1.5 g），这是健康的重要物质基础。每份高蛋白食品相当于以下任意一种：50 g瘦肉、100 g豆腐、一个鸡蛋、25 g黄豆、100 g鱼虾或鸡鸭。"四"是有粗有细、不甜不咸、三四五顿、七八分饱。"五"是指每日进食400 g新鲜蔬菜及100 g水果。红：指红葡萄酒。每天50～100 mL红葡萄萄酒，能升高高密度脂蛋白胆固醇，减轻中老年人动脉粥样硬化。黄：指黄色蔬菜如胡萝卜、红薯、南瓜、玉米、西红柿。绿：是指绿茶。绿茶含茶多酚最多，有较强的抗氧自由基、抗动脉粥样硬化和防癌作用。白：指燕麦粉及燕麦片。每日50 g燕麦片煮粥。黑：指黑木耳。食用油宜选择植物油，如豆油、菜籽油、玉米油等。

（2）运动：进行有氧代谢运动，如步行、慢跑、游泳、骑车、登楼、登山、球类、健身操等，各自选择。"三、五、七"的运动是很安全的。"三"指每天步行的3 km，时间30 min以上。"五"指每周运动5次以上，只有规律性运动才有效。"七"指运动后心率加年龄约170次/min，这样的运动量属中等强度。比如50岁的人，运动后心率达到120次/min，60岁的人，运动后心率达到110次/min，这样能保持有氧代谢。若身体素质好，有运动基础，则可到190次/min右。身体差的，年龄加心率到150次/min左右即可，不然会产生无氧代谢，导致不良影响或意外发生。

（3）戒烟限酒：吸烟对急性心肌梗死的危险系数为43.3%。同时发现吸烟对心肌梗死的危害与吸烟指数（吸烟包数/日 × 吸烟年限）的平方成正比，吸烟量大1倍，危害为4倍，吸烟量大2倍，危害达9倍。酒与烟不同，酒对心血管有双向作用。

（4）心理平衡：保持良好的快乐心境，几乎可以拮抗其他所有的内外不利因素。专家指出：良好的心境使机体免疫机能处于最佳状态。

（5）平时生活中还要做到"3个半分钟"和"3个半小时"："3个半分钟"即晨起醒来静卧半分钟，再坐起半分钟，再双下肢下垂床沿半分钟，然后下地活动，就无心肌缺血危险；"3个半小时"指每天上午步行半小时，晚餐后步行半小时，中午午睡半小时。临床研究表明，午睡30 min，冠心病死亡率降低30%。

2. 药物预防

高血压患者，可以在冬天来临之际提前输注医学活血化瘀及降血压的药物，可以在一定程度上预防冬季血压急性升高，稳定血压在正常范围内。

3. 其他预防

高血压患者可以通过膳食进行预防。

（1）紫灵芝汤：将紫灵芝切成碎片，放入锅中，加清水适量，文火炖2 h，取汤加蜂蜜，早晚各服用一次，可降血压。

（2）煮熟鸡蛋，将鸡蛋清剥去吃了，将鸡蛋黄放入碗里，研碎，加适量醋，搅匀，吃下去。长期服用，高血压者可以降低。

（3）胡萝卜粥：用鲜胡萝卜120 g切碎，同粳米100 g煮粥食用。

（4）芹菜粥：连根芹菜90 g切碎，同粳米100 g煮粥食用。

（5）大蒜粥：大蒜30 g放入沸水中煮1 min后捞出，再取粳米100 g放入煮蒜水中煮成稀粥后，重新放入大蒜再煮一会儿食用。

（6）荷叶粥：用鲜荷叶一张煎汤代水，同粳米100 g煮粥经常食用。

（7）葛根粉粥：用葛根粉30 g，粳米100 g同煮为粥，作为早餐食用。

## 九、高血压的健康处方

1. 定期监测方法

（1）通过自我感觉加以甄别：头痛、脑涨、颈根部发酸是血压增高的常见症状，重时可导致两侧颞部（相当于太阳穴位处）出现跳痛，并伴随轻度恶心。

（2）摸脉搏法：血压增高时，脉搏跳动有力，常合并心慌感，平卧时可听到自身的心脏搏动声。

（3）服药试验法：在难以鉴别血压增高或降低的情况下，同时又倾向于血压增高的可能性大（结合前述），可以试服降压药。如服药后症状得以改善，说明药量不足，应对降压药进行调整。即使是原血压偏低，少量加服降压药也不会造成严重的低血压发生。过高的血压对患者生命安全带来的威胁要远远超过一时偏低的血压。

（4）高血压患者要定期测血压，观察血压变化。

2. 疾病自测

家庭测血压可以选择水银柱血压计、压力表式血压计或全自动电子血压计，老年人最好选择操作简单的全自动电子血压计。血压计的标准要与医院的相一致。测时取平卧或坐位，使上臂、心脏和血压计保持在同一水平。自测血压应准备一个记录本，记录的内容包括测量的日期、时间、测量值等，以备日后查询。自测血压的时间最好在 7：00～8：00 和 19：00～20：00，测前应休息 5 min，避免情绪激动、劳累、吸烟、憋尿。每次测量两遍，间隔 1 min，取两次的平均值。刚开始服用降压药或调整降压药种类和剂量时，应连续测量 3 d 的血压，以后需每周测 2～3 d。如出现头昏、头痛、头胀等症状应及时补测。

3. 高血压患者定期检查的体检项目

（1）血液检查：主要指血常规、血脂、血糖、肝功能、肾功能、血黏度等内容。对血压持续升高的病人来说，通过血液检查，若是发现红细胞、血红蛋白增高，血黏度增加，则应提示患者应重视防治，减少血栓形成的危险性。定期检测血糖有助于早期发现，对血糖持续升高者，就应考虑有并发的可能。如发现血胆固醇及甘油三酯异常增高，则应想到是否与高血压有关。

（2）尿液检查：发现血压变化，首先要查尿液中有无蛋白或红细胞，判断是原发性还是继发性高血压。随着病情发展，高血压致肾小动脉会发生持续痉挛，引起肾脏器质性病变。因此，病人应定期做尿常规检验和肾功能测定。

（3）心电图、心脏彩超检查：通过心电图检查即可以发现患者是否有左室肥大及心肌缺血情况。若怀疑患者心脏左室扩大或左室间隔及室壁增厚，则可做超声心动图加以观察。

（4）胸部 X 线检查：观察患者的左心室肥厚和心脏增大程度，常需定期拍摄胸片。例如，有的病人在早期仅发现在室边缘较饱满或心主壁略有增厚，需多次复查，观察左室、右房明显扩大，则表明病变有所发展。如果胸片见肺淤血等改变，那就提示患者有发展为高血压性心脏病的危险性。

（5）眼底检查：患者病情发展到一定程度时，其眼底视网膜血管会发生某些病理改变。通常对早期病人作眼底检查可以发现小动脉痉挛性收缩，病情较重者可见到血管反光增强，管径不规则，且有动静脉交叉压迫现象，血管硬化可呈银丝状。一些患者血压急剧升高，眼底小血管还可呈现出血、渗出，甚至见到视盘水肿，严重者可出现视神经萎缩及视力下降等病变。由此可见，眼底检查可以反映动脉硬化程度，对及时调整患者的治疗方案及防治措施也有一定的参考价值。

4. 高血压患者的自我管理

（1）养成定时服用降压药，不随意减量、停药或更改药物，一定要在医生指导下调整，防止血压反跳。

（2）养成定期测量血压、定期检查的习惯，1～2 周应至少测量一次血压，每年定期体检 1～2 次。一般患者控制在 < 140/90 mmHg，糖尿病患者控制在 < 130/80 mmHg，大量蛋白尿患者控制在 125/75 mmHg。

（3）治疗高血压应树立"三心"，即信心、决心、恒心，只有这样做才能防止或推迟机体重要脏器受到损害,不能因麻烦、短期效果不佳,就放弃治疗,或随便治疗,更不能轻信小报宣传,盲目用药。亦不能人云亦云,用药要因人因病而异。

(4)除服用合适的药物外,平时还要注意劳逸结合、注意饮食、适当运动、保持情绪稳定、睡眠充足,这是长期有效控制血压的基础。

(5)老年人降压不能操之过急,体位变化时要缓慢,以减少心脑血管并发症的发生。

(6)老年人及服用去甲肾上腺素能神经末梢阻断药的患者应防止体位性低血压,服药后平卧半小时再进行其他活动。

(7)出现以下情况要及时就医:血压升高或过低。血压波动大。出现心慌、胸闷、眼花,头晕,恶心呕吐,视物不清,偏瘫,失语,意识障碍,呼吸困难,肢体乏力等应到医院就医,如病情危重,应求救120急救中心。

## 第二节 高脂血症的健康管理

### 一、血脂概述

血脂是人体血液中所含脂质成分的总称,主要包括胆固醇、甘油三酯、磷脂、游离脂肪酸等,其中胆固醇和甘油三酯是主要成分。由于脂类不会溶于水,因此它们需要结合一些特殊的蛋白质,才能溶于水,随血液运载到身体的各个部分,参与身体的代谢。在这些脂类和特殊蛋白质的结合物中,所含蛋白质种类和数量及脂质成分的不同,就有了低密度脂蛋白、高密度脂蛋白和极低密度脂蛋白之分。

1. 甘油三酯

约占血脂的1/4。它是人体的脂肪成分,是人体的主要能量储存形式,如果以猪肉为例,就是白色的肥肉。甘油三酯主要参与人体的能量代谢,对保持体温、供给能量有重要的作用,也是导致肥胖、脂肪肝的罪魁祸首。最重要的是甘油三酯升高与动脉粥样硬化有很大的关系,能引起一系列心脑血管疾病,如冠心病、脑卒中等。

2. 胆固醇

约占总脂的1/3,主要由自身代谢产生,从饮食中吃进来的很少,约占20%,是构成细胞膜的物质之一,具有合成激素和胆汁酸盐等重要的生理功能。胆汁酸盐是胆汁的主要成分,其功能是将大颗粒的脂肪变成小颗粒,使其易于消化吸收。如果总胆固醇增高,单靠饮食来调节,往往达不到满意的效果,要及时加用药物治疗将胆固醇指数降至正常标准。

3. 低密度脂蛋白

低密度脂蛋白是胆固醇在血液中以脂蛋白存在的形式之一。低密度脂蛋白水平升高会增加动脉粥样硬化及患冠心病的危险性。

4. 高密度脂蛋白

高密度脂蛋白也是胆固醇在血液中以脂蛋白存在的形式之一。高密度脂蛋白可以把动脉血管壁上的胆固醇微粒带走并运回肝脏,其结果是降低胆固醇在外周组织的沉积,防止了动脉血管的堵塞。

### 二、高脂血症的病因

高脂血症在人群中很常见,新近调查资料表明,这类较常见疾病,多数是因遗传基因缺陷或与环境因素相互作用引起。如果家族中有直系亲属有早发冠心病史(男性发病早于45岁,女性发病早于55岁),那么下一代在基因上就有缺陷,天生血管内壁功能不好,高脂血症的发病率是平常人的3~4倍,大多数人在60岁前发病。若双亲都患有高脂血症,则发病的概率会更高。

(1)饮食结构及体重也对血脂升高有影响。世界卫生组织(WHO)认为,代谢性疾病遗传因素占15%,膳食营养因素占13%。

(2)肥胖或超重、长期食用高脂肪或高热量食物,如动物内脏、蛋黄、奶油及肉类等,并且蔬菜和水果类食物摄取量少的人，其血液中胆固醇和甘油三酯的含量都会升高。

（3）吸烟、饮酒、缺乏运动等不良生活习惯同样会引起高脂血症。吸烟可升高血液中甘油三酯水平，中等量饮酒亦可引起高甘油三酯血症。酒精和香烟中的尼古丁及一氧化碳等有害物质会逐渐损伤血管内壁，这样血脂更容易在血管壁上蓄积，形成动脉粥样硬化，同时还会升高低密度脂蛋白胆固醇，从而诱发高脂血症。

（4）年龄因素、精神压力大、许多代谢性疾病（如糖尿病、甲状腺功能减退、肝病等）、服用某些激素和药物等，均可引起体内脂质代谢紊乱，诱发高脂血症。

## 三、血脂检查与诊断

1. 总胆固醇（TC）

健康成人理想的血总胆固醇值在 4.5 mmol/L，推荐值为 < 5.2 mmol/L。> 6.2 mmol/L 为高胆固醇血症。

2. 甘油三酯（TG）

健康成人理想的血甘油三酯值：男性 0.45 ~ 1.81 mmol/L，女性为 0.4 ~ 1.53 mmol/L。若 > 2.3 mmol/L 为高甘油三酯血症。

3. 低密度脂蛋白胆固醇（LDL-C）

血中低密度脂蛋白胆固醇正常值为 2.1 ~ 3.1 mmol/L，高于此值为高低密度脂蛋白胆固醇血症。若低密度脂蛋白胆固醇 > 4.14 mmol/L，则患冠心病的概率将大大升高。

4. 高密度脂蛋白胆固醇（HDL-C）

健康人正常值：男性为 1.14 ~ 1.76 mmol/L，女性为 1.22 ~ 1.91 mmol/L，若高密度脂蛋白胆固醇 < 0.9 mmol/L，为低高密度脂蛋白胆固醇血症，患冠心病、心肌梗死、动脉粥样硬化等疾病的危险性增加。

## 四、高脂血症的危害

1. 高脂血症会导致动脉粥样硬化

在正常情况下，人体的动脉富有弹性，血管内壁是平整光滑的。由于人体血液中血脂水平长期升高，血管内壁受损，这些脂质以及一些糖类就会积聚在血管内壁上，渐渐地形成了动脉斑块，随着纤维组织增生及钙质的沉着，动脉斑块逐渐增大，血管壁逐渐失去弹性并钙化。一旦病变发展到足以阻塞动脉腔，则该动脉所供应的组织或器官将缺血或坏死。由于在动脉内壁积聚的脂质外观呈黄色粥样，因此称为动脉粥样硬化，而动脉粥样硬化是高血压及心脑血管病等疾病的发病基础。

2. 高脂血症会导致高血压

在人体内形成动脉粥样硬化以后，会导致心肌功能紊乱，血管紧张素转换酶会大量激活，促使血管动脉痉挛，导致肾上腺分泌升压素，导致血压升高。影响血压升高的因素还有血管的外周阻力、动脉壁弹性、血液黏度这三个方面，而这三种因素与高脂血症有直接关系。血脂增高会在血管内膜下逐渐沉积呈黄色粥样斑块，久之破溃、出血、管腔变狭、血流受阻，使血管的外周阻力增加。血脂增高，血脂在动脉内膜沉积可造成血管硬化，使血管壁弹性减弱。当血脂增高时血黏度就增高，使血流阻力增加，从而血压就升高。高脂血症还能降低抗高血压药的敏感性，增加降压治疗的难度，因此治疗高血压的同时应降血脂。人体一旦形成高血压，会使血管经常处于痉挛状态，而脑血管在硬化后内皮受损，易导致血管破裂，形成出血性脑中风，而脑血管在栓子式血栓形成状态下淤滞，导致脑血栓和脑栓塞。

3. 高脂血症与高血糖的相互促进

很多糖尿病人都伴有高脂血症，因此人们通常把糖尿病与高脂血症称为姐妹病，并认为高脂血症是糖尿病的继发症。据统计大约 40% 的糖尿病病人有脂代谢紊乱。其特点是甘油三酯增高和高密度脂蛋白降低。糖尿病引起血脂增高的原因是由于糖尿病人胰岛素不足时，体内脂酶活性是减低的，因此容易血脂增高。另一方面糖尿病本身除糖代谢紊乱外同时还伴脂肪、蛋白质和水、电解质的代谢紊乱。经常有游离脂肪酸从脂肪库中动员出来,使血中甘油三酯及游离脂肪酸浓度增高。再一方面2型糖尿病人进食过多,运动少,促使体内脂类合成增多,这也是造成血脂增高的原因。而肥胖伴高血脂者,由于胰岛素受体数相对减少,从而产生胰岛素抵抗,易诱发糖尿病。血脂增高者还易引起心、脑血管并发症。

4. 高脂血症会导致冠心病

当人体长期处于高血脂状态并形成动脉粥样硬化后,冠状动脉内血流量变小、血管腔内变窄,心肌注血量减少,造成心肌缺血,导致心绞痛,形成冠心病。

5. 高脂血症会导致肝部功能损伤

长期高血脂会导致脂肪肝,而肝动脉粥样硬化后,肝脏受到损害,肝小叶损伤后,结构发生变化,而后导致肝硬化,损害肝功能。

## 五、高脂血症的定期检查指标

1. 血脂

高血脂作为血脂代谢异常的表现,属于代谢性疾病,但其对健康的损害主要在心血管系统,导致冠心病及其他动脉粥样硬化性疾病。无论是从心血管疾病的人群防治或是从个体防治策略出发,都应首先检查血脂。

每一个人都应了解自己的血脂情况,建议20岁以上成年人至少每5年测量一次空腹血脂。40岁以上男性或绝经期后女性每年检测一次空腹血脂。对于缺血性心血管病如冠心病和缺血性脑卒中患者及其高危人群,则应每3~6个月测定一次血脂。对于因缺血性心血管病住院治疗的患者应在入院时或24 h内检测血脂。除此之外,有高血压、糖尿病、肥胖、嗜烟、酗酒、习惯静坐、生活无规律、情绪易激动、精神常处于紧张状态者、皮肤有黄色瘤者以及有冠心病、动脉粥样硬化家族史者,尤其直系亲属中有心脑血管病或病死者,都应经常检测血脂水平,并及时治疗。

为了得到准确的血脂检查结果,应禁食12 h后采血。在进行血脂检查前应注意下列几点。

(1)禁食:检测空腹血脂时,一定要抽取空腹12 h以上的静脉血。

(2)取血化验前的最后一餐应注意,忌用高脂食物。不饮酒,因为饮酒能明显升高血浆甘油三酯及高密度脂蛋白的浓度,导致化验结果有误差。

(3)在生理和病理状态比较稳定的情况下进行化验。4~6周内应无急性病发作。

(4)检查时不要服用某些药物,如避孕药、某些降血压药物等可影响血脂水平,导致检验的误差。

最后需要说明,由于血脂水平本身还会受季节变化、月经周期及伴发疾病等因素的影响,有较大的生物学波动,应该取2次血脂检查结果的平均值作为标准的血脂水平,期间间隔1周。另外,各个医疗单位检查血脂使用的方法、实验条件也有差异,各项指标的正常值可能也不完全相同。一般情况下,在化验单上都标有正常参考值,可对比测定的各项指标是否超过了正常范围。

2. 体重指数

体重指数是目前公认的较好的评估肥胖的人体测量指标。其计算方法为:体重指数 = 体重(kg)/身高(m)$^2$。18岁以上亚洲成年人的体重指数标准:体重指数 < 18.5为体重不足或消瘦。18.5 ≤ 体重指数 < 24为正常水平。24 ≤ 体重指数 < 28为超重。体重指数 ≥ 28为肥胖。

3. 心电图

检查心电图,可及早发现有无心肌缺血等情况。尤其是同时患有冠心病的高脂血症患者,定期复查心电图尤为重要。

4. 颈动脉彩超

颈动脉彩超是诊断、评估颈动脉壁病变的有效手段之一,在动脉粥样硬化的流行病学调查和对动脉粥样硬化预防、治疗试验的有效性评价中起着关键作用。特别是可检测早期颈动脉粥样硬化病变的存在,使患者得到及时预防和治疗。

5. 经颅多普勒

经颅多普勒是利用超声波的多普勒效应来研究颅内大血管中血流动力学的技术。它提供的脑血管血流动力学参数，成为影像诊断的重要佐证，可为脑血管病的诊断、监测、治疗提供参考信息，并对能引起脑血流动力学变化的因素进行分析。因此，它在评价脑血管疾患以及鉴别诊断方面有着重要的意义。

6. 肝肾功能及心肌酶等

治疗高脂血症的药物大多在肝脏和肾脏吸收代谢，可能的不良反应为转氨酶升高，并有可能导致横纹肌溶解，尤其在初始服用时，更应当检测肝肾功能及心肌酶，了解转氨酶及肌酸激酶的水平，并作为以后复查的参考。

## 六、高脂血症的自我检测

虽然人们对血脂并不陌生，也有许多人，特别是中老年人或多或少都知道高脂血症会引起冠心病、脑梗死等心脑血管疾病，但血脂看不见又摸不着，人们对其还是感到很抽象，况且由于高脂血症的发病是个慢性过程，轻度高血脂通常没有任何不舒服的感觉，所以许多人对自己的血脂状况并不了解。

（1）了解血脂升高是一个长期的过程，轻度的血脂升高通常没有任何不舒服的感觉，较重的高血脂会出现头晕目眩、头痛、胸闷、气短、心慌、胸痛、乏力、口角歪斜、不能说话、肢体麻木等症状，最终会导致冠心病、脑血管病等严重疾病，并出现相应症状。

（2）高脂血症的高危人群：有高脂血症家族史者，肥胖者，中老年人，长期高糖饮食者，绝经后妇女，长期吸烟、酗酒者，习惯于静坐不爱运动的人，生活无规律、情绪易激动、精神处于紧张状态者，肝肾疾病、糖尿病、高血压等疾病者。见表11-2。

表11-2 高脂血症的自我检测表

| 高脂血症的自我检测 | 是 | 否 |
|---|---|---|
| 有吸烟嗜好，每天至少吸1包以上 | | |
| 三餐都离不开肉类或油炸食品，并且每餐都要吃3种以上 | | |
| 运动量极少，即使运动也很少运动至流汗 | | |
| 餐餐都以吃饱吃撑为止 | | |
| 吃绿色的蔬菜和水果较少 | | |
| 喜欢吃甜食，很多时候会把甜食当成正餐吃 | | |
| 每天至少吃2个蛋类 | | |
| 常吃鱼卵类食品 | | |
| 吃饱后多以躺、坐为主，懒得运动 | | |
| 每周至少喝3次以上的酒，每次都超过350 mL | | |

请统计回答"是"的项目。

2个或以下：暂时可以安心。但是要注意多运动，少吃油脂高的食物，尽快把没有做到的部分做好。

3~6个：一般处于高脂血症的边缘，血管中已经存有少量的脂肪堆积，但因量少，往往症状不是很明显。需要通过积极改变生活规律和饮食习惯来调整。

6个以上：一般属于高脂血症患者，引发心脑血管疾病的概率很大。应到正规医院检查血脂水平，并进行相应的专科治疗。

某些身体的征象可能提供血脂升高的线索，如身体的脚后跟、手背、臀部及肘、膝、指关节等处出现黄色、橘黄色或棕红色结节、斑块或疹子，医学上称之为"黄色瘤"，多提示有家族遗传性的高脂血症，且往往高脂血症比较严重，应予高度重视。不过，眼皮周围（最常出现在上眼皮的内侧）的橘黄色略高出皮面的扁平黄色瘤也可见于血脂正常的人。眼睛的某些改变有时也能提示血脂异常。如在40岁以下的人中，眼睛上出现了"老年环"，表现为黑眼珠周围出现一圈白色的环状改变，往往提示有家族遗传性高胆固醇血症的可能。此外，在眼科进行眼底检查如果发现小动脉上有脂质沉积引起的光散射时，常常是严重高甘油三酯血症的表现。有冠心病、脑卒中、高血压病、糖尿病的患者或体形较肥胖者，可能同时合并有血脂异常，应常规进行血脂检查。家族中尤其是直系亲属中，有较早（男性45岁以前、女性55岁以前）患冠心病特别是心肌梗死的患者时，可能有家族遗传性的高脂血症，也应注意对其他家庭成员进行血脂检查。

## 七、高脂血症的治疗原则

### （一）饮食治疗

合理的饮食是治疗高脂血症最有效的措施。首先，高脂血症患者要了解正确的饮食方式。

（1）控制饮食热量。有效降血脂的根本是控制热量的摄取。高脂血症患者每天所需摄入的热量以标准体重乘以30为准。例如，标准体重为60 kg，每天应摄取的热量为60乘以30等于1 800 kcal。血液中高密度胆固醇水平偏高者，以及糖尿病或心血管病患者，每日热量摄取应不超过1 800 kcal。

（2）限制高胆固醇食物的摄入。胆固醇只存在动物性食品中，比如动物内脏、肉类等。每人每天胆固醇摄入量不应超过300 mg，相当于一个鸡蛋黄的量。

（3）增加纤维的摄取。膳食纤维存在于植物性食品中，如各类水果、豆类和蔬菜等，可促进体内脂质和胆酸的排出，有辅助降血脂的功效。所以血脂高者应每天摄取25 g以上的膳食纤维。

（4）限制饮酒、吸烟。高脂血症患者最好不要饮酒，如饮酒必须限制用量，以每日酒精摄入量为准，男性不得超过30 g，女性不得超过15 g，否则属过量。另外，高脂血症患者应戒烟，这样才有利于稳定血脂。

（5）限制盐分。高脂血症患者要限制盐的摄入，每天用盐量不得超过6 g，因为盐摄入过多易引起血压升高及心血管疾病。

（6）每天五蔬果。每天要吃水果加蔬菜共五份（每份约100 g），可以三份蔬菜、两份水果。

（7）控制脂肪的摄入。脂肪按其化学结构可分为饱和脂肪酸和不饱和脂肪酸。饱和脂肪酸的主要食物来源是肉类（尤其是肥肉）、动物油、奶油糕点等。饱和脂肪酸升高总胆固醇和低密度脂蛋白胆固醇，还促进血小板的凝聚。所以高脂血症患者的每日饱和脂肪酸摄入量应控制在总热量的7%，如果正常人预防高脂血症，饱和脂肪酸的摄入量可控制在总热量的10%以下。

（8）均衡摄取六大类食物，五谷类、奶类、蛋豆鱼肉类、蔬菜类、水果类、油脂类，这六类营养物质是每个人每天必须摄取的，只要保证每天摄取的六类营养物质的量均衡，就能有效地预防血脂升高，并且保证营养均衡。

### （二）运动治疗

运动治疗高脂血症简便易行，高脂血症患者在运动时一定要选择最适合自己的运动方式、运动强度、运动时间，以及了解相关的注意事项等等。

1. 运动疗法的原则

（1）掌握运动量。运动量不适当，则可能达不到预期效果，或容易发生意外情况。通常以运动后的心率水平来衡量运动量的大小。适宜的运动强度一般是运动后的心率控制在个人最大心率的60%~70%。40岁左右的患者运动后的心率应控制在140次/min，50岁左右患者运动后的心率应控制在130次/min，60岁以上的患者运动后的心率应控制在120次/min以内为宜。

（2）选择最佳的运动方式。有氧运动是最适合高脂血症患者的运动方式，如散步、太极拳、慢跑、游泳、健身操、跳绳等。有氧运动能降低低密度脂蛋白胆固醇含量，升高高密度脂蛋白含量，有利于预防动脉粥样硬化的发生和发展。

（3）运动持续时间。每次的运动时间应控制在30~40 min，并且在运动开始之前，先进行5~10 min的预备活动，然后开始运动20~30 min。为避免立即停止运动后出现心脏缺血或自主神经不平衡等症状，高脂血症患者在运动终止前要有5~10 min的减速期。

（4）运动频率。对于体质较好的中青年人，可以安排每周运动3次或隔日1次，每次持续40~60 min，同时可以选择运动量较大的项目，如游泳、跳绳、跑步等。对于体质虚弱的老年高脂血症患者，由于机体代谢水平降低，运动疲劳后可能需要很长时间才能恢复，因此老年人的运动频率可视情况增减。在运动时，最好选择运动量较小的项目，如散步、健身操等。每周4~5次，每次持续20~30 min。症状严重的老年高脂血症患者在进行锻炼时，身边最好有家属陪伴，以保证安全。

（5）选择最佳的运动时间。大多数人都认为清晨和傍晚是运动的最佳时机，但是现在空气污染严重，雾霾天气经常发生，所以日出前和傍晚是污染的高峰期，最合适的运动时间为上午10点左右，下午3点左右，以及吃过晚饭的两个小时以后。可根据个人条件选择适宜的运动时间。

（6）适宜的运动场地。高脂血症患者在运动时最好选择有树木、绿地或水边的地方。这些地方空气清新，负氧离子多，有益于身心健康，是运动锻炼的最佳场所。

2. 运动需要注意的事项

（1）注意自身感受，若出现严重的呼吸困难、胸闷、头晕目眩、面色苍白等现象时，必须马上停止运动，卧床休息。

（2）健康人、患有高脂血症而没有其他合并症状的人应保持中等强度运动量。

（3）合并有轻度高血压、肥胖、糖尿病和无症状性冠心病的患者应自行掌握运动量，以锻炼时不发生明显的身体不适为宜，必要时可在医生的指导下进行。高脂血症伴糖尿病患者，为了避免运动时发生各种意外情况，可自备一些糖果，防止过度运动引起的低血糖。合并有重度高血压、心脏病、糖尿病的患者，应禁止运动。

（4）运动要循序渐进，并要持之以恒。

3. 不适宜进行运动疗法的人群

合并急性心肌梗死、不稳定型心绞痛、充血性心力衰竭、严重的室性心律失常、重度高血压、重度糖尿病及肝、肾功能不全等其中一种或几种疾病的高脂血症患者应禁止运动。合并频发室性早搏、房颤、室壁瘤、未控制的糖尿病、甲亢及肝、肾功能损害等疾病的高脂血症患者应尽量减少运动量，并在医疗监护下进行运动。合并房室传导阻滞、左束支传导阻滞、安装固定频率起搏器、劳力型心绞痛、严重贫血、严重肥胖及应用洋地黄或β-受体阻滞剂等药物的高脂血症患者应谨慎地进行运动。

（三）药物治疗

目前常用的治疗高脂血症的药物主要有他汀类调脂药、贝特类调脂药、烟酸类调脂药、胆固醇吸收抑制药、普罗布考及鱼油制剂等。

1. 他汀类调脂药物

他汀类调脂药物能抑制胆固醇在细胞内的合成，从而大幅度降低血液中总胆固醇和低密度脂蛋白胆固醇的水平，同时还能使甘油三酯水平有一定幅度的降低，使高密度脂蛋白胆固醇水平升高。因此，他汀类药物作为最常用的调脂药物，主要适用于单纯总胆固醇升高或以总胆固醇升高为主的混合型高脂血症。在临床上最常用的他汀类药物主要有阿托伐他汀、辛伐他汀、普伐他汀、氟伐他汀、瑞舒伐他汀、血脂康等，其主要不良反应有头痛、胃肠道反应、血小板减少及肝功能损害等。

他汀类药物除了能有效地降低血脂外，还能改善血管内皮功能，抗炎、抗血小板及抑制血栓形成。长期服用他汀类药物治疗，可明显减少冠心病的发生或复发心肌梗死的危险，同时还可改善心肌缺血和缺氧，防治慢性心力衰竭。他汀类药物还可能有抗心律失常及保护心脏瓣膜的作用。

2. 贝特类调脂药物

贝特类药物主要通过调节血脂和脂蛋白代谢来起到降血脂的作用，能显著降低甘油三酯、极低密度脂蛋白胆固醇，中等程度降低总胆固醇、低密度脂蛋白胆固醇，升高高密度脂蛋白胆固醇。因此，贝特类药物主要适用于单纯甘油三酯升高或以甘油三酯升高为主的混合型高脂血症及低高密度脂蛋白胆固醇血症。在临床上最常用的贝特类药物主要有非诺贝特、苯扎贝特、吉非贝齐等，其主要不良反应有胃肠道反应、肝酶升高、肌肉疼痛及肌痉挛等。有肝肾功能不全、胆囊炎和胆结石的患者应慎用。

贝特类药物除了降血脂的作用外，还具有抗凝、抗炎、增强胰岛素敏感性和保护血管内皮功能，在抗动脉粥样硬化中也发挥一定作用，但在减少冠心病事件发生中所起的作用总体来说不如他汀类药物。

3. 烟酸类调脂药物

烟酸又被称为尼克酸，属于水溶性B族维生素，不但能有效降低总胆固醇、低密度脂蛋白胆固醇和甘油三酯，而且能升高高密度脂蛋白胆固醇，是升高高密度脂蛋白胆固醇作用最强的调脂药，适用于单纯甘油三酯升高或以甘油三酯升高为主的混合型高脂血症。最常用的烟酸类药物有缓释型烟酸片、烟酸肌醇、阿昔莫司，其主要不良反应有皮肤潮红、瘙痒、消化不良、恶心、头痛等。长期服用烟酸类药物的患者，要特别关注肝功、血糖、尿酸等化验检查。烟酸类药物可以降低糖的耐量，使糖尿病患者的病情恶化。可以增加血中尿酸的含量，加重痛风性关节炎。可以影响肝功能，可能出现黄疸。所以患有糖尿病、肝功能不全的患者应禁用烟酸类药物。

4. 胆固醇吸收抑制药

胆固醇吸收抑制药是一类新型调脂药物，通过减少肠道内胆固醇的吸收发挥作用，目前依折麦布是唯一一种胆固醇吸收抑制药。依折麦布主要用于联合其他类型调脂药物，加强降血脂效果或单独应用于对他汀类药物无法耐受的患者。其不良反应少见且轻微，较为常见的有头痛、腹痛、腹泻等。

5. 普罗布考

普罗布考具有降低血液中胆固醇的作用，但是缺乏选择性，可同时降低低密度脂蛋白胆固醇和高密度脂蛋白胆固醇。虽然普罗布考降低了高密度脂蛋白胆固醇，仍然具有明显的抗动脉粥样硬化的作用，特别是对其他降脂药无效的家族性高胆固醇血症纯合子患者，普罗布考显示了独特的疗效，它可使此类患者的黄色瘤显著消退。除此之外，普罗布考还具有强大的抗氧化、抗衰老、防治经皮冠状动脉成形术后再狭窄等作用。因此，普罗布考主要用于家族性高胆固醇血症、黄色瘤等，其主要不良反应是胃肠道不适、头痛、头晕、感觉异常等。

6. 其他治疗

高脂血症除了控制饮食，增加运动，必要时口服药物治疗外，还可尝试中草药、按摩、刮痧等疗法。

## 八、高脂血的预防

### （一）一级预防

一级预防是高血脂的重点预防阶段，是针对高脂血症易患人群设定的，目的在于帮助人们纠正造成高血脂的危险行为。

应从以下几点做好一级预防。

（1）定期进行血脂检测。高脂血症的易患人群应定期进行血脂检测，胆固醇和甘油三酯超过正常范围要尽早采取治疗措施，这样还能预防动脉硬化的发生。

（2）减肥。通过计算体重指数来判断自己体重是否正常，超重或肥胖的人应积极减肥，以保持血脂水平正常。

（3）积极治疗原发病。对于已经患有糖尿病、甲减、肾病综合征及肝胆疾病的人，应积极治疗。除此之外，还应清淡饮食，做到粗细搭配，经常参加体育锻炼，尽量避免情绪紧张、过度劳累等不良情绪因素。

### （二）二级预防

二级预防是针对轻、中度高脂血症患者设定的，目的在于督促患者积极治疗，预防高血脂并发症的发生。当患者的血脂稍高时，主要利用饮食疗法和运动疗法来降低。如果这两种方法不能使血脂降下来，就必须口服降血脂药物使血脂恢复正常水平。这不仅能有效改善血脂水平，还能预防高脂血症并发症的发生。此外，吸烟者必须戒烟。

### （三）三级预防

三级预防是针对已经出现了并发症的高脂血症患者提出的。高脂血症并发动脉粥样硬化、冠心病、胰腺炎等疾病时，应积极治疗高脂血及其并发症，以保证病情稳定。

## 九、高脂血症的健康处方

检查出血脂异常后，应先结合自身情况，综合分析，再制订适合自身的治疗措施。综合分析主要看是否有引起血脂升高的原发病，如糖尿病、甲亢、肾病综合征等，还要看是否有高血压及其他危险因素。另外，血脂水平也不是越低越好。如果有原发病，应当在积极治疗原发病的同时控制血脂水平。如果有危险因素，应当在控制危险因素的前提下控制血脂水平。

治疗血脂升高时，第一步不是药物治疗，而是非药物治疗。通过饮食习惯及生活方式的调整，如控制摄入的热量、减肥、适量运动及合理健康的生活方式等，坚持3~6个月后复查血脂水平。如果血脂达到要求则继续保持非药物治疗，并每隔半年或1年复查血脂水平。如果非药物治疗无法使血脂水平明显下降，则应加用调脂药物治疗。药物治疗开始后约6周左右，复查血脂，如能达到要求则坚持目前治疗并定期复查血脂。如不能达到要求，就要调制药物剂量或药物种类，甚至联合用药治疗。在药物治疗的同时，除了要定期复查血脂水平外，还必须监测药物的不良反应，定期复查肝、肾功能等。

# 参考文献

[1] 黄丽,李宇,许娟. 基础护理学[M]. 武汉:华中科技大学出版社,2018.
[2] 杨青敏. 护理文化与职业道德修养[M]. 上海:上海交通大学出版社,2018.
[3] 邱洪流,孟发芬,王芳. 老年护理[M]. 武汉:华中科技大学出版社,2018.
[4] 尚少梅,李小寒. 基础护理学实践与学习指导[M]. 北京:人民卫生出版社,2018.
[5] 郭莉. 手术室护理实践指南[M]. 北京:人民卫生出版社,2018.
[6] 张梅珍,王敬华. 儿科护理[M]. 北京:科学出版社,2018.
[7] 姜梅. 妇产科护理指南[M]. 北京:人民卫生出版社,2018.
[8] 吴欣娟,张晓静. 实用临床护理操作手册[M]. 北京:中国协和医科大学出版社,2018.
[9] 王娟花,王露蓉. 基础护理技术[M]. 西安:西安交通大学出版社,2018.
[10] 林梅,田丽,王莹. 内科常见疾病护理常规[M]. 北京:人民卫生出版社,2018.
[11] 张红霞. 现代护理临床操作规范[M]. 昆明:云南科技出版社,2018.
[12] 王丽芹,刘怀霞,王晓茹. 妇产科护理细节管理[M]. 北京:科学出版社,2017.
[13] 赵芳,何金爱,陈炜. 精神疾病护理安全防范[M]. 北京:科学出版社,2017.
[14] 林琳,王永凤. 老年用药护理手册[M]. 北京:中国医药科技出版社,2018.
[15] 谢芳. 妇产科常见病诊疗与护理[M]. 昆明:云南科技出版社,2018.
[16] 曲振瑞. 精神障碍护理[M]. 郑州:郑州大学出版社,2017.
[17] 王芳. 护理健康教育[M]. 北京:中国中医药出版社,2017.
[18] 毛红云,李红波. 临床常见疾病的护理常规与健康教育[M]. 武汉:华中科技大学出版社,2017.
[19] 马莉,柳学华. 精神科护理评估技术手册[M]. 北京:北京大学医学出版社,2017.
[20] 陈若冰. 内科护理[M]. 北京:高等教育出版社,2017.